경락경혈 103 치료혈穴을 말하다

小穴位大健康著作者李智
Copyright ⓒ 北京乐业文化传媒有限公司
All rights reserved.
First published in China in 2012 by 北京磨铁图书有限公司
Korean Translation copyright ⓒ 2017 by Jisangsa(Cheonghong)
Korean edition is published by arrangement with 北京乐业文化传媒有限公司
through 北京磨铁图书有限公司 and Agency Liang

경락경혈 103
치료혈穴을 말하다

리즈(李智) 지음
권승원 김지혜 정재영 한가진 옮김

청홍

추천의 글

전통의학을 활용한 나의 건강법

우리 인간에게 건강이 가장 중요하다는 말을 새삼 강조할 필요가 없으며, 건강을 잃으면 모든 것을 잃는다는 격언도 달고 다닙니다. 건강을 위하여 정기적인 검사나 신체 체크를 하게 되고, 무심코 흘러나오는 건강기능식품에도 귀를 쫑긋 세우기도 하며, 이런 경향으로 각종 매스컴에서는 건강, 헬스가 차지하는 비중을 날로 늘려가고 있습니다. 이런 환경에서 「한방」이라는 단어는 무수한 경험이 누적된 경험의학에 바탕을 두기 때문에 안전하고 부작용이 없으면서 자연스러운 치료 효과를 거둘 수 있다는 의미가 담겨져 있으며, 서양에서 출발한 마사지도 「경락」이라는 이름을 붙여 과거의 전통과 현대의 과학이 접목된 인상을 줌으로써 보다 더 친근하고 고급화된 이미지를 가지게 합니다. 중국이나 태국에 나가보면 전통마사지라 하여 국가브랜드로 키우고 있는 현실을 직시하게 됩니다. 이것이 역사성을 가진 전통의 진정한 가치입니다. 우리나라에서는 온고지신(溫故知新)이니 법

고창신(法古創新)이라 외치지만 이들은 허공에 맴도는 구호에 불과하며, 한의학 기본 원리가 일상생활에까지 활용, 응용되는 것이 거의 없습니다.

중국을 대표하는 전통의학 병원인 양생당(養生堂)의 주치의인 리즈(李智)는 기원전 4~5세기에 완성된 고대 중국의학 경전인 『황제내경』의 원리를 활용하여 질병이 생기지 않는 지혜를 찾고자 하였습니다. 그는 매우 복잡하고 번잡한 인체의 치료 포인트를 103개로 한정하여 이 포인트, 즉 이들 경혈을 제대로 컨트롤하면 일반인들의 건강한 생활을 도모할 수 있음을 정리하였습니다. 그의 이러한 저서는 2010년에 중국에서 베스트셀러 1위에 올랐을 정도로 호평을 받았으며, 반드시 의사의 힘을 빌릴 것이 아니라 본인 스스로 매일 일상생활에서 응용할 수 있게 합니다.

이제 우리나라도 65세 이상 인구가 14퍼센트를 넘는 고령사회에 진입하였습니다. 좋든 싫든 이런 장수사회에서 만나게 되는 다양하고 불편한 증상에 대하여 의사를 만나기 전에 또는 약을 먹거나 치료 중에 '자가건강법'으로 이 책을 추천합니다. 만성병은 생활습관에 원인하는 것이 많은데, 전통의학의 핵심에서 그 대책을 찾아보는 것은 우리 각자의 지혜입니다.

이 책을 번역한 사람들은 한국 한의학 메카인 경희대학교 한방병원 출신의 젊은 연구자들로서 고전의 가치를 살리면서 현대인들의 입맛에 맞추어 내었습니다. 간혹 중국어만 알고 고전을 잘 이해 못하는 사람들의 오역을 보곤 하는데, 이들은 그러한 가능성을 불식시켰다는 면에서도 신뢰가 갑니다. 마지막으로 다시 한 번 경험의 누적으로 지금까지 내려온 전통의학이 오늘날 우리들의 건강에 얼마나, 어떻게 도움을 줄 수 있는가를 알게 해줄 실용서로서 더할 나위 없는 양서라고 생각합니다.

경희대학교 한방병원

교수 조기호

역자 서문

대중 친화적 한의학을 꿈꾸며…

　한의사들끼리도 "(우리가 쓰는) 그 말을 일반 사람들이 알아들을까?"라는 말을 나누곤 합니다. 한의학 전공자인 한의사들은 자연스러운 용어들이 일반 대중들에겐 너무나 어렵게 느껴지는 것이죠. 그렇다보니 설명이 장황해집니다. 장황하다보니 또 알아듣기 어렵습니다. 그래서 그냥 설명을 포기하곤 합니다. 그렇다보니 한의학은 점차 신비롭고 무협소설의 무술과 같은 존재가 되어갑니다. 결국, 대중들과 친해지려야 친할 수 없어집니다.

　이런 문제를 해결하고자 이 책 번역 작업을 시작했습니다. 중국에 가면, 일반인들도 '방향화습(方香化濕; 향기로운 약재를 이용해 몸속 습기를 제거한다)'와 같은 전통의학 용어를 일상생활에서 손쉽게 사용하는 모습을 볼 수 있습니다. 그런 상황이다 보니 "이 약은 방향화습시키는 약입니다"라는 한마디면, 오늘 어떤 치료를 해드렸는지를 설명할 수 있습니다. 환자도 의사도 쉽게 쉽게 치료를 진행할 수 있습니다.

대중 친화적 중의학의 모습입니다.

　이 책에서는 우리 몸 주요 경혈 103개의 효능과 효과, 그리고 일상생활에서의 활용법을 쉽고 재밌게 설명합니다. 특히 경혈의 이름이 나온 유래를 고사 등을 인용하여 재밌게 설명합니다. 그 과정에서 전통 한의학적 용어의 해설도 진행합니다. 이 책을 읽으시고 많은 분들이 우리 한의학의 기본 용어, 경혈 이름이나 치료법에 대해 알게 되셨으면 좋겠습니다. 그리고 한의 의료기관에 방문했을 때, 자연스럽게 한의사들과 대화할 수 있게 되길 기대합니다. 대중 친화적 한의학을 꿈꿔 보는 것입니다.

　이 책 번역은 경희대학교 한방병원 출신 1년 터울의 선후배가 모여 진행했습니다. 수련을 마치고, 일부는 군(軍)생활까지 마친 뒤 모두 다시 소속과로 돌아와 연구에 매진했던 시기에 이 작업을 시작했습니다. 이제는 각자의 기관에 소속되어 진료하고 있으며 전문분야도 다르지만, 한 병원에서 같이 배우고 큰 동료들과 이런 책 작업을 했다는 점에서 감회가 새롭습니다. 먼 훗날 우리들의 큰 추억거리가 될 것이라 생각합니다.

　책 작업을 마무리하며 감사드릴 분들이 많습니다. 먼저 저희에게 이런 내용의 책이 있음을 알게 해주시고, 친히 추천사까지 적어주신 조기호 교수님께 감사의 인사를 전합니다. 좋은 책은 좋은 편집인을 만나야만 비로소 좋은 책이 된다고 하는데, 그 좋은 편집인이신 청홍 출판사 최봉규 대표님께도 감사의 인사를 드립니다. 마지막으로 허구한 날 컴퓨터 앞에 앉아 타자를 두드리는 남편을 응원해 준 제 처 아리에게 감사의 인사를 전합니다.
　많은 분들에게 읽히고 도움이 되길 바랍니다.
　감사합니다.

회기동연구실에서
대표역자 권승원

목차

추천의 글 / 004

역자 서문 / 007

이 책 사용설명서 / 019

제1장 독맥
건강을 감독하는 승양의 경맥

독맥은 인체 뒷면을 지나며, 그 이름 자체에 '배후를 감독한다'는 의미를 지니고 있습니다. 임맥, 충맥과 함께 회음혈에서 나와 꼬리뼈 부위의 장강을 거쳐 척추를 타고 위로 올라갑니다. 척추뼈 위를 타고 올라가 뇌 뒤 풍부혈에서 뇌 안으로 진입하며, 두부 정중선을 따라 올라가 백회혈을 지납니다. 이후 이마 부위를 지나 소료혈에 이르고 인중 부위를 지나 은교혈에까지 갑니다. 독맥은 인체의 양기를 총괄하며 신경정신 질환, 두통, 뇌 질환 등에 응용되는데, 양허에 의해 발생한 모든 증상에 매우 유효합니다.

1. 장강 _ 건강을 유지해 주며, 치질을 예방해 주는 경혈 / 022
2. 요양관 _ 허리의 통증, 냉증을 완화시켜주는 경혈 / 027
3. 명문 _ 수족냉증과 야간 소변과다를 치료하는 강장혈 / 031
4. 지양 _ 두근거림, 가슴 갑갑 해소하는 심장이완혈 / 036
5. 영대 _ 우울과 불면을 치료하는 양심혈 / 040
6. 신주 _ 아이의 뼈를 더욱 튼튼하게 해주는 경혈 / 044
7. 도도 _ 만성 기관지염을 치료하는 경혈 / 048
8. 대추 _ 몸속의 열을 내리는 해열제 / 053
9. 풍부 _ 두통과 풍을 치료하는 효과를 지닌 경혈 / 057
10. 백회 _ 위하수의 치료혈 / 062
11. 상성 _ 뇌의 피로를 풀어주어 경혈 / 065
12. 신정 _ 학습 능력을 높여주는 경혈 / 069
13. 인중 _ 음양의 기가 서로 만나 통하는 구급혈 / 073

제2장 임맥
생식을 관장하는 임양의 경맥

임맥의 운행경로 상 인체 생식계통을 지나는데, 회음에서 출발하여 복부와 흉부의 정중선을 따라 상행합니다. 경혈이 많고, 독맥과 앞뒤로 한 쌍을 이루어 마치 부부, 내외와 같은 모습을 하고 있습니다. '임'은 담당, 맡아 기름의 의미로 전신의 음경과 상관관계를 가지고 있는데 정혈, 진액 등의 음성 물질의 존재에 임맥이 관여하고 있으며, 여성의 월경, 대하, 임신, 출산 등과도 밀접한 관계가 있어 여성의 일생을 보호하는 경맥입니다.

14. 곡골 _ 잦은 소변과 소변을 참기 어려운 증상에 유효 / 078
15. 중극 _ 매달 찾아오는 월경 기간 고통을 줄여준다! / 081
16. 관원 _ 신허한 사람들에게는 "최고의 보약" / 084
17. 기해 _ 정력이 부족하다면 기해에 뜸을! / 088
18. 신궐 _ 복부 문제는 신궐혈에 뜸을 떠 해결할 수 있다! / 093
19. 상중하완_ 위가 아플 때 특효인 "세 명의 검객" / 097
20. 건리 _ 체력이 약한 사람에게 가장 좋은 온보약 / 101
21. 거궐 _ 두근거림을 완화시키는 경혈 / 105
22. 전중 _ 혈액을 공급해 주는 "구심환" 같은 경혈! / 109
23. 천돌 _ 황두온구를 하면 아주 간단하게 천식을 치료 / 113

제3장 수태음폐경
호흡을 조절하며 하늘과 통하는 통천의 경맥

폐는 화개라 불리는데, 이것은 폐가 높은 위치에 있으면서 마치 우산처럼 그 밑에 위치한 장부를 보호하여 모든 장부의 기능을 유지하고, 외부의 사기로부터의 공격에서 방어한다는 의미를 가지고 있습니다. 이외에도 폐는 "외교사신"과 같은 임무를 가지고 있어 천기와 서로 통하기 때문에 인체 호흡의 기는 모두 폐와 관련이 있습니다. 따라서 천식, 기침, 감기 등의 호흡기 질환에 사용할 수 있는 경혈들이 이 수태음폐경에 위치하고 있습니다.

24. 열결 _ 우리 몸의 금연혈 / 118
25. 태연 _ 노인의 심장을 보호하는 평안혈 / 122
26. 어제 _ 어복 부위를 안마해 주면 폐열이 빠진다 / 126
27. 소상 _ 인후가 붓고 아픈 것을 토벌하는 소상혈 / 130

제4장 수양명대장경
팔을 보호하며 배설 기능을 담당하는 경맥

수양명대장경은 상지, 구강, 코 등의 부위를 지나가므로 상지통증, 치통, 비염 등의 문제를 치료할 수 있습니다. 경락의 가장 큰 기능은 기운의 통과인데, 불통하면 아프게 됩니다. 양명경은 다기다혈의 경락이며, 기혈의 생성은 배설 기능이 정상적으로 발휘되어야만 제대로 작동합니다. 인체의 배설이 원활치 못하면 기혈 순환은 원활할 수 없는 것입니다. 따라서 시리고, 부으며, 마비감이 있으며, 아픈 감각 등을 느낄 때는 대장경 위의 경혈들이 문제를 해결해 줄 수 있습니다. 한의학에서는 폐가 피부를 주관한다고 했는데, 폐와 대장은 서로 통하므로 피부 문제도 수양명대장경의 경혈들을 사용하면 폐를 조절하고 대장의 기운을 통하게 하여 치료할 수 있습니다.

28. 합곡 _ 신체의 "호랑이연고 같은 만병통치약" / 136
29. 양계 _ 목, 어깨, 팔목의 통증을 치료하는 경혈 / 140
30. 수삼리 _ 어깨, 팔꿈치, 손목의 고질병을 치료하는 경혈 / 143
31. 곡지 _ 혈압을 내리는데 도움이 되는 경혈 / 147
32. 견우 _ 어깨 보호혈 / 151
33. 영향 _ 과민성 비염을 예방하는 경혈 / 156

제5장 족양명위경
기혈을 생성하여 몸을 건강하게 하는 경맥

족양명위경은 2개의 주선과 4개의 분선으로 이루어져 있으며, 인체 경락 중에 분지가 가장 많은 경락입니다. 주로 위는 기혈을 생성하는 곳이고, 기혈은 인체 에너지를 확보하는 가장 기본이 되기 때문에 "후천의 근본"이라고 하였습니다. 질병 치료든 보건 양생이든 위경은 가장 먼저 그 대상이 되기 때문에 소홀히 할 수가 없습니다. 따라서 얼굴을 잘 가꾸고 싶거나, 건강하고 싶거나, 장수하고 싶거나, 전신이 건강하고 평안하고 싶다면, 모두 위경을 잘 통하게 해야 함을 잊으면 안 되고, 위경의 경혈들을 잊어선 안 됩니다.

34. 지창 _ 입가를 튼튼하게 하여, 소화기를 건강하게 하는 경혈 / 160
35. 협거 _ 노인의 느슨한 치아가 무너지지 않게 하는 경혈 / 163
36. 하관 _ 음양의 균형을 맞춰 병을 생기지 않게 하는 경혈 / 166
37. 두유 _ 양쪽 측두통이 있을 때는 머리의 "평화대사"를 찾아라 / 170
38. 양문 _ 위궤양 치료의 묘책 / 174

39. 태을 _ 땅을 갈듯 자극하면, 장부를 자윤하는 효과를 지닌 경혈 / 178

40. 활육문 _ 아름답고 날씬한 몸매를 유지시켜주는 다이어트 경혈 / 182

41. 천추 _ 완고한 변비를 해결하는데 사용되는 경혈 / 186

42. 수도 _ 생리통 문제에 대한 통쾌한 해결책 / 190

43. 양구 _ 급성 진통 효과를 가지고 있는 위경련 치료 경혈 / 193

44. 독비 _ 무릎 관절염 치료에는 슬안을 사용하자! / 196

45. 족삼리 _ 둘째가라면 서러운 최고의 보건혈 / 199

46. 상하거허 _ 급성 충수염과 유선염에 사용되는 응급혈 / 203

47. 조구 _ 근육이완 혈액순환 개선 효과를 가지며 어깨에 좋은 보조수 / 206

48. 풍륭 _ 술배가 들어가도록 하며 혈중 지질을 낮춰주는 거담혈 / 209

49. 내정 _ 식욕을 조절하는 다이어트혈 / 212

제6장 족태음비경
음식물을 운화하며 혈을 기르는 경맥

족태음비경은 발에서 시작하여 머리까지 주행합니다. 하지에서 흉복부를 지나 주행하는데, 종아리 안쪽을 지나 혀뿌리까지 도달하며, 비 위 심장 등과 긴밀한 연관을 맺고 있어 이와 관련된 질환에 효과를 낼 수 있습니다. 게다가 족태음비경의 통혈 기능은 여성 질환에 유효하며 건강의 수호신으로 작용하여 일생을 주관하는 통혈대경의 역할을 합니다. 비기가 왕성한 사람은 안색이 붉고 윤기가 흐르며 살집이 풍만하고 중기가 충분하며 정력이 강합니다.

50. 태백 _ 다리의 쇼핑 피로를 풀어주는 태백혈 / 216

51. 공손 _ 내관혈과 짝을 이뤄 저혈압을 치료하는 경혈 / 219

52. 삼음교 _ 월경과 배란을 조화롭게 하는 경혈 / 222

53. 음릉천 _ 다리 부종을 없애주는 경혈 / 225

54. 혈해 _ 피부 가려움을 치료하는 "보습크림" / 228

55. 대횡 _ 내장 활력을 증강시켜 주는 불로혈 / 232

제7장 수소음심경
신지를 기르는 양심 효과를 지닌 경맥

수소음심경은 위팔 안쪽에 주로 분포합니다. 흉부를 따라 나와 겨드랑이 아래로 들어가서 위팔의 안쪽을 따라 내려가 팔꿈치 안쪽으로 들어가며 팔뚝의 안쪽을 순환하여 새끼손가락 끝으로 흘러나옵니다. 심경은 말 그대로 심장에 속합니다. 만약 이 경락에 문제가 생긴다면 마음이 어지럽고 안절부절 못한다거나, 옆구리의 통증, 팔 안쪽의 동통, 이상감각, 손바닥의 번열감 등을 느끼게 됩니다. 또한 이 경락은 심장 질환에 대하여 상당한 조리 작용이 있습니다. 따라서 심장과 관련된 제반 문제는 심경 상의 경혈의 효과에 주목해야 합니다.

56. 소해 _ 팔꿈치 통증 치료에 유효 / 236
57. 통리 _ 마음의 구멍을 열어주는 지혜의 경혈 / 240
58. 신문 _ 기분을 유쾌하게 해주는 개심혈 / 243

제8장 수태양소장경
경기를 소통시키고 어깨를 보호하는 경맥

소장경과 심경은 서로 표리관계입니다. 새끼손가락에서 심경과 만나는 곳에서 시작해서 외측면을 따라 위쪽 팔로 올라가고 견관절에 도달한 후에 척추 방향으로 주행합니다. 손목, 팔꿈치, 견관절 총 세 개의 관절을 지나갑니다. 따라서 소장경은 견관절염, 경추 등의 질환 치료에 매우 좋고, 이 부위의 신속한 기혈 소통에 좋습니다.

59. 소택 _ 조리 중인 산모에게 모유가 나오게 하는 경혈 / 248
60. 전곡,후계_ 경추의 긴장을 풀어주는 경혈 / 251
61. 천종 _ 부모에게 복과 장수를 선물하는 효심혈 / 255
62. 병풍 _ 견배부 질환 조리에 특효혈 / 258
63. 천용 _ 인후부를 부드럽고 상쾌하게 하여 목구멍을 보호하는 경혈 / 261

제9장 족태양방광경
전신을 보호하는 효과를 지닌 통조대맥

방광경은 눈의 안쪽 가장자리에 있는 정명혈에서 시작해서 새끼발가락의 지음혈로 이어지므로 머리에서 시작하여 발로 주행하며, 인체에서 경혈수가 가장 많은 경락입니다. 인체의 각 경혈은 하나하나의 약재와 같다고 보았을 때, 방광경은 약물 자원이 굉장히 풍부한 경락이라고 볼 수 있습니다. 따라서 방광경의 다양한 약재들이 눈 질환, 다리 질환, 척추부 질환 등에 모두 작용할 수 있습니다.

64. 정명 _ 근시를 예방하는 눈 보호혈 / 266
65. 찬죽 _ 휴대용 지격혈 / 269
66. 옥침 _ 손가락으로 머리를 빗고 탈모를 예방하자 / 273
67. 대저 _ 골관절 질환 치료의 독보적인 비책 / 277
68. 풍문 _ 천식을 예방하는 바람막이 문 / 281
69. 위중 _ 요배통증 구급혈 / 284
70. 고황 _ 신체 건강 상태를 예보해 주는 "경보기" / 288
71. 질변 _ 좌골신경통을 치료하는 질서 유지 경혈 / 291
72. 승산 _ 종아리 쥐를 방지하는 운동 전 워밍업용 경혈 / 294
73. 비양 _ 장딴지를 두드려, 하반신을 가뿐하고 튼튼하게 / 297
74. 곤륜 _ 척추의 균형을 잡아주는 경혈 / 300
75. 신맥 _ 엎치락뒤치락 잠에 들기 어려울 때 사용할 수 있는 "수면제" / 303
76. 지음 _ 새끼발가락에 위치한 태아의 태위를 교정하는 묘약! / 307

제10장 족소음신경
장부를 자양하는 보수의 경맥

한의학에서 신은 선천의 근본이라고 하며 생명의 원동력을 가지고 있다고 봅니다. 족소음신경은 발바닥 용천혈에서 시작되어, 하지 내측과 몸통 전면을 지나 흉부의 수부혈까지 이어집니다. 족소음신경의 기운이 충족되는지 여부에 따라 인체의 건강, 질병, 노화, 용모의 변화가 결정됩니다. 따라서 정력을 보충하여 행복한 생활과 건강을 유지하는 것은 신경의 경혈과 매우 밀접한 관계를 맺고 있습니다. 본 경락의 경혈에 뜸 치료를 시행하는 것은 건강을 유지하는 한 방법으로 많이 활용되고 있습니다.

77. 용천 _ 인체, 장부에 물을 대는 제1원천! / 312
78. 태계 _ 원음원양이 저장된 인체의 모친에 해당하는 하천 / 315
79. 조해 _ 신수를 상승시키는 자음보신혈 / 318

제11장 수궐음심포경
심주를 편안하게 보호하는 경맥

심포경은 가슴 가운데에서 시작하며, 그중 한 경맥은 옆구리를 따라 겨드랑이 아래 3촌의 부위에 도착하며 위로 향하여 겨드랑이 밑에 이르고, 그 후에 위팔 내측을 따라서 팔꿈치 가운데로 들어가서 손목을 지난 후에 가운데 손가락의 끝으로 나아가게 됩니다. 한의학에서 심포는 심장의 바깥쪽의 포막으로 심장의 작용을 보호하는 것으로 인식합니다. 심장은 군주이며, 어떠한 사기도 몸에 가까이 하지 못하도록 하는 임무를 맡고 있으며, 심포는 바로 심장을 대신하여 사기의 공격을 받는 "수기포" 역할이라 할 수 있습니다. 심장이 불편할 때 발생하는 가슴 답답하고 의식이 어지러운 증상을 혹자는 심장의 병이라 하는데, 이때 심포경의 경혈을 이용해 치료하면 심신의 편안함과 마음의 안정을 찾을 수 있습니다.

80. 내관 _ 멀미날 때 눈을 감고 지압하면 어지러움이 사라진다 / 322
81. 대릉 _ 뇌전증 발작 시 구급혈 / 325
82. 노궁 _ 긴장되면 노궁을 찾아라! / 327
83. 중충 _ 다래끼를 없애 눈을 건강하게 하는 경혈 / 330

제12장 수소양삼초경
귀 주변을 지나면서 잘 들리게 해주는 경맥

삼초경은 인체의 양 측면에 위치하며 네 번째 손가락 관충혈에서부터 팔의 바깥쪽 측면을 지나 어깨와 머리 측면으로 이어지며, 귀 주변을 감싸며 큰 영역에 걸쳐 분포하고 있습니다. 따라서 "귀의 맥"이라고 할 수 있습니다. 이러한 까닭에 귀가 들리지 않거나, 이명 같은 귀의 문제가 있는 경우 삼초경의 많은 경혈들을 찾아 치료를 하는 경우가 많습니다. 삼초는 어떤 장부에도 속하지 않으며, 하나의 공간을 의미하여서, 장부가 모두 그 안에 들어가 있으므로 그 장부들을 품고 보살피는 역할을 합니다.

84. 중저 _ 엄지손가락으로 눌러 이명을 치료한다 / 334
85. 양지 _ 전화 받으면서 손목 보호 운동을 할 수 있다 / 337
86. 외관 _ 내관과 함께 기혈을 조절한다 / 340
87. 지구 _ 장이 건조한 형태의 변비에 작용하는 윤활제 / 343
88. 각손 _ 편두통이 있으면 이첨 높이에 있는 각손혈을 찾자 / 346
89. 사죽공 _ 눈가 주름을 없애는 경혈 / 350

제13장 족소양담경
기혈을 수송하여 신체를 튼튼하게 하는 경맥

담경과 삼초경은 모두 소양경에 속하며, 소양경은 신체의 측면을 따라 순행합니다. 족소양담경은 머리에서부터 발쪽으로 가며, 기혈을 순행시키는 능력이 매우 강합니다. 신체의 경락은 비유하자면 일종의 파견 관리와 비슷한데, 황제가 하사한 보검을 차고, 지방으로 가서 지방의 문제를 모두 관리합니다. 담경은 전신 상하로 관통하는데, 위로는 머리 부위에 이르고 가운데에는 어깨, 가슴, 복부의 측면을 지나가고, 다리의 외측 가운데 선을 따라 내려가서 마지막에는 발에 이르는데, 이 부위 문제를 모두 하나하나 해결할 수 있습니다. 그래서 담경은 많은 사람들이 좋아하는 유명한 경맥입니다.

- 90. 상관 _ 가장 아픈 통증 삼차신경통을 치료! / 354
- 91. 솔곡 _ 술을 깨게 해주는 숙취 해소 경혈 / 357
- 92. 풍지 _ 눈을 건강하게 보호하는 경혈 / 361
- 93. 견정 _ 어깨 질환은 도저히 숨을 곳이 없다 / 364
- 94. 일월 _ 담낭염을 없애주는 장담혈 / 366
- 95. 대맥 _ 허리를 날씬하게 해주는 허리 살 빼는 경혈 / 370
- 96. 환도 _ 좌골신경통에는 환도혈을 찾자 / 373
- 97. 양릉천 _ 음양의 두 샘이 만나 담결석을 없앤다 / 375
- 98. 현종 _ 자고나서 생기는 목 결림에 좋다! / 378
- 99. 족임읍 _ 젖이 나오게 해주는 기묘한 경혈 / 380

제14장 족궐음간경
마음을 조절하여 몸을 수양시키는 경맥

간경에는 경혈이 많지 않은데, 엄지발가락에서 시작하여 신경과 비경 사이에서, 다리 안쪽을 따라서 흉복부로 올라갑니다. 비록 경로가 길지 않고, 경혈이 많지 않지만, 간경은 우리 몸의 많은 부위, 특히 머리, 폐, 담, 위 등과 연관관계가 있습니다. 여러 작용이 있지만, 가장 중요한 것은 간과 사람의 마음이 긴밀하게 연결되어 있는 것입니다. 간경의 기운이 억압되거나, 다른 문제가 발생하면 사람의 마음은 매우 안절부절못하게 되거나, 기분이 매우 가라앉아 관계된 다른 장기들의 기능이 모두 제대로 발휘될 수 없게 되고, 이것이 진행하여 전신의 건강에 영향을 주게 됩니다. 따라서 간경의 경혈 모두 하나하나가 매우 중요하므로 반드시 세심히 알아두어야 합니다.

- 100. 대돈 _ 원망과 분노를 풀어 간을 편안하게 해주는 경혈 / 384
- 101. 태충 _ 태충혈을 눌러주면 비기를 좋게 할 수 있다 / 387

102. 장문 ＿ 황달, 간염을 치료하는 퇴황혈 / **392**

103. 기문 ＿ 옆구리가 당기며 통증에 치료하는 순기혈 / **395**

부록 생김새와 작용을 본 따 경혈명을 붙인 사례 이야기 / **398**

이 책 사용설명서

1. **필요한 도구**

   경락도 1장, 윤활유 1병, 안마봉 1개

2. **마사지 방법**: 언제 어디서나 경혈을 마사지로 자극할 수 있기 때문에 매우 편하다. 마사지를 할 때는 각 경혈 위치에 따라 다음 마사지 방법 중 가장 편리한 방법을 선택하여 자극하면 되며, 정해진 방법이 있는 것은 아니다.

   ① 점안(點按): 안마봉이나 손가락 끝을 사용하여 아래 방향으로 힘껏 누른다.

   ② 유안(揉按): 손가락 끝이나 손바닥의 튀어나온 부분[어제(魚際) 부위] 등을 사용하여 회전시키면서 아래 방향으로 누른다.

   ③ 추안(推按): 어제 부위나 손가락 끝을 사용하여 한 경혈에서 다른 경혈 방향으로 아주 작은 힘을 사용하여 비벼 민다.

   ④ 고타(敲打): 주먹으로 경혈 부위를 적절한 힘으로 두드린다.

3. **마사지할 때 주의사항**

   ① 마사지를 할 때 누르는 힘은 적당하게 해야 한다.

   ② 마사지 시간은 매회 20~30분 정도가 적절하다.

   ③ 크게 화났거나, 많이 기쁠 때, 많이 무서울 때, 크게 슬플 때처럼 정서 변동이 심할 때나 포식한 후 바로 마사지하지 않는다.

   ④ 여성의 경우 월경이나 임신 시, 오랜 병으로 허약해졌을 때, 고령자의 몸이 허약해졌을 때는 마사지가 적합하지 않다.

4. **경혈 찾는 방법**

   이 책에는 각 경혈의 위치에 대한 상세한 그림과 설명을 수록하였다. 다만 경혈의 위치는 사람에 따라 다를 수 있어 그에 대한 감안이 필요하다. 한의학에서는 일반적으로 동신촌법(同身寸法)과 골도분촌법(骨度分寸法) 등을 사용하여 경혈의 위치를 찾는다.

   ① 동신촌법 예시그림

   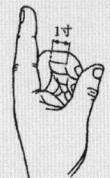 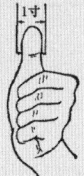 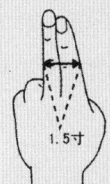 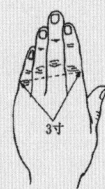

②골도분촌법 예시그림

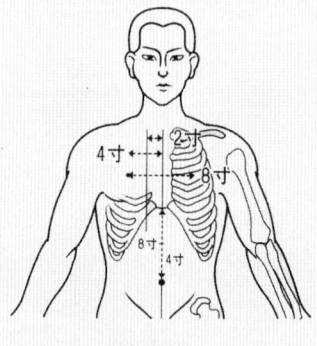 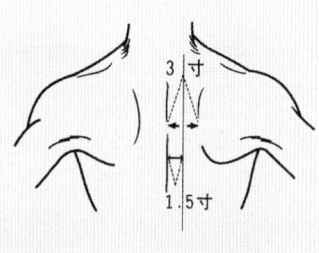

　　　　인체 정면　　　　　　　인체 뒷면[배면(背面)]

양 유두(乳頭)사이 8촌.　　　　　견갑골내측연-후정중선 3촌,
유두-앞쪽 정중선 4촌, 4촌의 반은 2촌.　그 반은 1.5촌.
검상돌기-배꼽은 8촌, 그 반은 4촌.

5. 척측과 요측

척측, 요측: 척측과 요측은 의학에서 방향을 표현하는 용어이다. 손바닥을 예로 들자면, 새끼손가락 쪽이 척측, 엄지 측이 요측이다. 인체 아래팔을 구성하는 두 개의 뼈에서 유래된 이름이며, 손바닥을 위로 했을 때, 엄지 측의 뼈가 요골, 새끼손가락 쪽의 뼈가 척골이다. 기억하는 요령은 "이척외요(裏尺外橈, 안쪽은 척골, 바깥쪽은 요골)"이다.

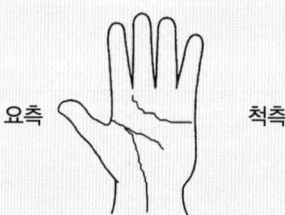

6.
이 책에서 한 번씩 언급하는 괄사(刮痧), 발관(拔罐), 뜸, 방혈(放血) 등의 치료법은 사고의 위험성이 있으므로 전문 한의사 지도하에 진행하도록 한다.

1

독맥

건강을 감독하는 승양(升陽)의 경맥

독맥은 인체 뒷면을 지나며, 그 이름 자체에 '배후를 감독한다'는 의미를 지니고 있습니다. 임맥, 충맥과 함께 회음혈에서 나와 꼬리뼈 부위의 장강을 거쳐 척추를 타고 위로 올라갑니다. 척추뼈 위를 타고 올라가 뇌(腦) 뒤 풍부혈에서 뇌 안으로 진입하며, 두부 정중선을 따라 올라가 백회혈을 지납니다. 이후 이마 부위를 지나 소료혈에 이르고 인중 부위를 지나 은교혈에까지 갑니다. 독맥은 인체의 양기를 총괄하며 신경정신 질환, 두통, 뇌 질환 등에 응용되는데, 양허(陽虛, 양기가 모자람)에 의해 발생한 모든 증상에 매우 유효합니다.

1
장강(長強)

__건강을 유지해 주며, 치질을 예방해 주는 경혈

장강은 양기가 나오기 시작하는 부위.

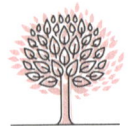

　장강은 독맥의 첫 번째 경혈입니다. 앞서 설명한 것처럼 독맥은 아래에서부터 등 정중앙을 따라 위로 올라갑니다. 독맥은 인체 양기의 경락을 통솔합니다. 장강혈은 등쪽 가장 아래쪽 꼬리뼈와 항문을 연결한 선 정중앙에 위치하며, 독맥이 시작되는 경혈로서 양기가 이곳에서 나오기 시작합니다.

　혹시 '날척(捏脊)'이라는 치료법에 대해 들어보셨나요? 이미 오래 전부터 알려져 온 소아 질병 치료법 중 하나입니다. 이 날척의 시작 지점이 바로 장강혈입니다. 장강혈에서 시작하여 인체 후면부를 따라 올라가 후경부 대추혈까지 치료를 하게 됩니다. 이 치료법은 소아의 식욕결핍, 소화불량, 설사 등 모든 병에 좋은 효과를 발휘합니다. 기전은 인체의 양기를 일깨워 주는 것인데, 이것을 한의학에서는 "장강은 순양의 시작 [純陽初始]"이라는 이론으로 설명합니다.

장강이라는 이름을 분석해 보죠. '장(長)'은 장대, 왕성을 의미합니다. '강(强)'은 글자 자체로도 바로 알 수 있듯 강장(强壯), 충실을 의미합니다. 장강 두 글자를 하나로 합쳐 이 경혈의 기혈이 매우 강성함을 암시해 주고 있습니다. 옛사람들은 이 경혈 이름에 대해 또 다른 해석을 덧붙였습니다. "끝없는 순환을 장, 쉴 새 없는 건강함을 강"이라고 해설했습니다. 이 의미 역시 인체 기혈이 쉬지 않고 순환하며 신진대사는 이러한 기혈이 순환 운행함으로써 완성됨을 잘 표현한 것입니다. 기혈 운행이 정상적이어야 인체의 건강이 보장됩니다. 그렇지 않다면 결국 병을 얻게 됩니다.

무협 소설을 보면 무공 수련 방법 중 하나로 "타통임독이맥(打通任督二脈, 임맥과 독맥 두 맥을 통하게 한다)"이라는 기법이 종종 등장하는데, 주로 타통하고 나면, 그 수련자의 공력이 배로 증가되는 식의 내용이 나옵니다. 사실 이 방법은 도가에서 매우 흔히 사용하는 기공법으로 타통소주천(打通小周天)할 때 시작 지점이 바로 꼬리뼈상의 장강혈입니다. 타통임독맥법이 진짜로 수련자의 공력을 증강시키는지는 알 수 없지만, 소주천을 연습하는 것만으로 양생 건체(健體)를 유지할 수 있다는 것이 많은 사례를 통해 입증되어 왔습니다. 이 중 기시점에 해당하는 장강혈의 공은 빠질 수 없으며 이를 통해 이 경혈이 인체기혈의 승강순환을 담당하는 경혈임이 입증되었습니다.

이러한 장강혈의 특징 때문에 우리는 중기하함증(中氣下陷證)으로 불리는 탈항, 치질, 변비 등 장강혈을 안마함으로써 예방하고 치료를 할 수 있습니다. 안마하기 어려울 때는 뜸을 사용해도 좋은데, 구체적인 방법은 간단합니다. 침대에 누워 가족들이 장강혈에 뜸을 뜰 수 있도록 도와주면 됩니다. 매번 20분 전후로 뜸을 떠 장강혈에 발열감이 느껴질 정도로 하면 됩니다.

이때 뜸 시술 조작에 주의해야 하는데, 뜸을 뜨기 불편하다면 저녁에 자기 전, 침대에 누워 양 손바닥을 마찰시켜 열감을 만들어 낸 후, 요추와 꼬리뼈를 따라 아래쪽으로 넣어 비비는데, 100번 정도 비벼 장강혈 부위에 발열감이 들면 됩니다. 이외 장강혈에 침을 놓으면 대장의 수축이완 상태에 변화를 일으켜 변비를 개선시킬 수 있으며, 이것은 이미 과학적 검증이 이루어졌습니다. 장강혈 부위를 안마하는 것 외에도, 매일 의식적으로 3~5차례 항문수축을 해 주면, 괄약근 기능을 증강시켜 국부 혈류 순환을 촉진시킬 수 있습니다.

치질을 예방하기 위해서는 당연히 체력 단련과 음식 조절, 과도하게 정미된 음식 섭취를 피하며, 섬유질이 많이 함유된 거친 음식을 많이 섭취하고, 맵고 자극적인 음식을 피해야 하며 흡연과 음주를 피하고 정시에 배변하는 습관을 들이고 항문 주위의 청결을 유지하는 것이 매우 중요합니다.

옛 선현들의 말 중에 "화즉일, 일즉다력, 다력즉강, 강즉승물(和則一, 一則多力, 多力則强, 强則勝物)"이라는 말이 있습니다. 그 의미는 여러 사람들이 힘을 모아 하나로 일으키면 큰 힘을 낼 수 있으며, 외부에서 들어온 사기에 대해 강력한 저항력을 만들 수 있다는 것입니다. 우리가 쉬지 않고 장강혈을 안마하는 것은 손 위의 모든 힘을 장강혈 위에 모으는 것에 해당하며, 장강의 힘을 도와 군사용어인 "우세병력을 집중하여 각개격파"하는 것이 될 것입니다. 그렇게 하면 질병이 우리 몸에서 버틸 수 있을까요?

■ 양기(陽氣)

만물은 태양에서 나온다고 합니다. 양기는 인체의 태양으로 생명의 근본입니다. 양기는 전신 조직을 따뜻하게 기르며, 장부 기능을 조절하는 작용이 있습니다. 양허(陽虛)하며 사지의 냉증이 발생하며, 인체의 저항력도 감소됩니다.

■ 날척(捏脊)

아이를 침대 위에 올려놓고 성인 양손의 엄지, 검지, 중지, 무명지 끝으로 척추 양쪽을 따라 장강혈에서부터 대추혈까지 두드려 주는 것입니다. 힘은 아이가 버틸 수 있는 정도로 적절하게 하며, 3~5차례 반복합니다. 매일 또는 격일로 1번씩 하며, 총 6번 시행을 1주기 치료로 생각합니다.

■ 소주천(小周天)

본래의 의미는 지구가 하루 1바퀴를 도는 자전입니다. 여기서는 우리 몸 안에 있는 기가 하단전에서 나와 회음, 항문을 지나 장강으로 나오고 독맥을 따라 위로 올라가 정수리 부위 백회를 지나 다시 앞가슴을 지나고 임맥을 따라 내려와 하단전으로 돌아오는 한 바퀴 순환을 이야기합니다. 이 한 바퀴 도는 모양을 본떠 소주천이라고 말합니다.

■ 중기하함(中氣下陷)

중기는 비위에서 나옵니다. 하함이란, 비기가 허약하여 근육이 이완되고, 장기를 지탱하지 못하는 상황으로 탈항, 자궁하수, 위하수 등이 발생하는 상황입니다.

경혈 취혈법

장강혈은 꼬리뼈 하단면에 있으며, 우리 척추의 최하단점에 위치하여 꼬리뼈 끝과 항문을 연결한 중간 지점에 위치합니다. 이 경혈을 찾을 때는 침대에 옆으로 누워 무릎과 가슴이 서로 맞닿도록 하는 자세를 하던지, 엉덩이를 돌출시키면 보다 쉽게 찾을 수 있습니다.

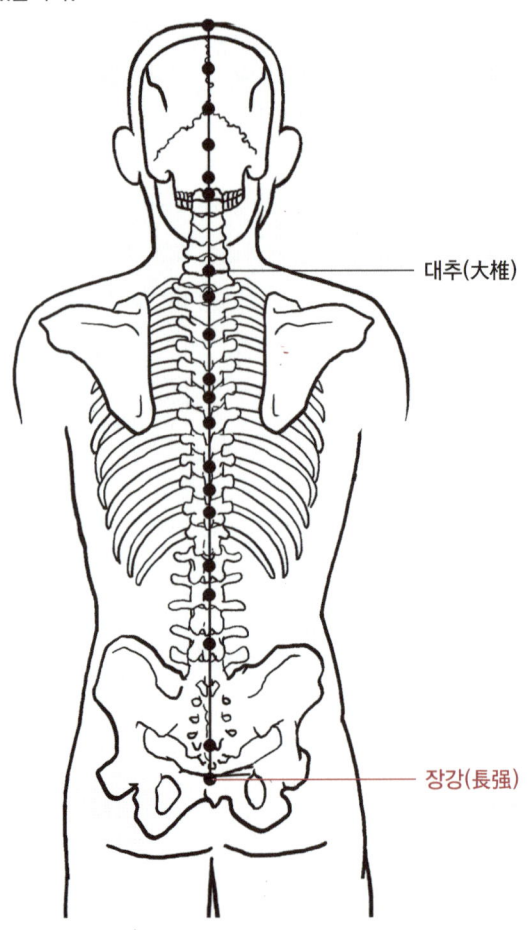

2
요양관(腰陽關)
_허리의 통증, 냉증을 완화시켜주는 경혈

요양관은 서역북도의 관문 옥문관에 대비되는 이름이다. 양기가 통행하는 "인후요도"에 착안하여 붙여진 이름이기도 하다.

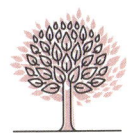

요양관 이야기를 하기 전에 시구 하나를 소개하고자 합니다. "그대에게 또 한 잔의 술을 권하니, 서쪽 양관을 출발하고 나면 옛 친구는 하나도 없을지어다" 여기 나오는 양관은 감숙 지방에 위치한 고대 중원을 통하여 서역으로 가는 문호였으며, 군사 요충지였습니다. 남쪽에 위치하여 양관이라고 불렸으며, 양관과 반대로 북쪽에 위치한 중요 관문이 옥문관입니다. 원래 옥문관은 음관으로 불렸는데, 양관과 함께 하나는 북쪽, 하나는 남쪽에 위치했습니다. 이것을 후대에 옥문관으로 바꿔 불렀고, 이 두 문은 서쪽 지방을 지키는 용도로 사용되었습니다.

우리 인체에도 이와 같이 대비되는 두 방어기지가 있습니다. 바로 임맥에 위치한 관원과 독맥에 위치한 요양관입니다. 관원혈은 복부에 위치하며, '관(關)'은 중요지점, '원(元)'은 원기를 의미하며, 관원은 원음원양(元陰元陽)이 서로 교통하는 지점입니다.

요양관은 관원혈에 상응하며, 등쪽에 투영되어 대칭적으로 위치합니다. '요(腰)'는 허리 위에 위치함을 가리키며, '양(陽)'은 독맥에 위치함을 의미하는데, 인체에서 독맥은 양맥의 바다에 해당합니다. 요양관은 독맥에 위치한 원음원양의 상호 교통점입니다. 이 경혈은 우리 몸에서 앞서 언급한 양관처럼 "전략적 위치"에 자리를 잡고 있으며, 양기통행의 관문이 됩니다.

요양관은 허리에 위치하며 등의 정중선, 위에서 네 번째 요추의 극돌기 밑 움푹 팬 곳에 위치합니다. 이 경혈은 허리에 발생한 질병을 치료하며, 현대인이 상습적으로 겪는 좌골신경통, 요추염좌 등을 치료하는데 매우 좋습니다. 요통이 생겼을 때, 누워서 온열매트를 밑에 깔거나, 온찜 주머니를 요양관에 붙이고, 그 부위를 따뜻하게 하곤 하죠. 허리 통증이 있을 때는 이 부위에 매번 20~30분 정도 온찜 주머니를 붙여주면 좋습니다. 상황이 허락한다면, 요양관에 뜸을 뜨는 것도 매우 좋습니다. 주변에 적합한 도구가 없다면 안마를 해도 좋은데, 이때는 엄지를 사용하여 요양관을 두드리는 방식으로 안마하고, 매번 100번씩 안마를 시행합니다. 이렇게 하면 통증을 개선시키는데 좋습니다.

한의학에서는 인체의 경추, 흉추, 요추를 나누어 삼관(三關)이라 하며, 각각을 풍한관(風寒關), 기혈관(氣血關), 한랭관(寒冷關)이라 부릅니다. 요양관은 네 번째 요추에 위치하여 딱 한랭관의 중간 부분 위치하며, 양기통행의 관문이기도 합니다. 여러 노인들이 겨울만 되면 등과 허리에서 냉감을 느끼는데, 그 원인 중 하나가 경락의 기운이 잘 통하지 못하는 것, 곧 양기가 잘 운행하지 못해서 입니다. 이때, 요양관을 두드리기만 해도, 양기가 순행하여 그러한 문제가 저절로 해결될 것입니다!

■ **옥문관(玉門關)**
옛날 사람들은 "남쪽은 양, 북쪽은 음"이라 하였는데, 옥문관은 북쪽에 위치하여 음관이라 불렀습니다. 옥문은 고대로부터 여성의 외부 생식기를 가리키던 말입니다. 이때, 여성의 생식기 모양을 보아 그렇게 이야기한 것일 뿐, 여성의 성격을 고려한 이야기는 아닙니다. 한의학에서는 남성은 양, 여성은 음으로 바라보는데, 이런 측면에서도 옥문관의 이름 기원을 추정해 볼 수 있습니다.

■ **원기(元氣)**
원기(原氣)라고도 부릅니다. 생명의 본원이며 생명물질기초를 구성하는 물질로 봅니다. 원기가 충족되면 면역력은 더욱 강성해지며, 쉽게 병에 걸리지 않게 됩니다. 누구나 과로한다던지, 스트레스를 받으면 쉽게 원기가 상합니다. 그래서 일상생활에서 적절한 긴장과 스트레스 그리고 휴식의 균형을 유지하는 것이 중요합니다.

경혈 취혈법

양손 엄지를 좌우 양측 골반뼈 모서리에 고정시키고, 양손 검지를 등 뒤에서 교차시켜, 등의 중앙선을 연결한 지점이 바로 요양관이다.

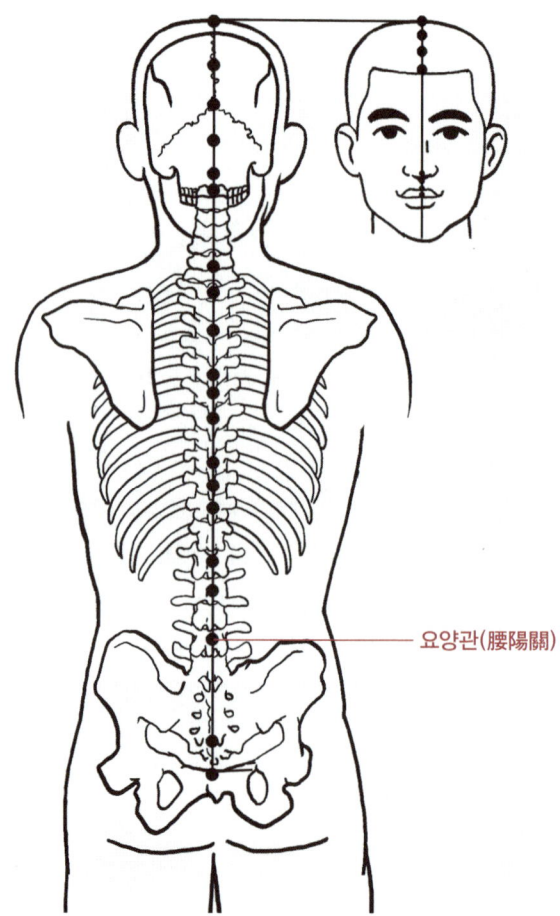

요양관(腰陽關)

3
명문(命門)

_수족냉증과 야간 소변과다를 치료하는 강장혈

> 명문의 화는 신수(腎水) 중간에 위치하는 진양(眞陽)으로, 물 위에 떠오른 태양 같고, 이 태양은 신수를 상승시킨다.

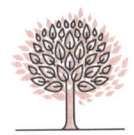

문은 사람들이 출입하는 곳입니다. 그럼 명문은 어떤 문일까요? 간단히 말하면 생명이 출입하는 문입니다. 이렇게 이야기하면 너무 현학적일지도 모르겠네요. 하지만, 명문혈의 위치를 살펴보면 '생명의 문'이라는 표현이 절대 과한 표현은 아니라는 것을 알 수 있을 것입니다.

명문은 허리 정중선, 양쪽 신장(콩팥) 사이에 위치합니다. 한의학에서 신장은 선천지기(先天之氣, 선천적인 기운)의 근본이며, 정(精)이라는 중요한 인체의 물질적 기초를 저장하고 있는 곳입니다. 신정이 충족되지 못하면, 인체는 건강한 상태를 유지할 수 없습니다.

주역에 나오는 팔괘 중 신장은 감괘(坎卦)에 속하고 물을 주관합니다. 두 개의 신장과 명문의 관계는 감괘(☵)의 모양과 같습니다. 감괘에는 중간에 양효가 있고 위아래 양쪽에 음효가 있습니다. 명문혈에 대입하면 그 중간에 있는 명문이 바로 양효이며, 양쪽에 위치한 음효에 해당되는 신장이 있습니다. 양쪽 신장과 명문에 저장된 신양신음[元陽元陰]은 생명의 근원입니다. 신음(腎陰)의 활동은 물의 움직임과 같아, 양기의 따뜻함이 필요합니다. 이때 필요한 양기가 곧 신양(腎陽)입니다. 명문은 신양을 간직하고 있으며, 이것이 바로 명문의 화입니다. 이 화의 힘이 부족하면 물을 위로 밀어 올려 운행하게 할 수 없습니다. 신수가 위로 올라가지 못하고 아래에만 쌓여 있게 되면 허리와 무릎 통증이 발생하고 부종, 남성 발기부전, 여성의 경우 자궁이 차가워져서 불임이 되는 등의 증상이 발생합니다. 이런 상황을 신양허(腎陽虛)라고 하는데 신장을 따뜻하게 하고 양기를 보충하는 방법으로 치료합니다.

반대로 만약 신음이 부족하면서 신양이 지나치게 많아 수가 화를 견제하지 못하여 화의 세력이 상대적으로 커지게 되면 진액이 결핍되어 건조하게 메말라버리게 됩니다. 육미지황환은 자음(滋陰)의 효과를 가지고 있으며, 신음 부족을 보충하는 약입니다.

다만, 신양허일 경우에는 육미지황환을 사용할 수 없습니다. 원래도 명문의 화가 부족한데 여기에 "수를 더 넣어주면" 물이 더욱 정체되고 쌓이게 되어 신체에 부담을 가중하게 됩니다. 그래서 약을 사용할 때는 반드시 이러한 점을 알아두어야 합니다. 어딘가에 좋다고 해서 마구잡이로 사용해서는 안 됩니다.

보신장양(補腎壯陽) 치료는 명문의 화를 크게 만들어 줄 수 있습니다. 그럼 도대체 어떻게 큰 화력을 만들어 줄 수 있을까요? 다들 알고 있겠지만, 화덕에서 물을 끓일 때는 불을 아래에 두고 서서히 가열해 주어야 합니다. 화덕 밑구멍에서 부채질을 하여 바람을 불어넣어 주면 화력이 점점 더 커지게 됩니다. 이때, 화덕 위에 담긴 물이 끓어오르게 됩니다. 이렇게 명문의 화를 키우기 위해서는 등에 위치한 명문혈에 부채질을 통해 점화시키면 됩니다.

이렇게 말하는 사람들이 있을지도 모르겠습니다.

"우리 몸이 화덕도 아닌데, 어떻게 부채질로 점화시킬 수가 있나?"

구요.

당연히 부채질을 해서 점화시킬 수는 없습니다. 몸에는 다른 점화법을 사용합니다. 바로 뜸입니다. 부자(附子)라는 약재 일정량을 잘게 갈아 황주에 담가 두었다가 0.4cm 정도의 크기로 잘라냅니다. 이때, 약재 중간에 침이나 바늘로 작은 구멍을 뚫어줍니다. 이후, 이 약재를 명문혈 위에 올려놓고 뜸을 뜹니다. 한 번 할 때, 15분 정도씩 시행하며, 한 달에 한 번 정도 하면 됩니다.

이런 방법으로 수많은 양허로 인해 발생한 증상을 완화시킬 수 있습니다. 예를 들어 여성의 수족냉증, 노인의 관절냉증, 남성의 빈뇨와 소변을 잘못 참는 증상 등입니다. 평상시에도 특별한 증상이 있는 것은 아니지만, 약간의 불편감이 느껴지는 사람들은 손바닥으로 명문혈 부위를 마찰시켜 열감이 느껴질 정도로 해 주면 됩니다. 손바닥의 노궁혈은 화의 기운을 가지고 있는 경혈입니다. 그래서 명문의 화를 키워 줄 수 있고, 생명의 화를 더욱 키워 줄 수 있습니다.

■ 감괘(坎卦)

주역에 나오는 팔괘 중 하나로 양효가 중간에 있고, 위-아래에 음효가 위치합니다. 오행 속성 상 수(水, 물)에 속하고 북방에 해당하며, 색으로는 흑색, 장기로는 신장에 배속됩니다.

■ 신음신양(腎陰腎陽)

신정(腎精)은 물질의 기초이며 신기를 만들어 냅니다. 정은 음이고 기는 양이며, 이것은 흔히 수(물)와 화(불)에 비유됩니다. 물은 불이 있어야 끓어오를 수 있고 장부를 자윤할 수 있는데, 이것을 한의학에서는 "신은 수화의 집이다"라고 표현합니다. 화력이 부족하고 수가 부족하지 않으면 신양허, 수의 양이 부족하여 화를 제대로 제어하지 못하는 상태가 되면 신음허, 둘 모두 부족해진 상태는 음양양허(陰陽兩虛)라고 합니다.

■ 신음허 신양허의 구분 방법

신양허이면 허리가 시리고, 사지는 차며, 추위를 싫어하고 부종이 발생하는 등의 한에 해당하는 증상이 나타납니다. 부추, 마늘, 돼지고기, 양고기와 같은 온열 식품을 섭취해 주는 것이 좋습니다.

신음허이면 손-발바닥에서 열이 나고, 허리와 무릎이 시리고 힘이 없으며, 잠잘 때 땀, 어지러움, 이명 등의 열에 해당하는 증상이 나타납니다. 흑목이 버섯, 검은 참깨, 호두 등의 음식을 섭취해 주는 것이 좋습니다.

■ 신정(腎精)

신이 저장하고 있는 물질은 선천(先天)과 후천(後天)으로 나누어집니다. 선천의 정은 부모에게서 받은 것이고, 후천의 정은 음식물에서 섭취하여 장부에서 만들어 내는 것으로 후천적으로 만들어 낸 것입니다.

경혈 취혈법

명문혈은 복부 배꼽 부위에 위치한 신궐혈과 앞뒤 대칭으로 위치합니다. 그래서 경혈을 찾을 때 배꼽 둘레에 해당하는 선을 긋고, 등 정중선과 만나는 부분으로 찾으면 그곳이 바로 명문혈입니다.

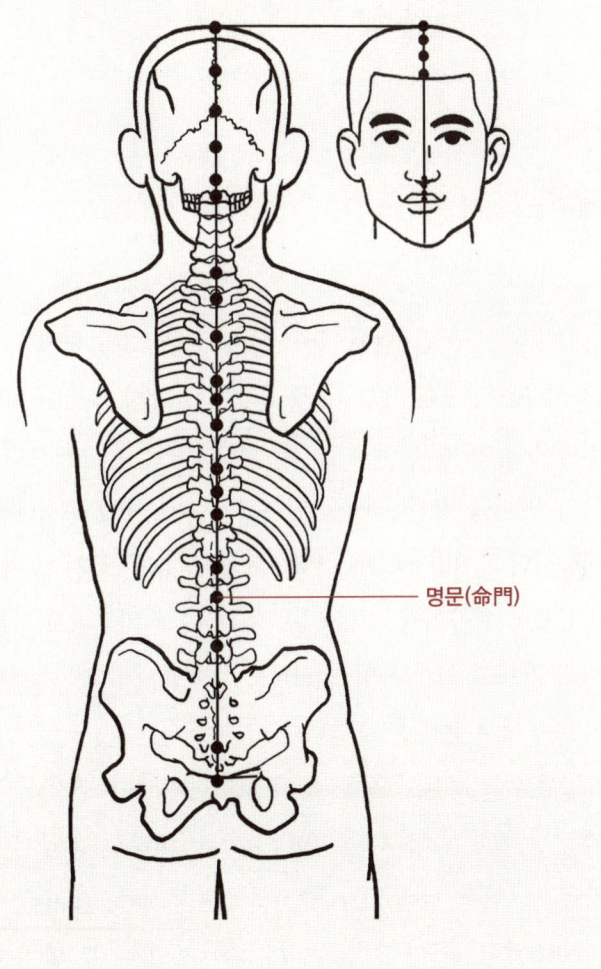

명문(命門)

4
지양(至陽)

_두근거림, 가슴 갑갑 해소하는 심장이완혈

지양은 음양이 교차하는 부위로 양기를 움직여 새로운 힘을 공급할 수 있다.

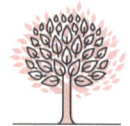

　지양혈은 등의 7번째 흉추 밑 움푹한 곳에 위치합니다. 왜 처음부터 이 7을 강조할까요? 이 '7'이라는 숫자에 특별한 의미가 있기 때문입니다. 십이지지(十二地支) 중에서 음양의 흥성은 바로 6지인데, 예를 들어 양기는 자시(子時)에 일어나기 시작하여 오시(吾時)에 최고조에 이릅니다. 7지인 '오(吾)', 바로 여기서 양기 흥쇠 교차가 시작됩니다. 지양혈의 이름에서 '지(至)'는 '극(極)'을 의미하기도 하며, 최고라는 의미를 가지고 있어 지양의 의미는 요컨대 '여기에 이르면 양기의 기세가 정점에 이른다'는 뜻입니다.

　이외, 여러분들도 모두 들어 보았는지 모르겠지만, "동지에는 교자만두, 하지에는 국수. [冬至餃子夏至麵]"이라는 속담이 있습니다. 옛사람들은 이 두 날을 매우 중시하였는데, 특히 동지를 중시하여 "동지는 한 해와도 같다"고 했습니다. 왜냐하면 이 두 날이 바로 음양의 전환이 이루어지는 절기이기 때문입니다. 하지는 여름이 극에 다다른 시점이며, 동지는 겨울이 극치에 다다른 시점인 것입니다. 하지를 지나면 음기가 일어나기 시작하여, 낮이 점차 짧아집니다. 그리고 동지를 지나면 양기가 일어나기 시작하여 낮이 점차 길어집니다.

인체 내부도 이와 같아 횡격막 이하는 양중의 음, 횡격막 이상은 양중의 양입니다. 지양혈은 양중의 음이 양중의 양과 서로 접하는 곳이며, 바로 등에서 음양이 서로 교차하는 부위입니다. 그래서 여러 한열이 왔다 갔다 하는 병, 예를 들어 학질 같은 질환에는 이 경혈이 좋은 효과를 보입니다. 원리는 그다지 어렵지 않습니다. 한열이 왔다 갔다 하는 것(한열교잡, 寒熱交雜)은 바로 음양상쟁(陰陽相爭, 음양이 서로 싸우는 것)에 해당하며, 양쪽이 백중세여서 승부를 가리기 힘든 상태입니다. 이럴 때, 지양혈을 자극하여 양기를 그 전쟁터 쪽으로 보내주면 새로운 원군을 공급하는 꼴이 됩니다. 이러니 어떻게 이기지 못할 수 있을까요?

지양혈은 등 부위 독맥 위에서 양기가 가장 번성해 있는 부위로 햇빛이 이곳을 두루 비치고 있습니다. 이 햇빛을 온몸이 흡수하여 덕을 봅니다. 그래서 이 경혈은 많은 질병을 치료할 수 있습니다. 언제나 술독에 빠져 지내는 사람에게 이 경혈은 언제나 들고 다닐 수 있는 보물이 되기도 합니다. 지양혈 안마는 간(肝) 기능을 개선할 수도 있는데, 실제로 이 경혈에 안마하면 황달이 감소됨이 현대의학연구를 통해서도 입증되었습니다.

하지만 지양혈은 심장(心臟) 기능 이상에 더욱 좋은 효과를 가지고 있습니다. 평상시 두근거림, 가슴이 갑갑, 심장박동의 불규칙을 느끼며 특히 이런 현상이 스트레스가 있을 때 심해지는 경우에 좋습니다. 이때 지양혈을 안마하면 상태를 안정시킬 수 있습니다. 만약 우리 가족 중에 이런 증상으로 힘들어 하는 사람이 있으면, 일단 침대에 엎드리게 한 뒤 안마해 줍시다. 그러면 가족의 따뜻한 마음을 느낄 수 있고, 한층 더 "사랑하는 마음으로 건강해지게" 할 수 있습니다. 그럼 혼자 사는 사람은 어떻게 할까요? 이때는 자기 손을 움직여 문제를 해결할 수 있는데, 손을 굽혀 등 뒤로 젖힌 뒤, 검지와 중지를 함께 사용하여 힘을 조정하며 지양혈에 힘을 주면, 두근거림 숨참 등의 문제가 쉽게 해결될 것입니다.

주변에 그 누구도 도움이 되지 않는다고 느낄 때, 누군가가 손을 뻗어주거나, 강력한 힘을 주며, 어깨를 툭툭 두드려 준다면 그것만으로도 매우 큰 힘이 됩니다. 지양혈은 바로 이렇게 자신감과 확신을 심어줄 수 있는 경혈로 우리 마음이 초조하고 혼란할 때, 잊지 말아야 할 경혈입니다.

■ **십이지지(十二地支)**

자(子), 축(丑), 인(寅), 묘(卯), 진(辰), 사(巳), 오(午), 미(未), 신(申), 유(酉), 술(戌), 해(亥).

■ **횡격막**

횡격막은 흉강과 복강을 구분하는 근육성 조직입니다. 호흡운동 시, 이 횡격막이 상하로 운동하면서 호흡을 만들어 냅니다.

경혈 취혈법

등 뒤 양쪽 견갑골은 거꾸로 놓인 삼각형 모양입니다. 이 견갑골의 하각, 양쪽 삼각형의 가장 밑 지점을 서로 연결하면 한 선을 그을 수 있습니다. 이 선과 등 부위 정중선이 만나는 부위가 바로 지양혈입니다.

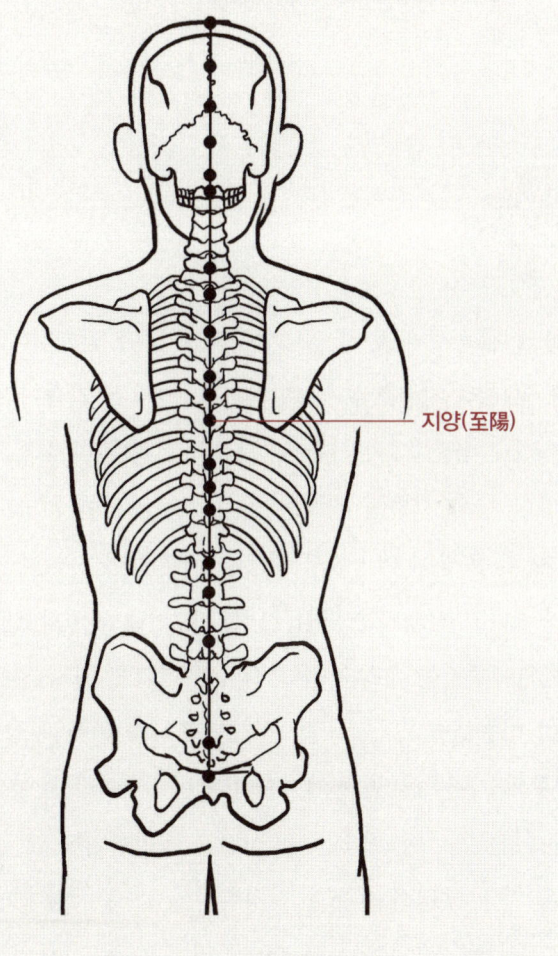

지양(至陽)

5
영대(靈臺)

_우울과 불면을 치료하는 양심혈(養心穴)

때때로 바빠서 평온함을 찾을 수 없을 때, 이곳의 먼지를 털어주면 마음의 평안함을 유지하게 해주는 행복의 기초가 된다.

　중국 감숙성 평량에 영대현이라는 곳이 있습니다. 이 지방은 고대 실크로드의 지선으로 깊은 역사를 가지고 있습니다. 유명한 고적인 '고영대(古靈臺)'가 여기에 있습니다. 전설에 따르면, 고영대는 주나라 문왕이 당시 서쪽에 위치한 밀수국을 정복한 기념으로 세운 것입니다. 이후 문왕이 여기에서 천문을 관찰하며 하늘에 제사를 지내는데 사용했다고 전해지는 만큼 자신의 왕권을 신성화했던 곳이었습니다.

　한의학에서는 오장육부를 각각의 역할에 따라 일정한 벼슬 직위를 붙여 비유했습니다. 이 중, 심장은 주나라 문왕과 동일하게 대우받아 "군주의 기관"으로 일컬어졌습니다. 영대혈이라는 이름의 '영(靈)'은 신령하다는 뜻이며, 이것은 곧 심장을 의미합니다. 또 '대(臺)'는 받침대, 높은 기둥, 호령하는 곳을 지칭합니다. 그래서 영대는 군주가 덕을 펼치고 정치를 펼치는 곳을 의미합니다. 이런 지역은 반드시 청결하고 깨끗하며 외부인이 쉽게 드나들기 쉽지 않다는 이미지를 담고 있습니다. 그래서 옛날 사람들은 "영대는 심장이며 맑고 막힘이 없다. 그래서 우환이 들어올 수 없다"고 했습니다.

어떤 이야기를 하고 싶은지 거의 아시겠죠? 이 경혈의 작용은 수심양성(修心養性, 마음을 갈고 닦으며 성정을 기름)으로, 정신 관련 질환을 치료하는 효과를 가지고 있습니다. 현대인은 매일 쫓기듯 명예와 부를 축적하기 위해 정신없이 바쁘게 살아갑니다. 그래서 마음이 깨끗하기 어렵습니다. 그렇다보니 다양한 마음과 관련된 질병 즉, 불면이나 우울증이 발생하기 쉽습니다. 물질적 풍요는 누리고 있지만 행복감을 느끼지 못하는데, 이런 문제는 바로 "심장"의 문제에서 기인합니다.

영대혈은 등에 있으며 위로 올라가면 심수혈과 신도혈을 만납니다. 영대혈 부근은 군주의 기관에 해당하는 심장의 기능과 관련이 있는 부위입니다. 따라서 정서불안하고 마음이 편치 않을 때는 먼저 생활 속 많은 "쓰레기"들을 영대 안에 던져둔 것은 아닌지 생각해 봐야 합니다. 만약 그렇다면 이 영대를 청소해야 합니다. 요즘 시원스럽게 처리되지 않은 일이 있었는지, 이 일이 정말 중요한 것인지, 이런 것들로 인해 심지어는 음식도 못 먹고, 잠도 못 자고, 초췌하지는 않은지 생각해 보고, 좋지 않은 것은 한번 청소해서 밖으로 내보내야 합니다. 이 영대를 아주 깔끔하게 하다보면, 심장은 비로소 군주의 역할을 제대로 할 수 있게 됩니다. 그리고 이렇게 되면 다른 장부들 역시 자신의 역할을 잘할 수 있습니다. 인체는 아주 "정밀한 기계"인데, 이것을 평온하게 작동시키려면 생활 속에서 일어나는 각종 잡스러운 일들을 잘 처리해야 합니다.

따라서 정서가 불안하고, 우울하거나, 쉽게 울고, 쉽게 화내고 혹은 명확한 원인이 없이 불면이 발생했을 때는 영대혈의 "먼지를 털어내 줍시다!" 방법은 매우 간단합니다. 청소할 때 먼지를 털어내는 것과 같습니다. 쉽게 구할 수 있는 안마 막대 같은 것을 하나 사서 이 경혈을 가볍게 두드려 주면 됩니다. 물방울이 바위를 뚫고, 열 번 찍어 안 넘어가는 나무가 없듯 계속 두드리다 보면 마음과 몸에 남아 있는 "작은 먼지"들이 결국 사라지게 될 것이고 더 이상 어둠의 그림자를 드리우지 않게 될 것입니다.

■ **오장육부(五臟六腑)**

오장은 심(心), 간(肝), 비(脾), 폐(肺), 신(腎). 육부는 담(膽), 위(胃), 대장(大腸), 소장(小腸), 방광(膀胱), 삼초(三焦)입니다. 장은 음이며, 부는 양입니다. 한의학의 오장은 처자에 비유되며, 육부는 장부(丈夫)에 비유됩니다. 그래서 장부의 관계를 한의학에서 남편과 아내, 겉과 속의 관계라고 표현합니다.

경혈 취혈법

지양혈에서 그대로 위로 올라가 등에서 여섯 번째 흉추를 찾습니다. 영대혈은 바로 이 여섯 번째 흉추 극돌기 밑 움푹 팬 곳에 위치합니다. 우리 몸 제일 마지막 경추 밑에 위치한 대추혈에서 등의 정중선을 따라 내려오면 바로 흉추를 발견할 수 있습니다. 생선을 먹을 때, 살코기를 모두 먹고 나면 길쭉하게 양쪽으로 뻗은 가시 같은 모양을 보입니다. 바로 이 모습이 우리 사람의 등뼈 모습과 비슷합니다. 가시 사이사이의 움푹 팬 부분이 사람의 몸에서는 척추 극돌기 밑의 움푹 팬 곳으로 나타나며, 산의 계곡과 같은 모양에 해당합니다. 산의 계곡은 좋은 기운이 모이는 곳으로 일컬어지는데, 우리 몸으로는 기혈이 모이는 지역으로 볼 수 있으며, 그래서 우리 몸의 경혈들이 여기에 위치하게 됩니다.

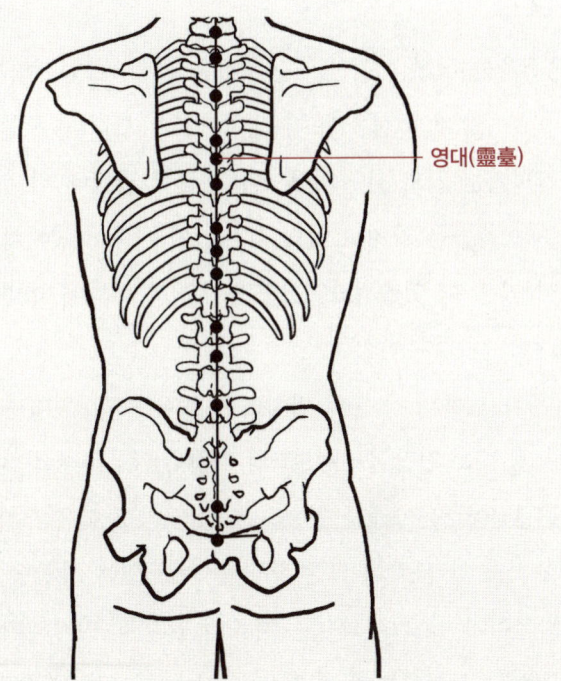

영대(靈臺)

6
신주(身柱)

__아이의 뼈를 더욱 튼튼하게 해주는 경혈

신주는 인체의 대들보이자 기둥이다. 신체 건강에 대한 중대한 책임을 맡고 있다.

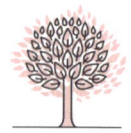

 신주라는 경혈 이름에서 '신(身)'은 굳이 추가 설명이 필요 없을 것 같아 '주(柱)'에 중점을 두어 해설하고자 합니다. 주는 고대부터 기둥을 가리키는 말로 사용되었으며, 기둥은 집안에 바로 서서 집을 지탱해 주는 기능을 가지고 있습니다. 집의 기둥이 넘어져 버리면 집이 과연 서 있을 수 있을까요? 그러면 우리는 어디서 비바람을 피해야 할까요?

 신주가 인체의 중심에 위치하는 것은 이런 의미에서입니다. 이 경혈은 등 양쪽 견갑골 사이에 위치하며, 위로는 머리, 아래로는 등허리와 연결되어 위-아래를 연결하는 중간 가교 같은 모양을 하고 있습니다. 우리가 한 사람이 많은 부담을 지고 있는 상황을 비유하여 "위로는 늙은이가 있고, 아래로는 자식이 있다."라고 부르며, 이것을 가정의 "기둥"이라고 부르는데, 이것은 가정에서 그런 사람들의 중요성을 표현한 말입니다. 신주혈 역시 우리 인체의 "기둥"으로 오장육부(五臟六腑), 사지백해(四肢百骸)가 잘 작동하며, 문제가 생기지 않게 하는 중요한 경혈입니다.

일본인들은 신주혈의 효과를 높이 사, "소아의 다양한 질환에 대한 뜸 치료점"이라고 부릅니다. 신주혈에 뜸을 뜨는 것이 소아 질환에 매우 좋은 효과를 가지고 있다는 것을 알아 그렇게 불러왔습니다. 일찍이 1938년 일본의 침구학자 시로타 분지는 초등학생들을 모아 신주혈에 뜸을 뜨기도 했습니다. 그 결과, 신체허약하며 감기에 잘 걸리고 소화불량을 호소했던 아이들이 한 달 남짓이 지난 후에는 증상이 명확히 개선되었으며, 반년 이후에는 모두 나았습니다. 당시 이 일이 일본에서 큰 감흥을 일으켜 많은 초등학교에서 이 요법을 시행하기까지 했습니다.

사실 신주혈이 치료할 수 있는 질병은 매우 많은데, 뇌의 힘 부족으로 인한 어지럼, 폐기부족(肺氣不足)에 의해 발생하는 천식, 비기허약(脾氣虛弱)에 의한 탈항 등에 사용할 수 있습니다. 모두 정기(正氣)가 선천적으로 허약한 상황으로 독맥의 양기가 제대로 위로 상승하지 못하여 발생한 증상입니다. 치료 시에는 정기를 돕고 사기를 몰아내며, 정기를 보충하는 것이 중요합니다.

따라서 이 경혈의 가장 큰 작용은 "신체를 건강하게 하고, 체질을 증강시키며, 인체 저항력을 올려주는 것"입니다. 저항력이 약해진 노인이나 아이들이 있다면, 이 경혈에 주목하길 바랍니다. 꼭 일본인들처럼 뜸을 뜨는 것이 아니더라도 이 부위를 안마해 주는 것만으로도

1 **독맥**-건강을 감독하는 승양(升陽)의 경맥

매우 효과가 좋습니다. 아이들에게 1년 정도 자기 전 매일매일 이 부위를 만져주면, 약을 먹거나 침을 맞는 수고를 하지 않더라도 아이의 몸과 마음이 튼튼해져 갈 것입니다. 본 경혈은 등에 위치하고 있으므로 안마를 할 때는 큰 힘을 들이지 않고 할 수 있습니다. 동전 하나를 이용하여 동전 옆면으로 신주혈 위-아래를 왕복하며 굴려주면 됩니다. 소아뿐 아니라, 이 부위를 안마해 주면 풍상고초를 겪어 온 노인들의 마음에도 끝없는 위로가 될 수 있습니다.

■ 견갑골
견갑골은 등에 위치하며 삼각형 모양의 편평한 뼈입니다. 삼각형 모양을 가지고 있으며, 좌우 한 개씩 쌍을 이루고 있습니다.

■ 정기(正氣)
인체의 사기에 대한 저항 능력을 이야기하며, 현대의학에서 이야기하는 면역 조절 기능에 해당합니다. 사기(邪氣)와 대비되는 말로 사용되며, 때때로 원기(元氣), 진기(眞氣)로 통용되기도 합니다.

경혈 취혈법

대추혈 아래에서 흉추가 시작되는데, 첫 번째 흉추를 기준으로 그것을 제1흉추 극돌기를 잡고, 아래로 내려가다 보면, 제3흉추 극돌기 밑의 움푹 팬 곳을 잡을 수 있습니다. 이곳이 바로 신주혈입니다.

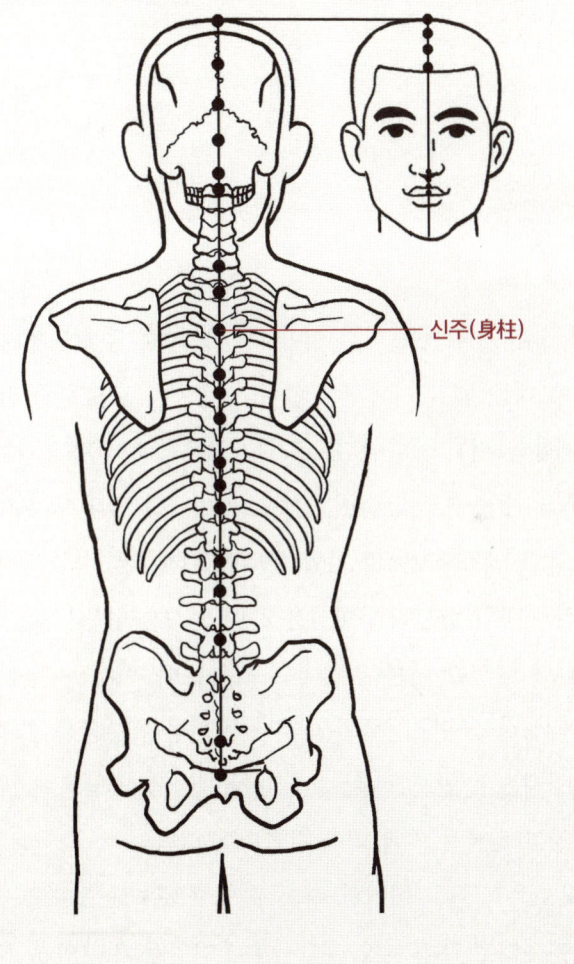

신주(身柱)

7
도도(陶道)

__만성 기관지염을 치료하는 소염 효과를 가진 경혈

인체의 기혈 순환을 도와 고르게 하며, 끊임없이 순환하게 한다.

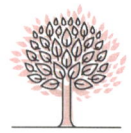

　도도라는 경혈에 대해 이야기하기 전에, 임맥에 위치한 선기혈(璇璣穴)에 대해 먼저 이해해야 합니다. 선기와 도도는 앞뒤로 맞대응하는 관계를 가지고 있습니다. 선기는 천문학에서 사용되는 용어로, 북두칠성의 주축에 해당하며, 북두칠성이 1년 내내 멈추지 않고 돌듯, 우리 몸의 임독맥 2맥의 기혈 운행이 쉬지 않고 순환함을 비유하여 붙여진 이름입니다. 북두칠성은 하나의 회오리바람처럼 한 방향으로 운행하며 매시간 다른 위치에 자리하는데, 이것은 인체의 기혈이 장강혈에서 시작하여 신주혈을 지나 백회혈에 도달한 후 다시 이마를 지나 임맥으로 연결된 후, 다시 장강으로 들어가 독맥으로 진입하며 쉬지 않고 흐르는 것에 비할 수 있겠습니다.

　도도와 선기는 이러한 순환에 있어 중요한 2가지 지점입니다. 그럼 왜 도도라고 부른 것일까요? 옛날 사람들이 보았을 때, 가장 빠르게 돌아가는 것이 도균(陶鈞)이었는데, 이 도균은 바로 도자기를 빚을 때 사용하는 돌림판입니다. 여기서 '도(陶)'자를 차용하여 빠르게 진행되는 기혈 순환을 묘사한 것입니다. 도자기 공방에 가보면 알겠지만, 도자기를 빚어내기 전에는 단지 바닥 위의 평탄한 진흙덩어리에 불과하지만, 이 도자기 돌림판이 돌기 시작하면서 하나의 입체 덩어리가 올라오기 시작합니다. 다만, 사람이 발판을 밟아주는 노력이 필요하지만(현재는 모두 전동으로 움직입니다) 평탄했던 진흙을 돌려주면, 인공으로 각종 다양한 형상으로 만들어 낼 수 있습니다.

옛사람들은 이것에 대해 "크게는 하늘의 순환, 작게는 인체 기혈의 순환이 끊임없이 이어지는 것은 도자기 돌림판이 돌아가는 것과 같고, 만사만물이 모두 이렇게 끊임없이 순환하며 창조되는 것"이라고 이야기했습니다. 기혈 역시 멈추지 않고 순환함으로써 음양협조(陰陽協調)가 일어나고, 한쪽으로 쏠림도 없어지게 되는 것입니다.

이미 짐작하겠지만, 도도혈은 인체를 조절하고, 순환을 조정하는 역할을 합니다. 경혈의 위치가 매우 높고, 도자기 돌림판이 돌아가면 주변 사방에 바람이 불게 되는 것처럼 도도혈 외측 하변에는 풍문혈이 위치하게 됩니다. 이미 언급한 것처럼 이 경혈의 효과가 몸의 기능을 조정하는 것인데, 어찌 작은 국소 부위 병증만을 치료하겠습니까? 간단히 이야기하자면, 이 경혈의 작용이 인체 기혈 운행의 문제와 관련되어 있기 때문에 신체가 매우 차거나, 기혈이 뭉쳐 운행이 잘되지 않을 때 조절작용을 하게 됩니다.

한의학에서는 인체의 질병을 이야기할 때, 기혈 두 글자를 떼어놓

1 **독맥**-건강을 감독하는 승양(升陽)의 경맥

고 이야기할 수 없습니다. 그런데 대부분이 기혈부족(氣血不足)에 의해서가 아니라 기혈불창(氣血不暢)에 의해 발생하게 됩니다. 도도혈은 그 작용이 매우 크기 때문에 사용 범위도 매우 넓어, 인체 어느 부위의 문제가 발생하든 모두 사용이 가능하다고 할 수 있습니다. 현대의학의 관점에서 이야기하자면, 이 부위를 자극하면 인체 면역력이 조정되어, 건강 상태를 유지할 수 있게 됩니다.

경혈 이름에서 '도(陶)'는 도치(陶治)에 해당하기도 하며, 이 말은 치료를 의미하고, '도(道)'는 도로를 의미합니다. 예로부터 도균(陶鈞, 도자기 돌림판)은 치국(治國)의 의미를 가지고 있었습니다. 먼저 언급한 것과 같이 도도는 전체를 제어하는 군주의 위치와 같은 역할을 하지는 않습니다. 우리가 흔히 생각할 수 있는 것처럼 군주가 아니라면, 군주가 제대로 전체 제어를 잘할 수 있도록 보필해야 하며, 그 위치 또한 그렇게 높아서는 안 됩니다. 그렇다면 도도는 어디에 어울릴까요? 맞습니다. 바로 재상으로 인체에선 심장을 보조하는 폐와 유사한 작용을 가지고 있는 것입니다. 도도가 인체의 중간적 위치에 자리 잡고 있는 것은 재상인 것과 일맥상통한 면이며, 이것은 바로 상보지관(相輔之官)인 것으로, 군주의 오른팔과 왼팔로서 황제가 천하를 통치할 수 있게 도와주는 것입니다.

사실, 이 경혈에는 인체 기혈 순환을 돕는 것 이외에, 한 가지 전문적인 작용이 있습니다. 바로 폐의 기운을 조화롭게 하는 작용이 있어 만성 기관지염을 치료하는 것입니다. 임상 시험을 통해서도 도도혈 안마가 현저하게 폐(肺) 기능을 향상시키는 것으로 나타났습니다. 그렇기 때문에 만성적인 기관지염을 앓고 있거나, 항상 기침을 할 경우, 또한 폐 기능이 많이 좋지 않다고 느껴지는 사람들은 시간이 있을 때마다 도도혈을 자극해 주면 좋습니다.

안마를 할 때는 머리를 숙이고, 한 손은 머리를 잡고, 다른 한 손의 엄지로 경혈을 잡은 후, 나머지 네 손가락으로 목을 잡은 채 엄지를 이용해 안마합니다. 안마를 할 때는 여러 번 꾹꾹 눌러주는데 매번 대략 100번 전후로 해 주면 되며, 천천히 시행합니다. 그렇게 하면 폐 기능이 한껏 올라갈 것입니다.

"높은 곳에 올라 부르매 팔은 더 길어진 것은 아니나, 보이는 것이 멀었고(멀리까지 잘 보였고), 바람 따라 소리쳐 봄에 소리는 더 빨라진 것은 아니나, 들리는 것이 밝았다. [登高而招, 臂非加長也, 而見者遠, 順風而呼, 聲非加疾也, 而聞者彰] -〈순자 권학편〉" 이것은 자연스러움에 모든 것을 맡기면 오히려 일이 이루어지고 그 기능이 배가 될 수 있음을 설명한 것입니다. 양생하며 병을 치료하는 것도 이와 같습니다. 각 증상과 병에 대해서만 치료하는 것에 비해, 이러한 치료법이 더욱 빠른 문제 해결 방법이 될 수 있습니다!

> **■ 기혈(氣血)**
> 기(氣)는 인체에서 추동(推動), 온조(溫照), 방어(防禦), 고섭(固攝) 등의 작용을 합니다. 혈(血)은 인체에서 장부와 인체 각 조직을 자윤하는 작용을 합니다. 기혈이 생겨난 후, 인체에서 끊임없이 순환하며 각종 정상 생리 기능을 만들어 갑

니다. 기혈의 생성과 순환 과정에서 이상이 발생하게 되면 바로 질병이 발생하게 됩니다.

■ **기혈과 질병**

한의학에서는 "기혈의 부조화가 다양한 질병을 만들어 낸다"고 하며, 기는 백병의 어른이고, 혈은 백병의 시작이라고 합니다. 모든 질병은 어디에서 시작되었든지 기혈의 정상 기능이 무너지기 시작하면, 음양의 평형이 깨지면서 발생하게 됩니다.

경 혈 취 혈 법

독맥의 등에 위치한 경혈들은 질서정연하게 배열되어 있습니다. 대추혈 밑이 첫 번째 흉추이며, 두 번째 흉추 극돌기 밑이 바로 도도혈입니다.

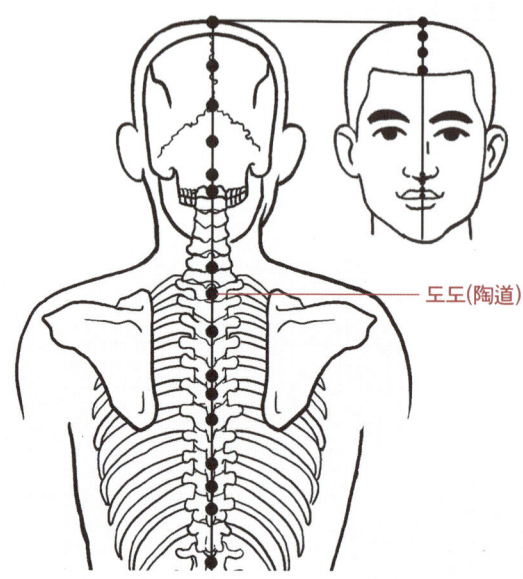
도도(陶道)

8
대추(大椎)
_몸속의 열을 내리는 해열제

> 대추는 척추뼈 가장 높은 곳에 위치하며, 음양상쟁(陰陽相爭) 시 조화시키는 작용을 한다.

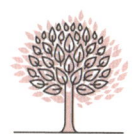

    요새 유행하는 치료법 중 하나가 천구(天灸)입니다. 천구가 무엇일까요? 한여름 삼복더위 때, 인체의 몇몇 주요 경혈에 뜸을 뜨는 것입니다. 몸이 찬 사람, 면역력에 이상이 있는 사람에게 매우 유효한 것으로 알려져 있습니다. 왜냐하면 삼복은 자연계에 양기가 가장 많아지는 시기인데, 이때 시행하는 보양 치료 효과가 매우 좋기 때문입니다. 중국 명대 의학자 장경악은 "하늘의 큰 보물은 바로 태양이며, 사람에게 있어 가장 큰 보물은 바로 일식진양(一息眞陽)이다"라고 했습니다. 옛날 사람들은 인체의 양기를 하늘 위 태양에 비유하여, 삼복 때 뜸을 떠서 하늘 위 태양처럼, 몸속 작은 양기가 부족해진 사람들의 몸에 "작은 태양"을 만들어 주었던 것입니다.

    천구를 할 때, 대추혈은 중요한 경혈 중 하나입니다. 옛사람들은 이 부위를 "제양지회(諸陽之會, 모든 양기가 만나는 곳)"이라고 불렀습니다.

1 **독맥**-건강을 감독하는 승양(升陽)의 경맥

이 경혈은 등 가장 높은 곳에 위치하며, 등은 원래 양면(陽面)에 해당하기 때문에 대추혈을 양중의 양(陽中之陽)으로 생각했습니다. 그리고 이 경혈은 독맥과 수부 삼양경(三陽經)이 만나는 지점으로 양기가 매우 많은 것으로 여겨집니다.

이러한 이유로 대추혈을 이용하여 보양하려고 한다면 조금 이해가 쉬워질 것입니다. 대추혈은 우리 몸의 일곱 번째 경추 밑에 위치하는데, 옛사람들은 이것을 첫 번째 척추뼈로 인식했습니다. 등을 살펴보면, 이 부위 척추뼈가 다른 부위 척추뼈에 비해 크고 돌출된 형태를 가지고 있는데, 바로 이런 이유에서 이름이 대추로 붙여진 것 같습니다.

첫 번째 척추뼈로 불리기 때문에 당연히 머리를 들어 올려 유지시키는 작용도 있습니다. 따라서 이 경혈은 보양 효과뿐 아니라 음양상쟁(陰陽相爭, 음양이 서로 싸울 때) 시 음양의 균형을 만들어 낼 수도 있습니다. 한 명의 공명정대한 판관처럼 대추혈도 평화를 만들고 조화롭게 하는 작용을 가지고 있습니다.

이 경혈에는 양기가 매우 많기 때문에 인체의 면역력을 높일 수도 있어, 자극하면 항체를 생산하고, 암 종괴의 성장을 막을 수도 있으며, 폐호흡 기능을 개선하는 작용도 매우 좋습니다. 이 중, 가장 뛰어난 효과는 열을 내리는 것인데, 발열·고열 혹은 몸 안의 열로 인해 여드름이 생겼을 때도 대추혈로 조리하며, 구체적인 방법은 사혈하는 것입니다.

사혈이라고 하면 많은 사람들이 선뜻 시도해 보기 어려울 수 있습니다. 대추혈 사혈은 검지와 엄지를 사용하여 대추혈 부위의 피부를 짚어 올리고, 알코올이나 불에 소독한 침으로 빠르게 몇 번씩 찔러 4~5방울의 피를 뽑아냅니다. 열을 내리는 데에는 이 방법이 가장 좋습니다.

  당연히 발열이 있을 때나 여드름이 많이 나는 몸속 열이 많은 사람에게도 응용할 수 있습니다. 만약 냉증이 있고, 뒷목덜미에 냉감을 자주 느낄 경우에는 다른 방법을 이용하여 치료합니다. 앞서 언급한 천구를 사용하는 것입니다. 평소 건강할 때부터 대추혈에 뜸을 지속적으로 뜨면 건강을 지키는데 유리합니다. 독맥은 양맥의 바다로 등을 통과하여 머리 꼭대기까지 양기를 보내 주는 중요한 부위입니다. 평상시 건강 유지를 목적으로 해 볼 수 있는 아주 간단한 동작을 하나 추천하고자 합니다. 집이나 공원에서 손쉽게 할 수 있습니다. 문틀이나 큰 나무를 찾아 등 척추 정중앙 부분을 그곳에 붙인 뒤, 좌우로 움직여 비벼주면 대추혈 외에도 몇몇 중요한 경혈을 동시에 자극할 수 있고, 양기를 끌어올리는데도 아주 좋은 효과가 있습니다. 이때, 족소양담경의 경혈도 자극할 수 있습니다. 이렇게 작은 동작 하나만으로 건강 유지에 필요한 여러 경혈을 한 번에 자극할 수 있습니다. 꼭 기억하였다가 실천해 보기 바랍니다!

■ **장경악(張景岳)**
중국 명대 의학자로 온보학파의 대표적인 인물입니다. 『경악전서(景岳全書)』를 집필하기도 했습니다.

■ **양경(陽經)**

인체 12경락은 6양경과 6음경으로 나누어지며, 수경과 족경으로 각각 다시 반으로 나누어집니다. 수부 삼양경은 바로 수양명대장경, 수태양소장경, 수소양삼초경입니다.

경혈 취혈법

목덜미 중앙선에서 손가락을 이용하여 쭉 아래쪽으로 따라 내려오다 보면, 뼈로 느껴지는 하나의 큰 융기점을 만나게 됩니다. 이것이 바로 대추골입니다. 이 뼈의 아래쪽 작은 움푹 팬 지점이 바로 대추혈입니다.

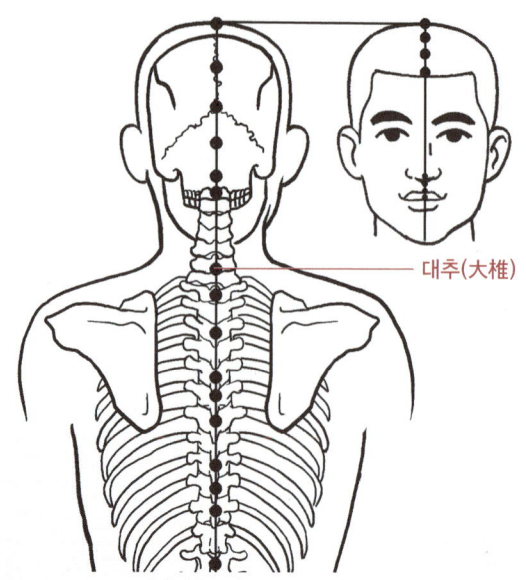

9
풍부(風府)

__두통을 치료하며 풍을 치료하는 효과를 지닌 경혈

가장 쉽게 침습당할 수 있고, 동시에 항병 능력이 가장 뛰어난 부위다.

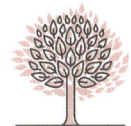

　한의학에는 '육음(六淫)'설이 있는데, 육사(六邪)라고도 부릅니다. 이 중 풍(風)이 으뜸으로 "풍은 백병지장(百病之長)"이라고도 합니다. 그래서 한의학에서는 이 풍에 대해 항상 주의하도록 이야기합니다. 그렇다보니 사람들이 장기적으로 관찰 탐구하며 인체에서 풍을 쉽게 맞게 되는 부위들을 발견했고, 여기에 '풍'을 넣어 이름 붙이게 되었습니다. 예를 들어 풍부, 풍지, 풍문, 예풍혈 등이 여기에 해당합니다. 이 부위들은 기본적으로 풍사가 쉽게 몸에 들어와 자리 잡는 장소입니다. 건강을 지키기 위해선 풍에 주의해야만 하는데, 특히 봄이나 겨울 같이 풍사가 심할 수 있는 시기에는 더욱 주의가 필요하고 몸을 따뜻하게 해야 합니다. 나이든 노인과 아이들은 특히 더 주의해야 합니다.

　이러한 풍사 관련 경혈 중에 풍부가 가장 중요합니다. 풍부라는 이름에서 '풍(風)'은 풍사이고, '부(府)'는 과거 관공서를 의미하는 글자였습니다. 따라서 풍부혈은 풍사 관련 경혈을 총괄하는 관공서라는 의미입니다. 요즘 뉴스를 통해 종종 보도되는 일부 폭력 사건들은 대부분 현지 정부 기관에서 해결하죠. 우리 몸으로 치면 풍사가 인체를 침습하면 우선 이 풍 관련 경혈의 관공서부터 쳐들어오기 때문에 옛사람들이 "풍부는 풍사가 들어오게 되는 중요 지점"이라고 했던 것입니다.

풍부혈은 목덜미의 머리카락이 난 부위와 피부 경계에서 바로 1촌 밑에 위치합니다. 풍 관련 경혈들은 대개 상반신에 위치하며 특히 두부에 많습니다. 이건 왜 그럴까요? 간단히 말하자면, 머리는 상부에 위치하는데, 풍의 성격이 가볍고 날래어 인체 상부를 쉽게 침습하기 때문입니다. 북방에 사는 사람들은 겨울이 되면 두꺼운 모자와 도포를 사용했는데, 이러한 전통은 풍사의 침습을 막아 건강을 유지하기 위한 수단이었습니다. 하지만 요즘은 에어컨 때문에 겨울뿐 아니라 여름에도 주의해야 하고, 항상 밤에 늦게 잠들지 않도록 해야 하며, 두경부 부위는 아침 바람을 맞지 않도록 조심해야 합니다.

이제 한 작은 고사를 여러분과 함께 나누고자 합니다. 팽조라 불리는 장수한 노인이 있었는데, 그는 800세까지 살았던 것으로 전해집니다. 어느 날 한 사람을 만났는데, 그 사람이 팽조에게 말했습니다. "아이고 머리 아파! 머리 아파!" 그는 두통을 잘 치료한다는 여러 의사들을 찾아 다녔지만 아무 소용이 없었습니다. 팽조가 이야기를 듣고 방을 천천히 살펴보더니 잠을 자는 침대가 바람이 들어오는 창문 쪽에 있는 것을 발견했습니다. 그러고는 잠잘 때 창문을 닫고 자는지를 물었습니다. 그러자 "음… 열고 자는데요. 그게 문제가 되나요?"라고 했습니다. 팽조는 저녁에 잘 때 창문을 닫고 자던지, 아니면 침대를 다른 위치로 바꿔두라고 했습니다. 이 말에 따라 침대 위치를 바꾸자 증상이 많이 호전되었습니다.

　이 고사를 통해 옛사람들도 목덜미에 찬바람을 쏘이면 안 됨을 알고 있었음을 알 수 있습니다. 꼭 잠을 잘 때 창문을 열어두는 것만이 문제가 아니라, 요즘은 출근해서 일할 때 에어컨 바람이 바로 머리 뒷부분으로 오게 되면 방향을 조절해 주거나 목 부분을 목도리로 감싸주는 것이 좋습니다. 평상시 집에서도 머리를 감은 뒤 잠들기 전에 머리카락을 제대로 말리지 않고 잠자리에 들게 되면 습기가 머릿속으로 들어가 잘 제거되지 않아 문제가 발생합니다.

　어떤 사람은 "제가 이전에 주의하지 않아서, 이미 병이 생겼다면 어떻게 하죠?"라고 물어보기도 합니다. 급하게 서둘 것 없습니다. 이미 이야기한 것처럼 어떤 민원이 발생했으면, 관공서에 해결을 의뢰하면 됩니다. 인체도 이와 같습니다. 바로 풍부혈이 가장 풍사가 침입하기 쉬운 곳인데, 이 풍사와 관련된 질병을 치료하기 위해서는 풍부혈을 먼저 사용해야 합니다.

　앞서 이야기한 것처럼 풍사가 가장 잘 침범하는 곳이 바로 머리 부분이고, 이렇게 침입하게 되면 두통이 가장 많이 일어납니다. 두통도 여러 종류가 있는데, 양쪽 측면부 두통은 12경락 중 족소양담경이 막혀서 생깁니다. 이마의 두통은 족양명위경 때문에 생깁니다. 풍부혈이 치료하는 두통은 머리 뒷부분의 두통입니다. 풍부혈이 아주 특효입니다. 풍부혈을 안마할 때는 머리를 숙이고 여성이라면 왼손으로 머리카락을 앞쪽으로 넘겨 잡은 뒤 오른손 엄지를 이용해서 안마하고 나머지 손가락은 머리를 고정하는데 사용하도록 합니다. 엄지로 누를 때 조금씩 힘을 주며 눌러주면 됩니다. 매번 30~50번 정도 안마해 주면 두통이 풀립니다. 풍부혈을 안마하면 혈액 순환이 개선되고, 대뇌로의 혈액 공급이 원활해집니다. 안마 이후 머릿속이 더욱 깔끔해지고 흔들거림이나 침침함이 사라지게 됩니다.

한 가지 주의할 점이 있습니다. 이 풍부혈에는 뜸을 떠서는 안 됩니다. 불은 풍(바람)의 기세를 빌려 더욱 난폭해지는 성질을 가지고 있는데, 그렇게 되면 인체에서는 이리저리 옮겨 다니며 병을 만들게 됩니다. 다음과 같은 상황을 생각해 보면 이해가 쉬울 것 같습니다. 흔히 산불이 나면 우리는 공포를 느끼는데요. 이때, 만약 바람이 불어오면 어떻게 될까요?

■ 육음(六淫)

풍(風), 한(寒), 서(暑), 습(濕), 조(燥), 화(火) 6가지 질병을 일으키는 요소입니다. 정상 상태에서는 이것을 "육기(六氣)"라고 부릅니다. 육기의 정상 운행과 변화에 따라 만물이 태어나고 성장하며 변화합니다. 다만 육기가 부족하거나 많아지면서 인체의 건강에 영향을 미치면 질병이 발생합니다. 이것은 "육음" 또는 "육사(六邪)"라고 부릅니다.

■ **풍성경양(風性輕揚, 풍의 성질은 가볍고 날래다)**

『황제내경 소문 태음양명론(黃帝內經 素問 太陰陽明論)』에서는 "풍사에 상하게 되면, 몸의 상부가 먼저 풍사를 받는다"라고 했습니다. 풍사는 양사로 기운을 끌어올리고, 위로 향하게 하는 특징이 있기 때문에 풍사가 인체의 두면부와 상부, 체표면 부위를 쉽게 침범하게 됩니다.

경혈 취혈법

목덜미의 머리카락과 피부 경계 부위 정중선에서 1촌 정도 위에 위치한 경혈이 풍부입니다. 엄지 중간 관절에서 취하는 1촌 정도를 기준으로 1촌 정도를 위로 잡습니다.

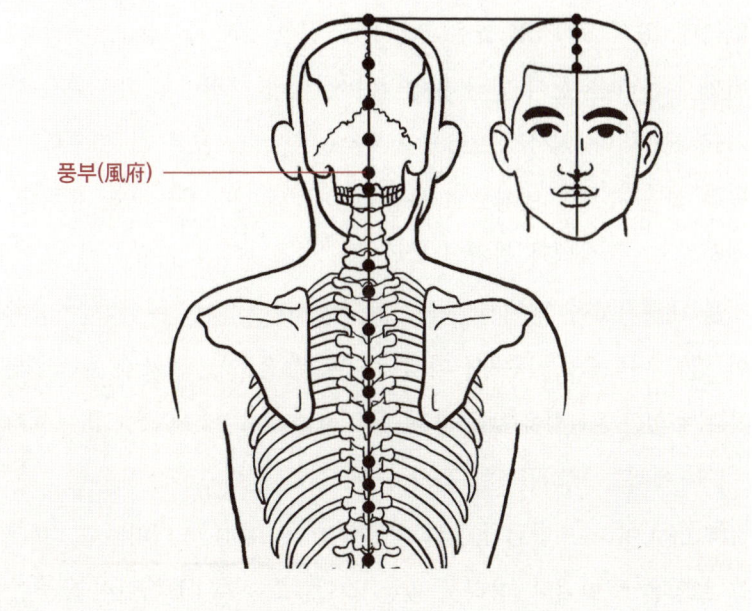

풍부(風府)

10
백회(百會)

__위하수의 치료혈

각지에서 올라오는 양기가 취합되는 곳이다.

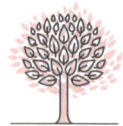

　백회혈은 매우 찾기 쉬운 경혈입니다. 머리 꼭대기 정수리 부위에 있는데, 양쪽 귀 가장 높은 지점을 연결한 선과 등 정중선에서 머리 위까지 올라온 선이 만난 지점입니다. 과거 백회혈을 곤륜이라 부르기도 했습니다. 역사적으로 중국에서는 곤륜을 모든 산 중에서 가장 높은 산을 부르는 명칭으로 사용했으며, 세계의 지붕이자, 세계에 존재하는 모든 산맥과 하천의 발원지로 여겼습니다. 곤륜산이 모든 대지를 내려다보며, 평지에 사는 모든 생물을 비추어 주었다는 점에서 이 경혈 이름을 곤륜에서 따왔던 것입니다. (같은 이름을 가진 발뒤꿈치 위에 있는 곤륜혈이 있어, 더 이상 이 이름을 사용하지 않고 있습니다.)

　도가에서는 백회를 "한 몸의 근본, 여러 신이 모이는 곳.〔一身之宗, 百神之會〕"이라고 합니다. 백회의 '백(百)'은 100을 의미하고, '회(會)'는 모임을 뜻합니다. 따라서 많은 경혈들의 기운이 이곳으로 모인다는 뜻입니다. 백회는 정수리에 위치하여 인체에서 가장 높은 곳에 있고, 수족삼양경(手足三陽經), 독맥 그리고 족궐음간경이 모두 여기서 모입니다. TV 드라마에서 볼 수 있는 장면처럼 모든 영웅호걸들이 여기 모이게 되는 것이죠. 그래서 한의학에서는 이것은 "삼양경이 모이며, 총 5가지 경맥이 모인다. [三陽五會]"라고 합니다. 동시에 백회 주변에는 여러 경혈이 모여 있어, 여러 신하, 제후들이 임금에게 머리를 조아리는 듯한 형세를 취하고 있습니다.

한의학에서는 뇌를 "원신이 모여 있는 곳. [元神之府]"이라 하여 한 나라의 수도에 비유하기도 합니다. 천자는 자신의 발아래에 사람들을 모으고, 거기서 땅을 나누어주어 살게 합니다. 백회 역시 이런 위치에 있어 백성들(경혈들)의 평안을 보장하여 안락함을 주는 역할을 합니다. 그래서 뇌에 생기는 모든 질환, 예를 들어 두통, 뇌염 등에는 백회혈을 사용합니다.

■ **족삼양경(足三陽經)**
족태양방광경, 족양명위경, 족소양담경.

■ **곤륜(崑崙)**
곤륜산은 중국에서 "모든 산의 조상"이라고 부르는 가장 신성시되는 산입니다. 북위의 사학가 최홍(崔鴻)이 쓴 『십육국춘추(十六國春秋)』에는 "해상 모든 산의 조상"이라고 언급하고 있습니다.

1 **독맥**-건강을 감독하는 승양(升陽)의 경맥

경혈 취혈법

양쪽 귀첨부를 연결한 선과 두부 정중선이 만나는 지점이 바로 백회혈입니다.

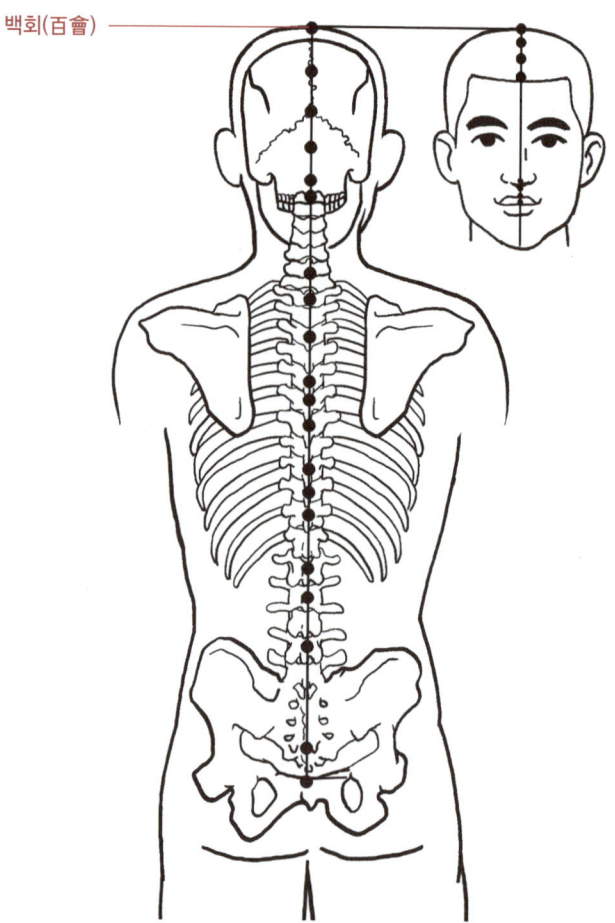

백회(百會)

11
상성(上星)
__뇌의 피로를 풀어주어 업무 효율을 높여주는 경혈

상성은 생각이 미로에 갇혔을 때, 그것을 풀어내는 하나의 등불과 같다.

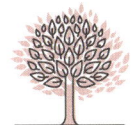

옛 조상들은 달빛을 워낙 좋아해서 달빛과 관련된 많은 노래와 시를 남겼습니다. 그런데 유감스럽게도 그건 어두운 밤 밝은 달빛에 속은 것입니다. 사실 밤하늘의 여러 별들도 달만큼이나 아름답습니다. 지금은 환경오염으로 도시에서 밤하늘의 별을 보기 매우 어려워졌지만, 여름 휴가철 교외로 나가 밤하늘을 바라보면 끝없이 펼쳐진 별이 만들고 있는 아름다움에 황홀함을 느낄 수 있을 것입니다. 어두운 밤하늘에 많은 별들이 대지를 낮처럼 밝고 아름답게 비추고 있습니다. 상성혈은 이런 별처럼 높은 곳에서 인체를 내려다보며 건강을 묵묵히 지켜주고 있습니다.

상성혈은 머리에 있습니다. 이마에서 머리털이 나기 시작하는 경계 부위의 중앙 지점에서 위로 1촌 정도에 위치합니다. 경혈 이름에서 '상(上)'은 두부, 곧 머리를 의미하며, 동시에 위로 올라간다는 의미도

1 **독맥**-건강을 감독하는 승양(升陽)의 경맥

지니고 있습니다. '성(星)'은 우리 몸의 핵심인 정(精)을 의미하며, 만사만물 중에서 가장 우수함을 의미합니다. 이를 종합하면, 상성이라는 이름은 바로 양정(陽精)이 모이는 곳임을 표현한 것입니다.

　이 경혈은 인체에서 가장 높은 머리에 위치하고, 빛을 사방으로 쏴주는 곳이기도 합니다. 그래서 다른 이름으로는 명당(明堂) 또는 신당(神堂)이라고도 합니다. 평상시 어려운 문제를 풀기 위해 고민할 때, 습관적으로 양 볼을 손으로 받치고 눈은 위를 바라보곤 하지요? 이런 자세들이 두뇌를 자극하여 더욱 명쾌하게 문제에 대한 해결책을 생각하게 해주곤 합니다. 우리가 어떤 문제를 풀기 위해 고민할 때나 생각이 미로에 빠져 헤맬 때, 상성혈이 바로 미로를 풀어 주는 하나의 등불로서, 문제 해결 방안을 알려 주곤 합니다. 따라서 어지럽거나 머리 한편이 침침하고 찌뿌둥하거나 또는 머리가 몽롱할 때 이 상성혈을 자극하면 좋은 효과를 볼 수 있습니다.

　이와 같은 작용 말고도 상성혈은 만성 비염에도 효과를 보입니다. 한의학에서는 코와 하늘의 기(천기, 天氣)가 통한다고 봅니다. 폐와 코는 서로 연결되어 있고, 폐는 흉강에 있습니다. 옛사람들은 하늘을 볼 때 코가 하늘과 바로 맞닿아서 호흡을 하므로 인체와 천기가 서로 통하는 곳이 바로 코라고 생각했습니다. 간단히 생각해 보자면, 코는 중요한 호흡 기관이며 호흡은 모두 외부와 교류하는 과정이므로 천기와 통하는 것입니다.

　이외 상성혈에는 또 하나 다른 작용이 있는데, 바로 두통을 치료하는 효과입니다. 긴장을 많이 하면 머리가 뚫어질 듯이 아픕니다. TV

드라마를 보면, 주인공이 스트레스를 받아 머리가 아프거나, 스트레스를 견디지 못하여 머리를 벽에다 부딪히기도 합니다. 사실 우리 주변 대부분의 사람들은 이러한 두통을 겪곤 합니다. 하지만 사실 이것도 우리 몸이 스스로를 조절해 가는 과정 중 하나입니다. 벽에 머리를 부딪혀주면, 바로 상성혈이 있는 이마 부위를 자극하게 됩니다. 그러니까, 머리가 아플 때는 벽에 머리를 부딪쳐서 자극하는 위험한 방법 대신, 손으로 상성혈을 50~100회 정도 안마해 주면 증상을 빠르게 완화시킬 수 있습니다.

여행을 하다가 방향을 잃었을 때, 밤하늘에 빛나고 있는 별들이 우리를 구합니다. 그럼 우리 마음이 길을 잃었을 때는 어떻게 해야 할까요? 이때는 상성혈이 정확한 방향을 제시하여 어디로 가야할지를 도와주는 역할을 할 것입니다.

■ 상성혈(上星穴)
귀당(鬼堂), 명당(明堂), 신당(神堂)이라고도 부릅니다. 탁한 것은 내려 주고, 맑은 것은 올려 주는(降濁升淸, 강탁승청) 효과를 가지고 있습니다. 합곡, 태충혈을 함께 사용하면 두통과 눈 통증을 치료할 수 있습니다. 구허, 함곡혈을 같이 사용하면 학질을 치료하고, 대추혈을 같이 사용하면 코피나 입에서 나는 출혈을 치료합니다. 수구혈을 같이 쓰면 전광(癲狂)을 치료할 수도 있습니다.

경혈 취혈법

이마 위 앞쪽 머리카락이 시작되는 부위에서 위로 1촌. 콧등을 지나는 정중선과 앞이마 첫 머리카락 나는 부위의 선이 만나는 지점에서 엄지 한 마디 정도 올라간 부위에 위치합니다.

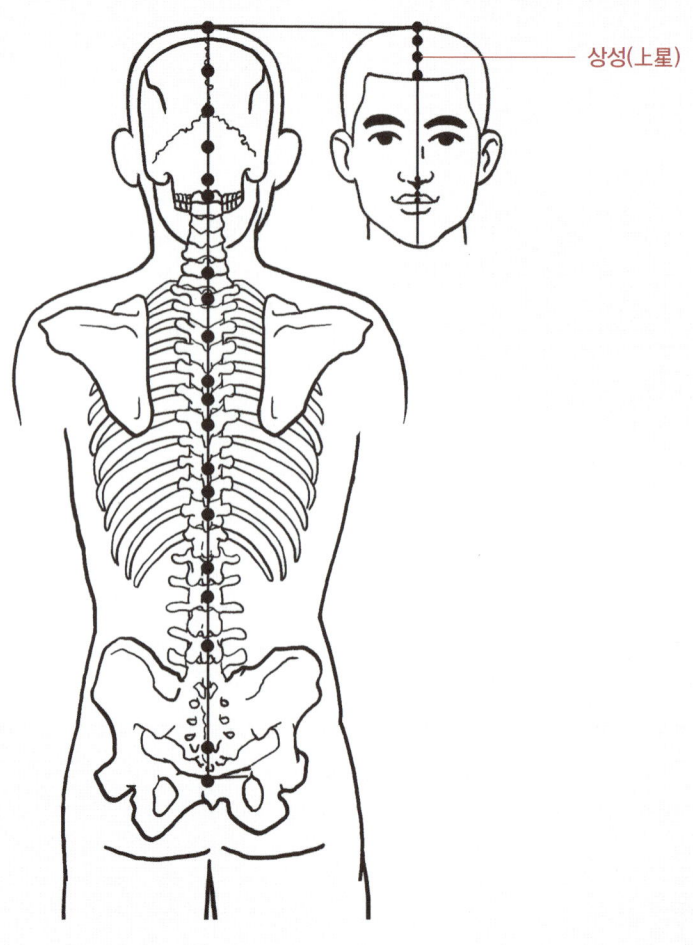

상성(上星)

12
신정(神庭)

__총명함을 일깨워 학습 능력을 높여주는 경혈

지혜, 정신의 근본이 되는 원신(元神)이 거처하는 경혈이다.

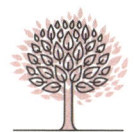

 다들 어린 시절 보았던 『서유기(西遊記)』 기억하시죠? 이 서유기에서 옥황상제가 머무는 곳을 천정(天庭)이라 불렀습니다. 사실 신정(神庭)이나 천정, 두 단어의 의미는 크게 다르지 않습니다. 모두 신선이 거주하는 곳을 의미합니다. 신정이라는 이름에서 '신(神)'은 원신(元神, 가장 근본이 되는 신)을, '정(庭)'은 궁정을 지칭하는 단어입니다. 한의학에서는 "뇌는 원신의 부[腦爲元神之府]"라고 합니다. 바로 사람의 정신, 지혜가 모두 대뇌에서 발생함을 의미합니다. 그럼 과연 '신정'은 무엇일까요? 신정은 바로 "원신의 부" 중 가장 중심이 되는 부분에 해당합니다. 곧 사람 지혜의 원천이며, 여기에서 지혜가 나오게 됩니다. 그래서 옛사람들은 "신은 지혜의 연못이다. [神者, 智之淵也]"라고 했습니다.

 '단전'이라는 단어를 한 번쯤 들어보셨나요? 동아시아 무술들은 모

1 **독맥**−건강을 감독하는 승양(升陽)의 경맥

두 단전을 지키는 것을 강조하고 있습니다. 단전은 전신에 자양분을 공급하는 중요한 부위입니다. 그래서 단전에 대해서는 "불(火)이 없음에도 온몸을 따뜻하게 하며, 물(水)이 없음에도 각각의 장부를 모두 윤택하게 하므로 전신의 성명(性命)과 관계있다. 이곳의 힘이 조금이라도 남아있다면, 생명은 끊어지지 않는다"라고도 하였습니다. 신정혈은 이와 같은 여러 단전 중 바로 위쪽에 위치한 단전(상단전, 上丹田)으로 신경 계통을 조절하는 역할을 하고 있습니다.

신정혈은 머리에 위치하며, 구체적으로는 앞이마의 머리카락이 시작되는 부분의 정중앙에서 위쪽 0.5촌 위치에 자리하고 있습니다. "신이 있으면 영험하고, 영험하면 응하며, 그 응함에 따라 몸이 보호된다. [神處其中則靈, 靈則應, 應則保身]"라고 했습니다. 우리가 살아가는 현실에 비추어 보면 높고 중요한 지위에 올라 있는 사람일수록 일반 국민에게 미치는 영향은 더욱 커집니다. 인체의 경혈도 이와 같습니다. 뇌신(腦神)이 머무는 곳, 곧 신정도 몸을 보호하고 지켜주는 능력이 당연히 매우 강합니다. 특히 의식 측면에 관련된 질환에 치료 효과가 좋습니다. 가슴이 두근거리며 불안한 증상, 두통, 뇌전증, 경련성 질환 등을 치료할 때 신정혈을 빼놓고는 이야기를 할 수 없습니다.

신정혈의 중요한 작용은 바로 신경 계통을 조절한다는 것입니다. 그래서 이 경혈을 안마하면 사지의 통증을 경감시켜 줄 수 있습니다. 이 점은 이미 현대의학연구로 증명되었습니다. 때때로 머리가 맑지 못하며 침침함을 느끼거나 정서가 크게 불안하다면, 매일 이곳을 50~100회씩 안마해 주세요. 이 경혈은 상성혈의 효과와 매우 비슷한 작용을 가지고 있는데, 실제로 두 경혈의 위치 역시 매우 근접합니다. 엄지를 이용하여 한 번 자극할 때, 이 두 경혈을 함께 자극해 주면 좋습니다. 두 경혈을 함께 안마하면, 두뇌의 갑갑한 느낌, 몽롱한 느낌이 치료될 뿐 아니라 비염 치료에도 매우 좋습니다.

우리가 어떤 해결하기 어려운 문제를 만나면 매우 당황스럽고 막연해 집니다. 이때 상성혈은 하나의 이정표 역할을 하는 지시등이 되어 도움을 준다는 것을 앞서 이야기했습니다. 신정혈은 이때 우리를 건강한 방향으로 되돌리는 역할을 합니다. 이 두 경혈을 함께 안마하면, 우리는 건강을 되찾을 수 있을 것입니다.

■ **단전(丹田)**
인체 부위 중 하나로 상, 중, 하단전으로 나누어집니다. 상단전은 머리, 중단전은 가슴, 하단전은 배에 위치합니다.

1 **독맥**-건강을 감독하는 승양(升陽)의 경맥

경혈 취혈법

이마 위 앞쪽 머리카락이 시작되는 부위에서 위로 0.5촌. 검지와 중지를 겹쳐 강력하게 안마해 주며, 동시에 상성혈을 함께 자극해 줍시다.

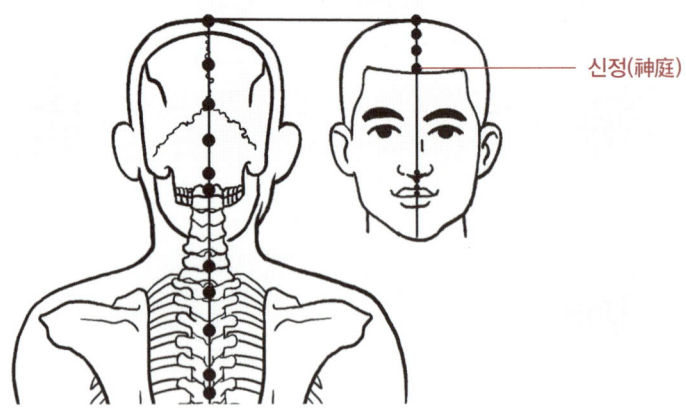

신정(神庭)

13
인중(人中)
_음양의 기가 서로 만나 통하는 구급혈

하늘은 위, 땅은 아래, 인간은 그 사이에 있다. 코는 위로 양에 속하며, 입술은 아래에 있어 음에 속한다. 인중은 바로 그 음양이 만나는 지점에 있다.

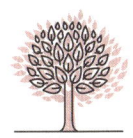

인중혈은 안면부에 위치하며, 구체적으로는 코와 입술 중앙을 연결한 선 중간에 있습니다. 많은 사람들이 이 경혈은 분명히 우리 몸의 윗부분에 있는데, 왜 인중(人中)이라고 부르는지 궁금해 합니다. 왜 일까요?

전통 한의학의 관점에서 풀어내 봅시다. 한의학 고전에는 다음과 같은 구절이 있습니다. "하늘은 오기(五氣)로 사람을 먹여주는데, 하늘의 기[天氣]는 코로 통한다. 땅은 오미(五味)로 사람을 먹여주는데 땅의 기[地氣]는 입으로 통한다.[天食人以五氣, 天氣通于鼻; 地食人以五味, 地氣通于口]" 이 구절은 어떤 의미를 가지고 있을까요? 하늘의 기와 통한다는 것[通天氣]은 우리의 호흡을 가르킵니다. 인체는 심장, 폐, 횡격막의 작용으로 자연계에 존재하는 산소를 흡입하고, 이 산소가 몸을 한 바퀴 돌고 난 후에는 내뱉습니다. 이것을 "하늘의 기가 한

1 **독맥**–건강을 감독하는 승양(升陽)의 경맥

번의 순환을 했다[天氣作一個循環]"고 합니다. 따라서 흉곽은 하늘의 기운이 기체로 교환되는 장소입니다. 그래서 흉곽을 천이라고 합니다. 코는 기체 교환이 진행되는 중요 장소이며, 그래서 코로 하늘의 기가 통한다[鼻通天氣]고 했습니다.

땅의 기가 통한다는 [通地氣] 의미는 우리가 먹고 마시는 곡식, 동식물 등이 모두 입으로 들어오는 것을 말합니다. 이렇게 들어와 비위(脾胃)의 소화 작용을 거친 뒤, 정미로운 물질들은 흡수되고 나머지 찌꺼기는 노폐물로 배출됩니다. 배출된 노폐물은 다시 토양에 비료로 작용하여 동식물에게 자양분으로 사용됩니다. 이것이 "땅의 기가 한 번의 순환[地氣作一個循環]"을 하는 것입니다. 그렇기 때문에 복강은 땅[地]이라고 합니다. 인중혈이라는 이름의 연원은 위와 같은 이론적 배경을 가지고 있습니다. 사람은 하늘과 땅 사이에 위치하여 하늘을 떠받치며 땅에 서 있는 만물의 영장으로 불리기도 하죠.

인중혈을 다른 이름으로 수구(水溝)라고도 부릅니다. 여기서 '수(水)'는 어린이가 흘리는 콧물을 생각해 보시면 쉽게 이해될 것 같습니다. 이 '수'는 진액(津液)에 해당하는데, 바로 침입니다. 고대 양생가들은 침이 양생에 매우 좋다고 보아 항상 입을 다물고 침을 간직했다가 목으로 넘겨 각 장부로 내려 보내도록 하여 양생의 목적을 달성하도록 했습니다. 인중혈은 침을 꼴깍 삼킬 때, 혀가 밀려 올라갔다 내려가는 부분을 겉면에 위치합니다. 그래서 이 경혈을 침이 지나는 고랑, 곧 수구라고 부르게 되었다고 합니다. 옛사람들은 "수구는 코와 가깝고 물처럼 흐른다"고 했습니다. 이 말은 이곳이 물이 마르지 않는 곳으로, 항상 윤기를 유지하는 곳이라는 의미입니다. 그래서 인체가 잘 작용할 때는 항상 침을 머금고 있다가 삼키지만, 불편할 때는 이 침이 무용지물이기 때문에 뱉어 버리게 됩니다.

인중혈의 가장 큰 작용은 바로 구급 작용으로 위급 상황에서 호출하는 119처럼 우리 몸이 특수한 상황에 놓였을 때, 지켜주는 신 같은 역할을 합니다. 구급 작용이 필요할 때는 인중혈을 안마해야 한다는 것은 상식적으로도 많이 알려진 사실이죠. 더위를 먹었거나, 어지러움이 일어났을 때, 주위에 있는 사람들이 제일 먼저 인중혈을 안마해 주어야 합니다. 쇼크란 일종의 하늘과 땅의 기가 서로 통하지 못하고, 순환이 중단돼서 생긴 것이므로, 즉각 인중혈을 안마하여 하늘과 땅의 기가 서로 통하게 해야 합니다.

인중혈 안마 방법은 몇 가지 있습니다. 가장 간편한 방법은 비교적 편평한 손톱으로 눌러주는 것인데, 힘이 센 사람들에게 적합한 방법입니다. 엄지손톱 근처 부위를 사용해서 힘껏 인중혈을 눌러주세요. 아니면 엄지와 검지를 겹쳐서 강하게 인중혈을 자극해 주면 의식이 혼돈에 빠졌던 사람들이 회복하는데 도움이 될 수 있습니다.

인중혈은 구급혈 중 하나입니다. 하지만 구급 작용만 가지고 있는 것은 아닙니다. 앞서 언급한 것처럼 사람과 대자연의 기체 교환은 호흡을 통해 일어납니다. 따라서 이 경혈은 호흡을 조절하는 작용도 가지고 있습니다. 또한 현대 임상 연구를 통해 발견한 것인데, 이 경혈을 자극하면 위(胃)의 수축 빈도와 진폭이 뚜렷하게 억제되었습니다. 그래서 소화 기능 촉진에도 응용이 가능합니다. 이렇게 인중혈은 여러 가지 기능을 가지고 있습니다. 꼭 기억해야 할 것은 위급 시에 우리가 생각하지도 못했던 도움을 줄 수 있다는 것입니다.

■ 진액(津液)

진액은 우리 몸에 있는 모든 정상적인 수액을 가리킵니다. 각 장부 조직의 정상적인 체액과 분비물 즉 위액, 장액, 타액, 관절액 등을 모두 포함합니다. 진액은 수분이 대부분이며 많은 영양 물질을 함유하고 있고, 인체 생명 활동을 유지하고 인체를 구성하는 기본 물질에 해당합니다.

경혈 취혈법

코와 입술 사이 정중선을 삼등분합니다. 위 삼분의 일 지점이 바로 인중혈에 해당합니다.

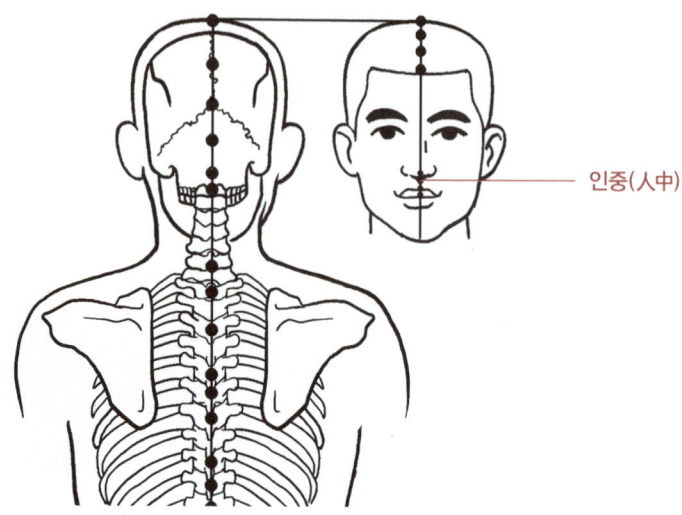

2

임맥

생식을 관장하는 임양(妊養)의 경맥

임맥의 운행경로 상 인체 생식계통을 지나는데, 회음에서 출발하여 복부와 흉부의 정중선을 따라 상행합니다. 경혈이 많고, 독맥과 앞뒤로 한 쌍을 이루어 마치 부부, 내외와 같은 모습을 하고 있습니다. '임(任)'은 담당, 맡아 기름의 의미로 전신의 음경과 상관관계를 가지고 있는데, 정혈(精血), 진액(津液) 등의 음성 물질의 존재에 임맥이 관여하고 있으며, 여성의 월경, 대하, 임신, 출산 등과도 밀접한 관계가 있어 여성의 일생을 보호하는 경맥입니다.

14
곡골(曲骨)

__잦은 소변과 소변을 참기 어려운 증상에 유효

굽어진 달 모양을 한 약천 같은 경혈.

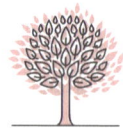

여행을 좋아하는 사람은 알고 있겠지만, 감숙성 돈황(敦煌)에 매우 유명한 경치를 자랑하는 곳이 있습니다. 바로 초승달 모양의 월아천(月牙泉)이란 곳입니다. 월아천 주변에는 유명한 명사산(鳴沙山)도 있는데, 이곳은 항상 모래가 흘러내리고 돌이 굴러다닙니다. 이 모래와 돌은 바람에 따라 움직이고 부딪혀 소리를 냅니다. 이것을 '명사(鳴沙)'라고 한 것입니다. 월아천과 모래가 흐르는 지역은 그 거리가 10여 미터밖에 되지 않을 정도로 가깝습니다. 그래서 항상 물이 끊이지 않고, 가물어도 절대 땅이 마르지 않아 '사막제일천(沙漠第一泉)'이라 불립니다. 이곳에 있는 물은 100미터를 넘어 흐르지 못합니다. 누런 모래 사이를 마치 초승달 모양처럼 구부러져 흐릅니다. 이곳은 주변의 광풍으로 모래와 돌이 심하게 날리는 곳입니다. 하지만 월아천은 의연하고 조용히 그 위치를 지키며 맑고 깨끗한 물을 주변 지역에 공급하고 있습니다.

월아천의 물은 소모성 질환의 화를 없애는 효과가 있습니다. 그래서 이 물은 약천(藥泉)으로 불리며, 성수(聖水)로 여겨집니다. 우리 몸에도 이런 약천이 있는데, 바로 곡골혈입니다.

곡골(曲骨)에서 '골(骨)'은 횡골(橫骨)을 가리키는데, 현대 의학 용어로 치골입니다. '곡(曲)'은 굽어있다는 뜻으로, 두 글자를 합치면 초승달처럼 굽어있는 뼈의 형상에 해당합니다. 곡골혈은 치골연합선 위쪽의 중간점에 위치합니다.

곡골혈과 물은 어떤 관계가 있을까요? 왜 곡골혈을 약수라고 할까요? 바로 병을 치료하는 효과에서 유래한 이야기입니다. 비록 곡골혈이 물과 아무런 관계가 없다고 해도, 질병을 치료하는 것 그 자체는 수액과 관계가 있습니다. 그중에서도 방광 비뇨기 계통과의 관계가 가장 큽니다. 그래서 소변을 잘 통하게 해주고, 월경을 조절하려면 곡골혈을 사용해야 합니다. 곡골혈은 하초의 질병을 치료할 수 있는 중요한 경혈입니다.

중장년 성인 남성에서 가장 빈번한 문제 중 하나가 전립선 문제입니다. 이 경우 늦은 밤 자주 소변을 보게 되고, 소변을 참기 어렵게 됩니다. 이런 문제가 있을 때, 곡골혈과 중극혈을 같이 사용하면 좋습니다. 매일 양 손바닥을 비벼 열감이 느껴지면, 곡골혈과 중극혈을 50~100회 안마해 줍니다. 이렇게 하면 전립선에 걸리는 압력을 이완시킬 수 있고, 소변을 자주 보거나 소변을 참기 어려운 문제를 해결할 수 있습니다. 한 가지 주의해야 할 점은 이 경혈이 방광과 매우 가까우므로 안마 전 소변을 비우고 시작해야 한다는 것입니다.

■ **월아천(月牙泉)**
월아천은 감숙성 주천시 돈황의 명사산 자락에 있는 초승달 모양의 호수입니다. 돈황 서남쪽 5㎞지점에 위치하고 있으며, 매년 1백만 에이커의 땅이 사막화되면서 유려한 아름다움을 자랑하던 월아천도 점차 동네 연못 정도로 변하고 있는 상태입니다.

경 혈 취 혈 법

배꼽에서 아래쪽으로 내려왔을 때, 하나의 뼈에 부딪히게 됩니다. 그 뼈가 바로 치골입니다. 이 치골의 중앙점이 바로 곡골입니다.

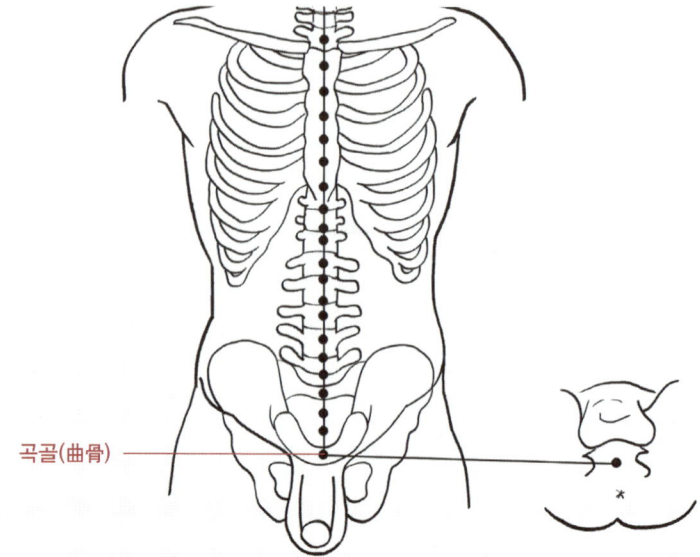

곡골(曲骨)

15
중극(中極)

__월경을 조절해 주며, 매달 찾아오는 월경 기간 고통을 줄여준다!

중극은 인체 상하좌우의 중심임을 의미한다.

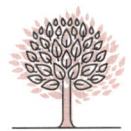

'극(極)'은 고대에 매우 중요했던 개념으로 "황제 자리에 오르는 것"을 등극(登極)한다고 했습니다. 사자성어 중 '등봉조극(登峰造極)'이라는 말이 있는데 정점(頂點), 높은 자리에 올랐다는 의미를 가지고 있습니다.

옛사람들은 "하늘에 육극이 있다[天有六極]"고 했는데, 육극은 '하늘과 땅의 상하와 사방'을 의미하는 단어입니다. 북극성은 하늘에서 가장 밝게 빛나는 별입니다. 일찍이 수천 년간 밤하늘에서 방향 잡이 역할을 해왔습니다. 이 북극성은 밤하늘 다른 별들은 계속 위치를 바꾸지만, 영원히 위치를 옮기지 않습니다. 이 모습을 사람들은 "한자리에 머물며 다른 별들로부터 공경을 받는다"고 묘사하여 여러 별 중 우두머리에 해당한다고 합니다.

우리 몸에서는 중극혈이 이런 의미를 가집니다. 인체 상하좌우의 중심으로 하늘의 북극성과 같은 의미를 지니며, 복부 한복판에 위치합니다. 중극혈은 하복부에 있습니다. 인체 해부도를 살펴보면, 외형적으로 보았을 때, 이곳이 진짜 인체의 중심, 곧 "인중(신체의 중앙)"으로 머리부터 발끝까지 전체를 보았을 때 정 가운데 위치한 지점입니다. 배꼽 밑 3촌 밑이라는 위치는 아주 중요한 곳으로 누구나 쉽게 볼 수 없는 은밀한 곳입니다. 바로 이곳이 인체의 원기(元氣)가 저장되는 곳입니다. 여성의 자궁, 남성의 정(精)이 저장되는 곳이 모두 여기에 있습니다. 따라서 이 부위의 중요성에 대해서는 재고의 여지가 없습니다. 따라서 이 부위의 중요성은 북극성의 중요성과 맥을 같이 하며, 인류가 여러 세대를 거쳐 대를 이어 내려오는 것도 이 부위와 관련이 있습니다.

그래서 중극혈은 내부를 조리하여, 기혈이 잘 흐르지 못해 발생하는 질병에 효과가 매우 좋습니다. 여성 월경불순, 월경통 등에 모두 좋은 경혈입니다. 안마할 때는 엄지로 중극혈을 아래위로 자연스럽게 50회 정도 눌러줍시다. 여성은 체질이 찬 경우가 많습니다. 이때, 양 손바닥을 마찰시켜 열을 낸 뒤 중극혈을 가볍게 눌러 주면, 보온 효과와 함께 자극 효과를 함께 볼 수 있습니다.

중극혈은 인체의 정 가운데에 있습니다. 이미 다들 알고 있겠지만, 이 복부는 우리 몸의 핵심 지역이고, 기혈(氣血)을 사방으로 보내 주는 능력이 가장 강한 곳입니다. 또한 중극혈은 경혈 주변에 위치한 장기 관련 질병 치료에도 관계가 있습니다. 이런 경혈을 우리가 얕잡아 볼 수는 없겠죠?

경혈 취혈법

곡골혈에서 위로 1촌 부위에 위치합니다. 중극혈은 치골과 배꼽 사이 선을 5등분 하였을 때, 아래에서 위로 1/5지점에 위치합니다.

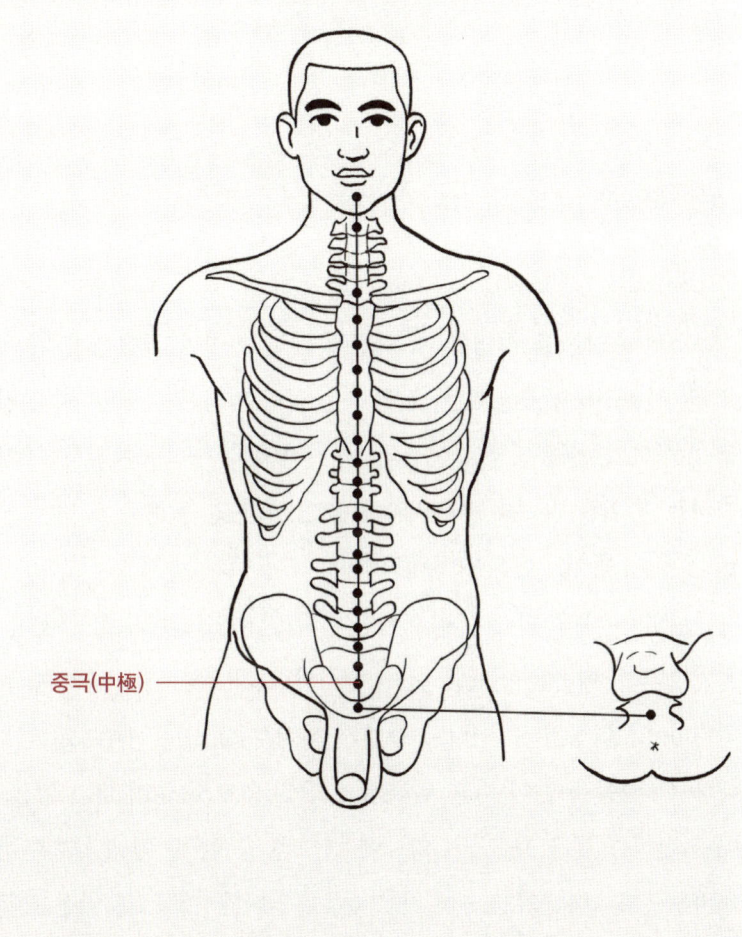

중극(中極)

16
관원(關元)

__신허(腎虛)한 사람들에게는 "최고의 보약"

원음원양(元陰元陽)은 모두 이 안에서 들고 나온다.

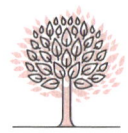

독맥의 요양관을 설명할 때 관원에 대해 이미 언급했는데, 관원(關元)은 원음원양(元陰元陽)이 들고나는 곳입니다. '원(元)'은 원기, 천기를 의미하며, 만물생장의 근본입니다. '관(關)'은 축을 지칭하며, 열고 닫히는 부위를 가리켜, 이 부위가 열고 닫음을 주관하고, 뭔가 중요한 것을 저장하고 있음을 의미합니다.

관원혈은 배꼽 밑 3촌에 위치합니다. 단전(丹田)이라고도 많이 이야기합니다. 이곳은 인체의 진기(眞氣)와 원기(元氣)가 발생하는 부위입니다. 양생 방법 중 하나로 알려진 복식호흡(심호흡이라고도 불림)에 대해 한 번쯤은 들어 다들 알고계시죠? 교외로 나들이 나가 방금 피어난 신선한 꽃을 보고, 그 향내에 취해 숨을 한 번 깊게 들이마시곤 하기도 하죠. 이때의 호흡이 바로 심호흡입니다. 자! 그럼 이런 호흡이 어디에 좋은 것일까요? 앞서 이미 언급한 것 같습니다만, 호흡은 인체와 하늘이 서로 기체를 교환하는 것입니다. 따라서 심호흡을 하면 자연계의 진기가 단전으로 들어갈 수 있게 되고, 그 진기를 받아 단전이 훨씬 많은 원기를 저장할 수 있게 됩니다. 이렇게 원기가 충족되면 인체는 훨씬 튼튼해집니다.

관원혈을 자극하기 가장 좋은 방법은 뜸입니다. 고서에는 매년 봄-여름이 바뀔 때, 관원혈에 3장의 뜸을 뜨면 오래도록 몸이 견고해지는 효과를 보아, 그해 여름과 겨울에는 더 이상 더위와 추위에 몸이 상할 것을 두려워할 필요가 없다고 했습니다. 일정 연령을 넘어선 이후에는 뜸을 뜨는 횟수를 늘려줘야 한다는 것을 꼭 기억합시다. 왜냐면 나이가 들어갈수록 인체의 원기 역시 점점 감소하기 때문입니다. 요즘 말로 설명하자면, 체질이 약해지는 것입니다. 그렇다면 나이에 따른 뜸 횟수는 어떻게 계산할까요? 각 나이별로 기준이 있는데, 30세가 되면 3년에 한 번, 한 번에 3장, 50세가 되면 2년에 한 번, 60세가 되면 1년에 한 번꼴로 뜸을 뜹니다. 이런 방식으로 뜸 치료를 지속하면 건강장수가 어려운 것만은 아닐 것입니다.

이렇게 관원혈에 뜸을 뜨면 어떻게 건강을 유지하고 장수할 수 있게 될까요? 아주 간단합니다. 관원은 우리 인체의 원기를 관장하는 곳입니다. 이 원기는 타고나는 기운의 근본에 해당하는 신기(腎氣)에 해당하며 우리가 날 때부터 있던 것입니다. 이것이 시간이 지날수록 점차 감소합니다. 하지만 관원혈에 뜸을 뜨면 신기(腎氣)를 자극하여 부활시킬 수 있고, 그 결과 신기가 보충됩니다. 우리 몸 '건강은행' 속에 저장되어 있는 신기의 빠른 소모를 막아주는 것입니다.

뜸을 뜰 수 있는 상황이 아니라면 관원혈을 안마해 줘도 좋습니다. 하지만 한 가지 전제 조건이 있습니다. 얼음장처럼 찬 손으로 피부를 자극해서는 안 되고, 손바닥을 따뜻하게 해서 안마해야만 합니다. 특히 여성은 하복부 보온에 항상 주의를 기울여야 합니다. 자궁과 관원혈은 매우 가까우므로 관원혈과 자궁 기능은 매우 밀접한 관계를 가지고 있습니다. 따라서 미혼이거나 아이를 낳은 적이 없는 여성일수록 하복부 보온에 항상 주의해 주세요.

지금까지 계속 말해서 여러분 잘 알겠지만, 허리·복부 등에 위치한 경혈들은 모두 매우 중요합니다. 허리는 신장이 있는 위치이기 때문에 신장의 기, 즉 신기의 증가와 감소 등에 모두 깊이 관련되어 있습니다. 그런데 사실 우리의 일상 동작 중에는 이 부위에 위치한 경혈들을 자극할 동작이 따로 없습니다. 이것을 항상 기억하고, 의식적으로 허리의 온도를 따뜻하게 유지하도록 노력해야 합니다. 건강을 유지하려면 항상 우리 몸을 스스로 조절할 수 있어야 하는데, 그 조절의 핵심은 신장을 보호하는 것입니다. 그래서 복부와 허리를 항상 따뜻하게 유지하는 것이 바로 양생의 첫 번째 원칙입니다.

■왜 봄-여름 사이에 관원혈에 뜸을 떴을까?

봄, 여름, 가을, 겨울 사계절은 그 구분이 명확하여 각 계절의 기후는 제각각 다르게 표현됩니다. 풍한서습조화(風寒暑濕燥火), 6대 요소가 계절에 따라 변하게 되며, 인체 내외 장기 역시 이 기후의 변화에 따라 기능이 변해갑니다.

인체의 양기는 봄-여름에 가장 왕성한데, 이때 관원혈에 뜸을 뜨면 자연계의 기운에 상응할 수 있고, 인체의 원기를 가장 많이 보충할 수 있어 결국, 면역력을 상승시킵니다. 그렇게 되면 계절성 질병 발생을 예방할 수 있기 때문에 봄-여름 사이에 관원혈에 뜸을 뜬 것입니다.

■ 장(壯)

장(壯)은 고대부터 사용된 뜸 시술 횟수에 대한 단위입니다. 한 번 불을 붙여 뜸을 뜬 것을 '뜸을 한 장 떴다'라고 표현합니다.

경혈 취혈법

관원혈은 배꼽 아래 3촌 부위에 위치합니다. 엄지 외 4개의 손가락을 모은 후, 검지 부위를 배꼽에 대보았을 때, 새끼손가락 옆면이 닿는 복부 정중선 위치가 관원혈에 해당합니다.

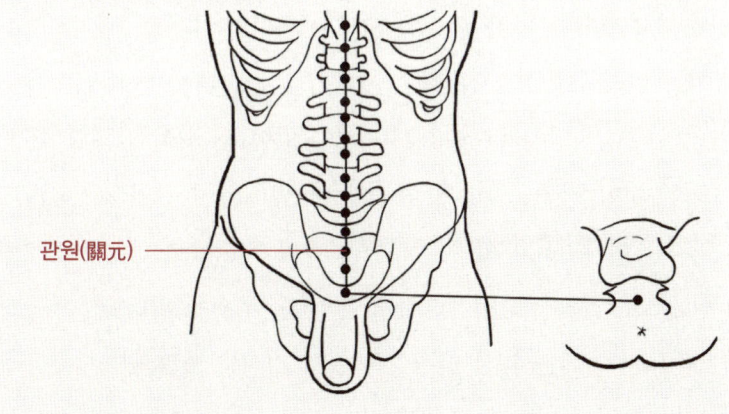

17
기해(氣海)

__정력이 부족하다면 기해에 뜸을!

바닷물이 기화 작용을 거쳐 끓어오르면, 기의 순환과 오르내림이 생겨 몸이 편안해진다.

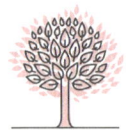

 '기(氣)'는 인체의 호흡을 통해 드나드는 숨에 해당할 뿐 아니라, 원기(元氣) 외 각종 기, 구체적으로 종기(宗氣), 위기(衛氣), 영기(營氣) 등을 포괄하는 용어입니다. '해(海)'는 바다에 해당하는데 광대하며 깊은 바다에 해당하여 경계가 없음을 표현합니다. 그래서 기해는 간단히 정리하자면, 기가 숨 쉬는 크디큰 바다입니다.

 기는 한의학에서 중요시하는 개념입니다. 그래서 인체에는 이 기를 가라앉히고 저장시켜주는 (납기, 納氣) 경혈 몇 곳이 있는데, 가장 대표적인 것이 전중혈입니다. 전중의 다른 이름이 상기해(上氣海)입니다. 지금 이야기하고 있는 기해는 하기해(下氣海)로 하복부에 있습니다. 하복부 앞쪽 정중선 상, 배꼽 밑 1.5촌 부위에 위치합니다. 상기해는 흉강, 하기해는 복강에 위치하여 두 기해는 서로 쉴 틈 없이 순환합니다. 이것이 마치 바닷물이 끓어올라 구름이 되었다가 다시 비나서리로 내려오는 자연계 수증기 순환의 과정과 유사합니다. 만약 이 순환의 과정에 문제가 생기면, 몸이 어딘가 불편하다고 느끼게 됩니다.

중국의 유명한 중의사인 배연보(裵延輔)는 이러한 기 순환의 원리를 이용하여 딸꾹질 환자를 치료했습니다. 먼저 전중혈에 침구 치료를 하여 기가 통하는 길을 열었고, 다시 기해혈에 침구 치료를 하여 위로 거꾸로 솟아오르는 기[上逆之氣]를 내려가도록 했습니다. 그러자 딸꾹질이 바로 나았다고 합니다.

사실 원리는 어렵지 않습니다. 치수(治水)를 담당하던 우왕이 가장 중요시했던 것이 수로를 뚫어두는 것이었습니다. 어디로 흐를지 모른 채 방치되어 있던 물을 순리대로 바다에 들어가도록 함으로써 범람 피해를 막을 수 있었습니다.

기해는 양쪽 신장과 연결되어 있습니다. 신(腎)은 수(水)에 속하며, 수는 신체에서 음(陰)에 해당합니다. "음 혼자서는 성장할 수 없고, 양 혼자서는 살 수 없다. [獨陰不長, 獨陽不生]"고 했습니다. 음양이 서로 도와야만 신체의 건강을 유지할 수 있음을 표현한 말입니다. 식사, 호흡, 수면 등 모든 활동은 인체의 수화음양(水火陰陽)의 조정에 의해 일어납니다. 그래서 고대의 양생가들은 반드시 심화(心火)가 신장으로 내려와야 한다고 했으며, 그것을 하늘의 태양이 강과 바다에 빛을 내리 쬐어주는 모습에 비유했습니다. 이렇게 음수(陰水)가 양화(陽火)에 의해 빛을 쬐이고 따뜻해지면 구름 같은 기운[雲氣, 운기]으로 변하여 심폐에 도달하여 온몸을 윤택하게 합니다. 이러한 과정을 통해

수승화강(水升火降)이 이루어지고 인체가 편안한 상태가 됩니다. 이렇게 신체의 순환이 안정적인 상황에 놓이면, 사기는 자연스럽게 멀어져 병에 걸리지 않게 됩니다. 『서유기(西遊記)』에서 손오공이 둥근 원 모양의 보호막을 만들어 보호하는 상황과 비슷해지는 것입니다.

옛말에 "겨울에 화로를 가까이 하지 말고, 여름에 부채를 가까이 하지 말라"는 말이 있습니다. 겨울에 지나치게 화롯불에 의지하다가는 인체의 양기가 상할 수 있으며, 여름에 지나치게 부채에 의존할 필요 없이 땀을 적당히 흘려주어야 인체 내 음기를 모아둘 수 있음을 강조한 구절입니다. 한마디로 정리하면, 양생의 요점은 인체의 음양이 서로 협조하게 하고, 수화(水火)가 서로 돕게 해주는 것에 있다는 것입니다. 기해혈은 양쪽 신장 사이에 있어, 수(水)와의 사이에서 균형을 맞출 충분한 힘을 가지고 있습니다. 따라서 기해혈에 뜸을 뜨는 것은 건강을 유지하는데, 매우 유용한 하나의 방법입니다. 류공도(柳公度)는 건강을 유지하기 위해서는 정서적으로 안정되어야 하며, 이 정서가 원기에 영향을 준다고 했습니다. 그런데 어떻게 일상생활 속에서 화를 내지 않고 욕심을 부리지 않을 수 있겠습니까? 불가능하지 않을까요? 그래서 얼른 차선책을 찾아야 합니다. 바로 기해혈 부위를 항상 따뜻하게 하는 것입니다.

기해혈과 관원혈은 하복부에 있습니다. 함께 인체의 생식 계통을 보호해 주는 모습이 마치 사이좋은 자매 같습니다. 하복부는 여성의 자궁, 남성의 정낭이 있기 때문에 매우 중요한 부위입니다. 옛사람들은 "기해혈 하나를 따뜻하게 하면 전신이 따뜻해진다"고 했습니다. 기해혈의 건강 유지, 양생 효과를 강조한 것입니다. 현대 연구 결과를 통해서도 기해혈에 뜸을 뜨면 면역구 단백이 명확히 증가한다는 것이 밝혀졌습니다.

기해혈을 자극할 때는 호흡 조절을 함께 하는 것이 좋습니다. 먼저 대소변을 봐서 복부를 비운 뒤, 편안한 옷으로 갈아입고 복부에 힘을 뺀 편안한 상태로 만듭니다. 이후, 손으로 기해혈을 눌러주면서 점점 더 힘을 줘 누릅니다. 동시에 숨을 깊게 들이 쉬고 천천히 내뱉습니다. 6초 정도 뒤에 다시 자연스러운 호흡을 유지합니다. 이렇게 반복해 주면 정(精)이 쌓이고 보신(補腎) 효과가 있어 매일매일 정력이 가득해 질 수 있습니다.

■ 기(氣)
한의학에서 중요시하는 개념입니다. 원기(元氣), 종기(宗氣), 영기(營氣), 위기(衛氣)로 나눌 수 있습니다. 원기는 앞서도 설명했듯 선천적으로 타고나는 정기로 후천적 영양 공급이 필요합니다. 원기는 신(腎)에 저장됩니다.
종기는 폐가 흡입하는 자연계의 기와 비위가 흡수하는 음식의 정미로운 물질[水穀精氣, 수곡정기]이 결합하여 이루어지며 전중(膻中)에 모입니다.
영기와 위기는 모두 섭취한 음식으로 만들어집니다. 영기는 그중 영양분의 일부분으로 혈맥 안을 따라 이동하여 혈액의 중요한 성분이 되고, 온몸에 영양을 공급합니다. 위기는 반대로 비교적 강력하고 거친 부분으로, 맥 밖을 주행하며 전신을 돌면서 신체를 방어하는 일을 합니다. 영기와 위기는 서로 상대되는 용어로 사용되며, 위기는 양(陽), 영기는 음(陰)에 속한다고 이야기되어 왔습니다.

■ 류공도(柳公度)

중국 당대(唐代)의 인물입니다. 『구당서(舊唐書)』에 그와 관련된 기록이 남아있는데, 그 내용이 기해혈과 관련이 있습니다. "류공도가 섭생을 잘하여 나이가 80이 넘었는데도 걸음이 가볍고 씩씩했다. 어떤 사람이 그 연유를 묻자 '사실 나에게 특별한 방법이 있는 것이 아니라 단지 평생 감정을 북돋은 적이 없고, 기해혈을 항상 따뜻하게 하였을 뿐이다'라고 했다."

경혈 취혈법

기해혈은 관원(배꼽 밑 3촌)과 배꼽 사이 중간, 곧 배꼽 밑 1.5촌에 위치합니다. 찾기 어렵지 않습니다.

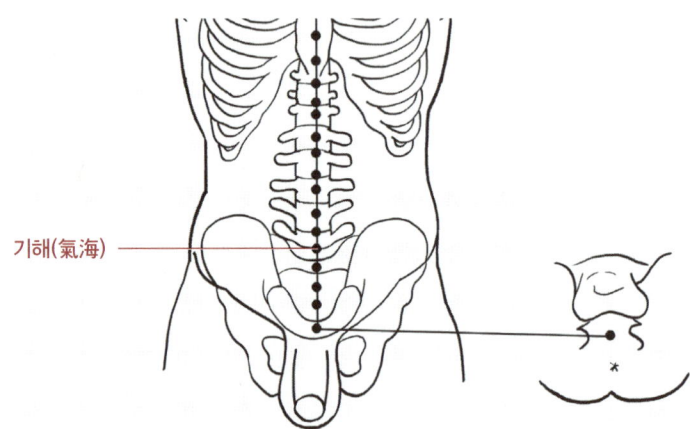

18
신궐(神闕)

_복부 문제는 신궐혈에 뜸을 떠 해결할 수 있다!

> 태아에게 영양을 공급하던 곳!

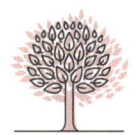

  신궐혈은 배꼽에 있습니다. 이곳은 탯줄이 있던 곳입니다. 태아가 엄마 품속에 있을 때, 이 탯줄을 통해 영양 공급을 받는데, 과체(瓜蔕, 참외꼭지)처럼 생겨 영양을 흡수하는 유일한 경로입니다. 그래서 명체(命蔕, 생명꼭지)라고도 불립니다. 이것은 생명이 연결된 부위라는 의미로, 매우 중요한 곳이라는 의미도 함축하고 있습니다.

  신궐에서 신(神)은 원신(元神)으로 비록 탯줄이 끊어져 선천적 영양 공급의 연계가 사라졌더라도 이곳의 원기가 완전히 상실되는 것은 아닙니다. 신궐혈의 안쪽은 대소장과 긴밀하게 연결됩니다. 대장은 전도지관(傳道之官)으로 우리가 먹은 음식의 노폐물이 배출되는 곳입니다. 소장은 수성지관(受盛之官)으로 영양을 흡수하는 곳입니다. 이런 두 상반되는 과정을 옛사람들은 '화(化)'라고 불렀으며, "대소장이 모두 화(化)에 관여하면, 커지고 조화를 이루는데 이것을 일러 신(神)이라 한다. [兩腸俱關于化, 則大而化之之謂神也]"라고 했습니다. 신은 물질변화의 최고 경계로 전신을 주재하므로 인체에서 가장 존귀한 존재입니다. 일상생활 속에서 어떤 사람이 황당한 일을 만나 정신을 못 차릴 때, 눈빛이 마치 한대 맞은 사람처럼 흔들거림을 보곤 합니다. 그래도 반나절 정도가 지나면 이런 현상이 회복됩니다. 왜 그렇게 명해지는 것일까요? 바로 신을 잃어버려서 그렇습니다. 이것이 실신(失神)입니다. 신을 잃은 사람들은 이렇게 명해진 것처럼 보입니다.

'궐(闕)'은 궁궐을 가리킵니다. 고대 황제들은 궁전 문 바깥쪽에 두 개의 망루를 만들어 궁궐 밖에 무슨 일이 있을 때, 망루에서 관찰했습니다.

그래서 신궐은 원신이 드나들며 거주하는 곳이며, 지위가 매우 높고 귀한 곳입니다. 실제로 인체에서 신궐혈은 심(心), 신(腎)이 서로 교통하는 문호로 심은 신(神)을 저장하고, 신은 지(志)를 저장하는데, 이 모두 우리가 조금도 경시할 수 없는 오장신(五臟神)입니다. 오행에서 심은 화에, 신장은 수에 배속되며, 수화가 서로 통하지 못하여 서로 돕지 못하면 음양의 균형이 깨져 각종 질병이 발생하는 지경에 이르고 맙니다.

그리고 신궐혈은 배꼽, 복부 정중앙에 위치하므로 오경사(五更瀉, 새벽설사), 만성 설사, 산후 배뇨곤란 같은 복부 질환에 좋은 효과를 가지고 있습니다. 현대 연구에서도 역시 신궐혈을 자극하면 인체 면역력이 증강되는 것으로 밝혀졌습니다.

임맥에 위치한 경혈은 뜸을 뜨기 매우 좋은데, 특히 신궐혈은 치료 효과가 매우 좋습니다. 신궐혈에는 격염구(隔鹽灸)라는 시술을 많이 합니다. 작고 거친 소금으로 배꼽을 채우고, 그 위에 얇게 썬 생강편을 놓은 뒤 쑥뜸을 뜨면, 배꼽 안으로 황색 소금과 생강즙이 가득 차게 되는데, 건강을 유지하는데 매우 좋습니다. 나이가 들어 항상 몸이 차고 아프다고 느끼는 사람들이나 복부가 항상 편치 않은 사람들은 일정한 간격을 두고 한 번씩 신궐혈에 격염구를 하면 항상 정력이 충만해지게 됩니다.

■ 화(化)
개혁, 전환. 원 의미는 "하늘과 땅이 변화시키는 대로 그 길을 간다"입니다. 갑골문자에서는 두 사람이 한 명은 바로, 한 명은 거꾸로 서 있는 모습을 본 따 '化'라고 적고 '화'의 의미를 표현했습니다.

■ 오장신(五臟神)
한의학에서는 정신 활동을 포괄하여 오신(五神), 오지(五志)라고 표현했습니다. 이 정신 의식 활동이 모두 오장(五臟)의 조절 기능에 따라 만들어지는 것으로 보아, 각각의 정신 상태를 오장에 맞춰 구분했습니다. 곧, 심은 신을 저장하고, 폐는 백(魄)을 저장하며, 간은 혼(魂)을 저장, 비는 의(意), 신은 지(志)를 저장한다고 했습니다.

경혈 취혈법

신궐혈은 우리 배꼽에 위치하며, 뜸을 뜨기 매우 좋은 부위입니다.

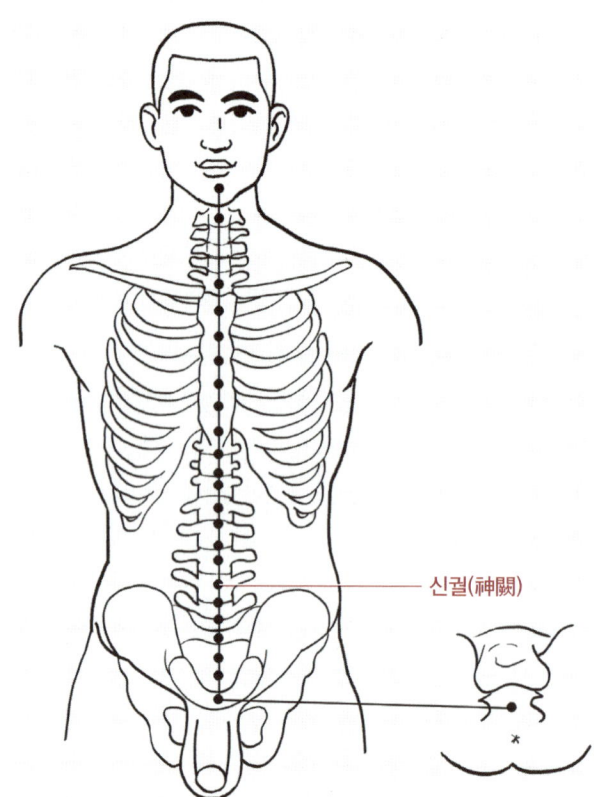

신궐(神闕)

19
상중하완(上中下脘)

_위를 튼튼하게 하는 효과가 있어 위가 아플 때 특효인 "세 명의 검객"

인체에서 "황제"를 대신해 양식을 담당하는 세 명의 창고 지킴이

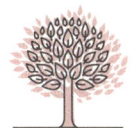

복부에서 배꼽 위쪽 5촌, 4촌, 2촌에 3개의 경혈이 있습니다. 각각을 상, 중, 하완이라고 부릅니다. 경혈이 위치한 높이에 따라 상, 중, 하로 나누어 붙인 것인데, 이것은 도원결의(桃園結義)에서 유비, 관우, 장비 삼형제가 나이순으로 형 아우를 나눈 것과 비슷합니다. 여기서는 '완(脘)'이라는 글자가 중요하며, 완은 위(胃)를 지칭합니다. 옛사람들은 "위는 태창(太倉)으로, 삼황오제(三皇五帝)의 창고이다"라고 했습니다. 여기서 태창은 뭘까요? 과거 존재했던 한 관직명으로 황제를 대신해서 창고 안 양식을 관리했습니다.

한의학에서는 비위(脾胃)의 작용에 근거하여, 비위를 창름지관(倉廩之官)이라 부르는데, 이는 인체에서 집의 뒤 곳간·주방과 같은 역할을 합니다. 상, 중, 하완은 각각 위의 상, 중, 하부를 표시하기도 합니다.

상완혈은 위의 상부로 위 분문(賁門)에 해당하며, 분문은 식도에서 위로 연결되는 입구로 음식물이 위로 들어오는 통로입니다. 상완혈은 이 위치에 있어, 너무 빨리 먹었거나, 과식하거나 또는 다른 원인으로 발생하는 배가 더부룩한 증상, 구토, 딸꾹질 등에 좋습니다.

중완혈은 위의 중간 부분, 곧 위의 주요 몸통 부분에 해당합니다. 따라서 위장 질환 치료에 가장 좋습니다. 그래서 위장 질환의 상용혈로 사용됩니다. 현대 연구에서도 중완혈을 자극하면, 위의 연동 운동이 더욱 좋아지고, 유문(幽門)이 잘 열리며, 위가 아래로 쳐진 것이 원상 복귀된다는 것을 밝혀냈습니다. 또한 인체 면역력을 높여주고, 대식세포의 작용을 활성화시켜 주는 것으로 나타나기도 했습니다.

하완혈은 위의 아래쪽 부분이고, 위와 소장이 연결되는 만곡부입니다. 위는 대략 거칠게 음식을 쪼개 주는 역할을 합니다. 이것은 과즙을 내기 위해 우선 과도로 과일을 어느 정도 잘라둬야 하는 것에 비유할 수 있습니다. 위는 이렇게 과도 같은 역할을 하여 일정 부분만 소화에 관여하고, 진정한 소화 과정은 소장에서 이루어집니다. 하완혈은 위에 들어온 음식물을 소장으로 전달하는 역할을 하는 소장 입구에 위치하여, 위 속에 들어온 음식물이 아래로 내려가지 못해 발생하는 배가 더부룩한 증상, 복통, 구토 등에 좋은 효과를 보입니다. 또한 위의 아랫부분에 위치하기 때문에 중기부족(中氣不足)으로 인한 위 질환, 즉 위하수 같은 증상을 개선시키는데도 좋은 효과가 있습니다.

이렇게 상, 중, 하완 "삼형제"는 위가 있는 곳에 일직선으로 놓여 위를 지키는 호위무사로서 위와 관련된 질병에 대한 좋은 치료, 방어 작용을 가지고 있습니다. 곧 위의 충실한 경호대인 것입니다. 그래서 위와 관련된 질병에 이 삼형제를 함께 사용하면 매우 좋은 효과를 볼 수 있습니다.

이 경혈들을 동시에 자극하기 가장 좋은 방법은 바로 뜸입니다. 격강구(隔薑灸)라는 방식을 사용하는데, 생강을 아주 얇게 동전 정도 두께로 썰어 상, 중, 하완 위에 두고 그 위에 뜸을 떠서 열기가 경혈에 전달되도록 합니다. 이런 과정을 거쳐 생강즙의 열성 성분이 피부로 흡수되어 아주 간단하게 치료 목표에 도달하게 됩니다.

현대 생활에서 위장 관련 증상은 있는지 없는지를 물어볼 필요가 없을 정도로 발병률이 상당히 높습니다. 그래서 시중에는 각종 위장약들이 끊임없이 나옵니다. 하지만 이렇게 수많은 약들 중에서 어떤 것이 과연 우리의 위장 질환을 해결해 줄 수 있을지 알 수 있을까요? 사실, 정말 안전한 약은 "위를 튼튼하게 하는 세 명의 검객"이라는 모습으로 우리 몸에 이미 있습니다. 인체의 경혈들은 모두 쌍방향 조절 작용을 가지고 있습니다. 찬 경우에는 따뜻하게 보해주고 [열보(熱補)], 뜨거운 경우에는 차가워지게 해주어 [한량(寒涼)], 최종 목적인 균형 잡힌 방향으로 가게 해줍니다. 곧 위 건강을 지킬 수 있게 해줍니다.

■ **대식세포**
면역을 담당하는 세포 중 하나로 탐식세포라고도 부릅니다. 체내 모든 조직에 분포하며, 이물질, 세균, 바이러스, 체내 노폐세포 등을 포식하고 소화시키는 대형 아메바 양식세포를 총칭합니다.

경혈 취혈법

상, 중, 하완혈은 어떻게 잡을까요? 이 경혈들은 모두 상복부에 위치합니다. 복부를 아래에서 위로 더듬어 올라가다 보면, 양쪽에 두 뼈가 '사람 인자(人)'을 그리고 있는 것을 볼 수 있는데, 이는 늑골이 만들어내고 있는 형상입니다. 양쪽의 뼈가 만나는 정중앙 부위에서 검상돌기를 만질 수 있습니다. 검상돌기에서 배꼽까지가 총 8촌입니다. 그 선에서 중앙 부위, 곧 배꼽에서 4촌 위가 중완혈입니다. 거기서 1촌 올라가면 상완혈이며, 중완혈에서 배꼽을 향해 2촌을 내려가면 하완혈에 해당합니다. 바꿔 말하면, 하완혈은 배꼽에서 위로 2촌, 중완혈은 배꼽에서 위로 4촌, 상완혈은 배꼽에서 위로 5촌 부위에 위치합니다.

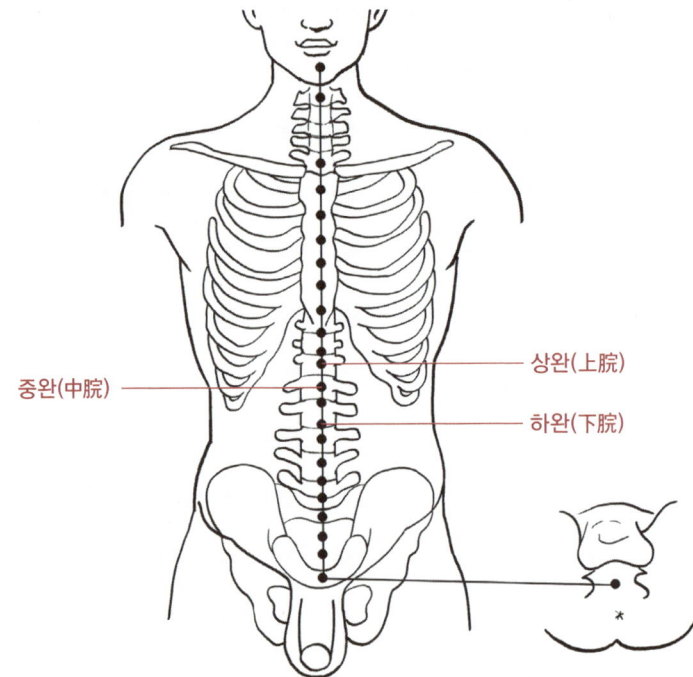

20
건리(建里)
__체력이 약한 사람에게 가장 좋은 온보약(溫補藥)

중초비위지기(中焦脾胃之氣)의 기초를 건립한다.

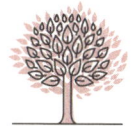

　상, 중, 하완혈을 유비, 관우, 장비 삼형제에 비유할 수 있는데요. 이번에 설명할 건리혈은 삼국지에서 재주가 많고 담대하며 유비, 관우, 장비와 잘 어울려 단순히 상하 관계로만 볼 수 없었던 조운(조자룡)에 비유할 수 있습니다. 건리혈은 상, 중, 하완혈과 일자로 서 있어, 중완혈 밑 1촌, 하완혈 위 1촌에 위치합니다. 근데 왜 이 경혈만 따로 떼어 '건리'라고 이름 붙인 것일까요?

　건리혈의 '건(建)'은 건축, 건립이라는 의미를 가져 건강의 '건(健)'자와 의미가 통합니다. '리(里)'는 거주의 의미입니다. 비위(脾胃)는 인체의 후천의 근본[後天之本, 후천지본]이자 인체의 큰 식량 창고에 해당합니다. 영아의 탯줄을 끊고 나면, 영양 공급은 비위에만 의지하게 됩니다. 음식물은 비위에서 소화되어 정기(精氣)가 생기고, 이것이 폐로 들어갑니다. 다시 폐에서 이 정기를 오장육부로 배분하여 영양을 공급합니다.

　음식이 위로 들어온 후, 정미로운 물질로 바뀌어 가는 것은 단순한 점진적 소화 과정에만 해당되는 것은 아닙니다. 건리혈 안쪽 부위에서 중초 비위의 기가 형성되기 시작하고, 이 중초 비위의 기에 의해 장부가 건강해집니다. 마치 집을 짓기 전 기초를 다지는 것과 비슷합니다. 기초가 튼실해야만, 그 위에 벽, 창문, 지붕이 이어져 제대로 된 건축물이 되기 때문에 이곳을 건리라고 한 것입니다.

　옛사람들은 위에 다섯 개의 구멍[胃之五竅, 위지오규]이 있으며, 이곳은 모두 위의 기가 들어왔다 나갔다 하는 곳이자 인체 후방에 위치한 문이라고 이야기했습니다. 딸꾹질과 같이 위와 관련 있는 증상이 있을 때, 건리혈을 자극하면 그 기초가 강해져 위기가 조화로워지며, 문호가 잘 통하게 되어, 오장이 편안하게 각자의 일을 할 수 있게 됩니다.

　만약 건리혈을 자극했지만, 그 작용이 일어나지 않는다면 그때는 다른 경혈을 이용한 치료를 시도하여 토하게 하거나 설사시키는 것과 같은 방법으로 외부에서 들어온 사기를 몸 밖으로 뽑아내야 합니다. 단, 이때 주의해야 할 점이 있습니다. 어떤 방법이든 사용해서 증상이 해결된 뒤에는 다시 건리를 자극하여 몸의 기운을 공고히 다져줘야 한다는 것입니다. 병 치료는 치료 30%, 양생 70%라고들 합니다. 건리혈을 자극하는 것은 양생의 과정에 해당합니다. 어쨌든 이런 양생은 위가 외부에서 들어온 사기에 스스로 저항할 수 있는 힘을 키우는 것임은 틀림없으므로 경시해서는 안 됩니다.

건리혈은 몸을 보하는 경혈 중 하나로 아주 좋은 화위(和胃), 안위(安胃) 효과를 가지고 있습니다. 건강 관련 지식이 많은 분들을 보면, 항상 위를 양생시키는 음식을 즐겨 섭취하곤 합니다. 하지만 사실, 진정한 위의 평화를 만들어주는 것은 우리 몸에 있습니다. 자주 건리혈을 자극하면 어떤 보약보다도 좋은 효과를 발휘할 것입니다.

그럼 이 보법은 과연 언제 필요할까요? 일단, 음식이 잘 소화되지 않을 때겠지요. "사람은 철(鐵)이요, 밥은 강(鋼)이다. 한 끼라도 굶으면 배고파서 어쩔 줄 모르게 된다." 이 구절은 식사의 중요함을 보여줍니다. 그런데 이런저런 스트레스를 받다보면 딱! 식욕이 없어질 때가 있습니다. 그럼 건리혈을 자극해야 할 때입니다. 엄지를 사용해서 건리혈을 중심으로 그 주위를 돌아가며 매번 100번씩 안마를 하면 식욕도 생기고 신체의 건강을 증진시킬 수도 있습니다.

비위는 후천의 근본입니다. 곧 비위의 기가 신체에 영양분을 공급하는 주요 성분입니다. 건리혈은 바로 이 비위의 기가 생성되는 곳으로 건물을 지을 때 기초가 되는 것과 같습니다. 이 기초가 튼튼히 만들어지느냐에 따라 바람이나 강우에 견딜 수 있는 건물이 될 수 있느냐가 달려있습니다. 따라서 건리혈을 자극하는 것은 인체의 근간을 단련시키는 것입니다.

■ **위지오규 (胃之五竅)**
위의 다섯 개의 출입구: 인문(咽門), 분문(賁門), 유문(幽門), 난문(闌門), 백문(魄門)은 모두 위기(胃氣)가 흐르는 위의 다섯 개 구멍입니다.

■ **식욕 결핍의 원인**

위의 문제 외 식욕 결핍을 만들 수 있는 원인으로는 정서 불안, 피로 긴장, 운동량 부족이 있습니다. 하지만, 식욕 결핍이 발생한다면 우선 간(肝)기능 검사 정상 여부에 대한 검토를 시행해야 하여 위험 요인이 있는지 살펴야 합니다. 이 검사를 통해 간의 문제로 인한 식욕 결핍 여부를 확인할 수 있습니다.

경혈 취혈법

흉복부 정중선에 한 선을 그었을 때, 그 선상에서 배꼽을 중심으로 배꼽 밑 3촌은 관원혈, 그 위 3촌은 건리혈입니다.

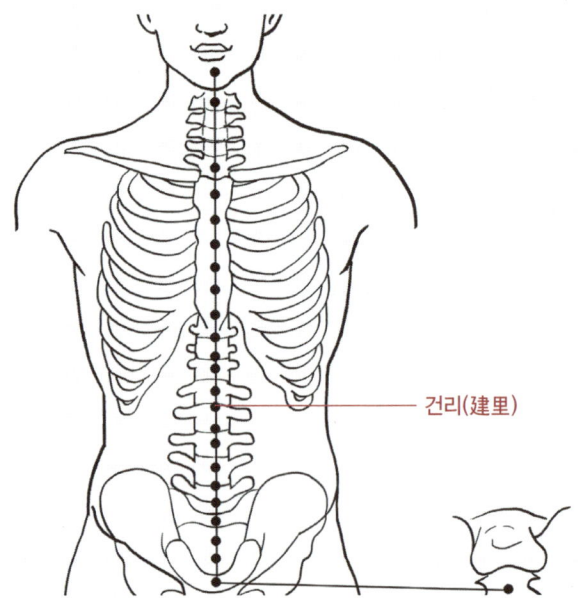

21
거궐(巨闕)
__두근거림을 완화시키는 경혈

심장 옆에서 심장을 수호하는 호위무사

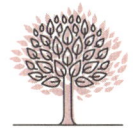

 무협 소설 마니아들은 아시겠지만 고대 중국에는 4대 보검이 있었습니다. 바로 간장(干將), 막사(莫邪), 거궐(巨闕), 벽려(辟閭)입니다. 거궐은 약간의 결함이 있어 완전하지 못한 검으로 알려져 있습니다. 여기서 '궐(闕)'은 '결함'이라는 의미입니다. 하지만, 그 세밀함과 견고함에서는 다른 보검과는 다룰 수 없을 만큼 뛰어나 '천하지존'으로 불렸습니다.

 거궐 관련 전설은 월왕 구천(句踐)의 보검이야기입니다. 검이 막 주조되었을 때, 월왕이 망루 위에 앉아 궁궐을 내려 보던 중, 마차 1대가 실수로 궁궐서 기르던 흰 사슴을 놀라게 한 것을 보게 되었습니다. 시위가 말릴 틈도 없이 칼을 빼, 단 한 번 만에 마차를 쪼개 두 동강을 내버렸습니다. 이후 사람을 시켜 철로 만든 큰 그릇을 가져오게 한 뒤, 다시 한 번 찔러 철 그릇에 큰 구멍을 뚫었습니다. 월왕은 매우 기뼈했고 이 칼에 '거궐'이라는 이름을 하사했습니다.

거궐혈은 흉골에 위치하는데, 흉골은 그 외형이 보검 한 자루를 가져다 둔 것 같은 모양을 하고 있습니다. 거궐혈은 흉골의 가장 끝부분에 위치하는데 흉골의 검상돌기 밑 움푹 팬 곳에 위치하며, 그 안에는 복막, 위에는 횡격막이 맞닿아 있습니다. 이곳은 흉부와 복부과 서로 만나는 곳이며, 이전에도 언급한대로 흉강은 하늘[天, 천]에 해당하고, 복강은 땅[地, 지]에 해당됩니다. 따라서 이곳은 청기(淸氣, 맑은 기)는 위로 올라가고, 탁기(濁氣, 탁한 기)는 아래로 내려가는 천지의 기가 교환되는 요충지입니다. 게다가 이 부위는 해부학적으로도 복잡합니다. 식도와 동맥과 정맥이 모두 여기를 지나갑니다. 이렇게 거궐혈은 인체의 군주(君主)인 심장이라는 궁성의 아주 귀한 문[至尊之門, 지존지문]이며 외부로부터의 침입을 막는 역할을 합니다.

거궐보검처럼 거궐혈의 작용은 그 깊이를 측정할 수 없을 정도입니다. 이 경혈은 심장 곁에서 군주 곁을 지키는 호위무사처럼 검을 들고 서서 군주 주변의 위험 요소를 제거(예를 들어 반란을 평정하거나 군주를 평안하게 보호하는 역할)하는 역할을 합니다. 요즘 말로 하면, 24시간 밀착 경호를 하는 보디가드 같은 존재입니다.

거궐혈의 가장 큰 작용은 두근거림을 치료하는 것으로 한의학에서는 거궐혈을 "심의모혈(心之募穴, 심지묘혈)"이라고 합니다. 심장은 우리 몸의 전면적인 정신 상태를 관리하는 것으로 알려져 있는데, 심의모혈인 거궐혈이 이 기능과 관련이 있습니다. 따라서 두근거림이 발생하면 거궐혈이 큰 역할을 할 수 있습니다. 거궐혈 위에 한쪽 손바닥의 살이 두툼한 부위를 올려두고, 적절한 힘을 가하여 3~5분 정도 안마해 주면 다시 편안한 상태로 돌아갈 수 있을 겁니다.

■ 검상돌기

흉골 아래 끝에 위치하는 작은 연골조직으로 청소년기 이후 움직임이 없는 섬유화 관절로 흉골 체부와 연결되어 있습니다. 8번 이하의 늑골에 연결되어 흉골 아랫부분을 고정하는 역할을 합니다.

■ 두근거림

한의학에서는 두근거림을 심계(心悸)라 적어 왔습니다. 심계는 환자가 심장의 움직임을 자각하는 것 일체를 의미합니다. 이 증상이 발생하면, 환자는 심장의 움직임을 강하게 느끼게 되고, 그 느낌이 부적절하다고 느끼게 됩니다. 이 심계라는 용어는 경계(驚悸)와 정충(怔忡)으로 구분됩니다. 경계는 정서 자극이나 과로 등 외부 자극에 의해 발생한 두근거림이며, 정충은 외부 자극 요인 없이 발생한 두근거림에 해당합니다.

경혈 취혈법

복부 정중선을 따라 올라가다보면 흉골 검상돌기에 닿게 됩니다. 이 검상돌기에서 다시 2촌 아래에 거궐혈이 위치합니다.

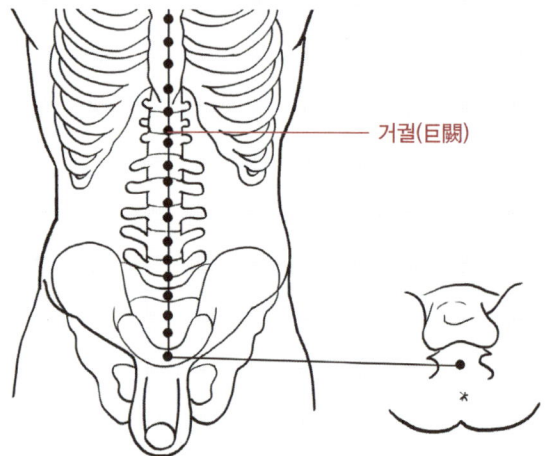

거궐(巨闕)

22
전중(膻中)

__심장 근육을 튼튼하게 하며, 혈액을 공급해 주는 "구심환" 같은 경혈!

종기(宗氣)를 전중에 모아주면 심장을 잘 지킬 수 있게 되고, 건강을 유지할 수 있다.

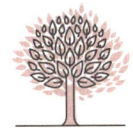

전중혈은 매우 찾기 쉽습니다. 양쪽 유두를 연결한 선 중점에 위치합니다. 전중혈에서 '전(膻)'은 흉부를 의미하므로, 전중은 흉부 중앙이며, 흉막 중에서도 심장 외벽을 덮고 있는 흉막 부분이다 보니 심장 대신 그 직분을 수행하는 곳입니다. 전중혈은 수궐음심포경의 모혈(募穴)인데, 모혈은 바로 해당 장부(臟腑)의 기가 모이는 곳입니다. 그래서 전중을 기회(氣會, 기가 모이는 곳)라고도 부릅니다.

이것이 무슨 의미일까요? 고궁에 가보면 황제는 궁궐 정중앙에 거주하고, 그 밖을 한 겹 한 겹씩 대전(大殿)들이 둘러싸는 구조를 가지고 있음을 볼 수 있습니다. 이 대전들마다 모두 황족을 지키는 호위무사들이 지키고 있었습니다. 인체에도 이런 황족 호위무사와 같은 역할을 하는 것이 있는데, 그것을 종기(宗氣)라고 부릅니다. 종기는 심장 바깥에 가득 있으며, 심기(心氣)에 협조하여 심장박동을 만들어냅니다. 만약 종기가 부족해지면, 인체의 다른 곳에 있는 기들이 이곳으로 모여 메꿉니다. 황궁에 급한 일이 생기면 밖에 있던 군대들이 빠르게 파병되는 것과 같은 이치입니다. 그래서 이곳을 기가 모이는 곳, 기회(氣會)라 불렀습니다.

역사에 흥미를 가지고 계신 분이시라면 한번쯤 봉화대 제후와 관련된 옛 이야기를 들어보셨을 겁니다. 주나라 유왕(幽王)이 자신이 좋아하는 후궁의 마음을 사기 위해 시도 때도 없이 봉화에 불을 피워 제후들을 불러들이곤 했습니다. 인체의 기는 사지백맥(四肢百脈)에 분산 배치되어 있는 사병과 같아, 비록 난잡해 보이지만 그 안에 질서가 있어 인체가 일단 급함을 알리면 사방팔방에서 빠르게 모여서 군주의 안전을 지킵니다.

앞서 기해혈을 설명할 때 이미 나왔지만, 전중은 상기해(上氣海)로 하기해(下氣海)와 상응됩니다. 만약 중기부족(中氣不足)으로 다른 문제가 나타나면, 바로 하기해는 물론이고, 몸 전체에 그 영향이 미치게 됩니다. 궁(宮)내부에 정변이 발생하더라도, 일시적으로는 일반 백성에게 영향이 없지만, 오래 지나지 않아 그 영향이 전국으로 파급되는 것과 같습니다.

그래서 전중혈은 인체에서 가장 중요한 물질 활동의 기초인 기(氣)와 밀접하게 관련된 상태, 예를 들어 기허(氣虛), 기기어체(氣機瘀滯) 등을 조절, 치료할 수 있습니다. 일상생활 속에 이런 상황을 쉽게 접할 수 있는데, 사람이 어떤 자극을 받아 화가 나면, 특히 나이가 든 여성의 경우, 소리치며 가슴을 두드리고, 발을 구르는 경천동지(驚天

動地)할 상황에 놓이게 되곤 합니다. 이런 사람들은 동작이 과장된 양상을 보이는데, 이때 특히 심장병, 관상동맥 질환이 있는 사람일 경우, 기의 운행이 제대로 되지 않아 기체혈어(氣滯血瘀, 기의 운행이 막혀 어혈이 생김)하게 되고 심장으로의 혈액 공급이 원활치 않게 되어 어려움에 직면합니다. 이럴 때, 전중혈을 자극하면 심장 근육으로의 혈액 공급을 도울 수 있습니다. 이런 질환을 겪고 있는 분들이 흉부 불편감을 느낄 때, 바로 앉아 휴식을 취하며 엄지로 가볍게 전중과 그 주변을 안마해 주면 조금 더 편해질 수 있습니다. 실제로 임상시험을 통해서도 전중 자극 시, 혈관이 확장되고 심장 기능이 조정되는 것을 확인하였습니다.

연세가 많은 분들은 세월이 흐름에 따라 점차 혈관에 노폐물이 쌓여 젊은 사람처럼 혈액순환이 원활하지 못합니다. 따라서 건강을 지키는 한 방편으로 평상시에도 전중혈을 안마하여 기의 순환 효율을 높여주세요. 그렇게 하면 심혈관 질환을 예방하는 데 큰 도움이 될 것입니다.

■ 모혈(募穴)
흉부와 복부에 위치한 장부의 기가 모이는 일정 그룹의 특정경혈입니다. 육장육부(六臟六腑)에 각각 하나씩 모혈이 있습니다.
폐-중부, 심-거궐, 간-기문, 비-장문, 신-경문, 심포-전중
위-중완, 담-일월, 대장-천추, 방광-중극, 소장-관원, 삼초-석문

모혈은 장부의 질병을 진단하고 치료하는데 많이 사용됩니다.

■ 기가 가면 혈도 간다(氣行則血行)

한의학에서는 인체의 생장발육(生長發育), 장부경락의 생리 기능, 혈액의 순환, 진액의 분포와 대사 모두 기의 격발(擊發)과 추동(推動)작용에 의해 이루어진다고 봅니다. 따라서 기는 혈의 장수가 되어, 기가 가면 혈도 갑니다. 만약 기가 허해지면, 추동작용이 약해져 생장발육이 지연되고, 장부의 기능도 쇠퇴합니다.

경혈 취혈법

전중혈은 양 유두를 연결한 선의 중앙에 위치합니다.

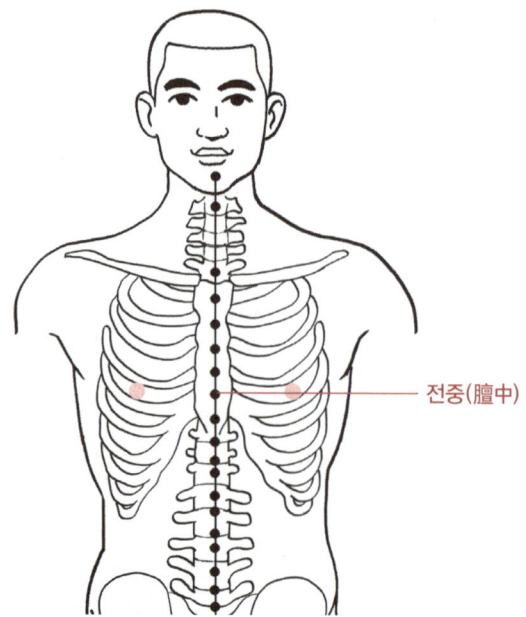

전중(膻中)

23
천돌(天突)

__황두온구(黃豆溫灸)를 하면 아주 간단하게 천식을 치료할 수 있다!

폐의 문호를 열어 바깥 공기와의 소통을 개선시킨다.

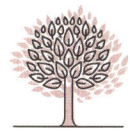

  천돌이라는 이름을 이해하기 위해선 우선 '돌(突)'의 의미를 알아야 합니다. 돌이란 바로 부뚜막 위에 돌출되어 있는 연기 굴뚝을 의미합니다. 대개 굴뚝은 동그랗게 생겼는데, 지붕 위에 홀로 외롭게 솟아 있습니다. 밥을 지을 때는 연기가 모락모락 굴뚝으로 피어올라 하늘로 퍼져갑니다.

  우리 선조들은 관찰을 통해 굴뚝과 식도, 기관의 모습이 매우 닮았다는 것을 발견했는데, 우선 모두 통로라는 점에서 같습니다. 굴뚝은 연기가 나고 드는 곳이며, 기관 역시 호흡할 때 공기가 나고 드는 곳입니다. 호흡은 폐가 담당하는데, 폐는 흉강에 위치하고, 천돌혈은 흉강의 제일 윗부분인 후두 부위에 위치하여, 폐와 천기(天氣)가 서로 통하는 통로가 됩니다. 맑은 기운[淸氣, 청기]은 여기를 통과해 폐로 들어가고, 나쁜 기운[濁氣, 탁기]은 여길 통해 밖으로 뻗어지게 됩니다.

? **임맥**-생식을 관장하는 임양(妊養)의 경맥

이미 언급했지만 우리의 호흡을 통해 나고 드는 기는 모두 대자연의 기에 해당하며, 곧 하늘과 땅 사이에 있는 모든 기입니다. 그래서 쉽게 이야기하면, 천돌혈은 흉강 지붕에 열려있는 기가 출입하는 통로 역할을 담당하는 하나의 "굴뚝"입니다.

호흡은 폐가 담당하고 있다고 했는데, 그렇다보니 천돌혈이 바로 이 호흡과 밀접한 상관관계를 가지고 있어 호흡기 질환을 치료할 때 이 경혈을 빼놓고는 치료를 이야기할 수가 없습니다. 아주 전형적인 증례를 하나 소개하고자 합니다. 한 여성이 크게 화를 낸 후, 실신했습니다. 가족들은 명의로 소문난 고식국(高式國)에게 치료를 부탁했습니다. 고식국은 준비되어 있던 침으로 회양구침혈에 자침한 후, 아문혈에 다시 뜸을 떠서 치료했습니다. 침을 뺀 후, 힘이 쎈 여성에게 이 환자를 안게 하고, 다른 여성에게 중지로 환자의 천돌혈을 수차례 세게 안마하자 환자는 갑자기 "아!"라는 소리를 내며 의식이 돌아왔습니다.

이 증례는 전형적인 분노로 인하여 기가 교란되어 생긴 병에 해당하는데, 천돌혈을 안마하여 기의 순환이 정상화되어 의식을 되찾게 한 것입니다. 후대 의사들이 이 방법에 착안하여 천돌혈을 이용하여 가래를 줄이거나 호흡을 정상화시키는데 사용했고, 효과도 모두 좋았습니다.

천돌혈은 폐가 밖으로 내어 둔 창구입니다. 폐와 관련된 질환 중 우리가 가장 자주 볼 수 있는 질환은 천식입니다. 모르시는 분들도 많겠으나, 천식은 사실 폐(肺), 신(腎)과 큰 관련이 있습니다. 한의학에서는 천식을 인체의 원기부족의 표현이라고 했습니다. 그래서 이 경혈을 안마할 때는 안마를 하면서 동시에 삼키는 동작과 호흡하는 동작을 같이 해주는 것이 좋습니다. 이렇게 하면 침이 입에 고여 목구멍으로 넘어가게 됩니다. 한의학에서는 신(腎)이 침을 주관한다고 합니다. 이렇게 침을 삼키는 과정이 보신(補腎)하는 하나의 방법이자 인체의 원기를 보충할 수 있는 방법입니다. 이렇게 안마와 동시에 침을 삼켜주면 보신(補腎)과 동시에 천돌혈을 안마할 때 느껴지는 불편한 감각도 줄여줄 수 있습니다. 환자들이 천식 발작이 있거나 숨을 헐떡일 때, 이 방법을 시도해 보시면 좋습니다.

안마 외에도 천돌혈을 따뜻하게 하는 것도 좋은 방법입니다. 면으로 된 작은 포대 안에 황두(黃豆)를 가득 넣고, 이 포대를 꽉 묶어버립시다. 그리고 사용 전에 전자레인지에 2분 정도 데운 뒤, 천돌혈에 붙여두면 되는데, 일종의 간편한 온구법(溫灸法)입니다. 이때 황두 포대로 뜸을 뜨며 손으로 그 포대를 눌러 천돌혈을 안마하면 황두가 포대 안에서 구르며 경혈을 더욱 자극할 수 있습니다. 사실 건강에 도움이 될 만한 이런 방법은 매우 많은데, 이런 간단한 방법들을 세심하게 신경 쓰며 사용한다면 큰 도움을 받을 수 있습니다. 사실 한의학의 발전 과정이 이런 길을 걸어왔습니다. 고대 일반 백성들이 자신의 건강을 지키기 위해 스스로 개발하고 다듬어 온 역사인 것이죠. 과거에는 직업이 분화되어 있지 않았기 때문에 사람들이 스스로 필요한 것을 구해야만 했습니다. 건강한 생명을 유지할 수 있는 도구들이 모두 우리 몸에 있습니다. 이것을 잘 이용한다면, 우리 스스로 우리 건강을 조절할 수 있을 것입니다.

■ 회양구침혈(回陽九針穴)
양기가 끊어지려고 할 때, 그것을 구제하는 9개의 경혈을 이야기합니다. 아문, 노궁, 삼음교, 용천, 태계, 중완, 환도, 족삼리, 합곡이 여기 해당합니다.

■ 고식국(高式國)
근대 명의로 중국학에 정통했으며, 동시에 동양의학을 스스로 공부했습니다. 의학경전 연구에 정통하여 『내과보정(內科補正)』, 『침구혈명해(針灸穴名解)』와 같은 책을 저술했습니다.

경혈 취혈법

천돌혈은 인체 인후부 아래쪽에 위치하는데, 양 쇄골이 만나는 중간 지점의 움푹 팬 곳에 위치합니다. 매우 찾기 쉽습니다.

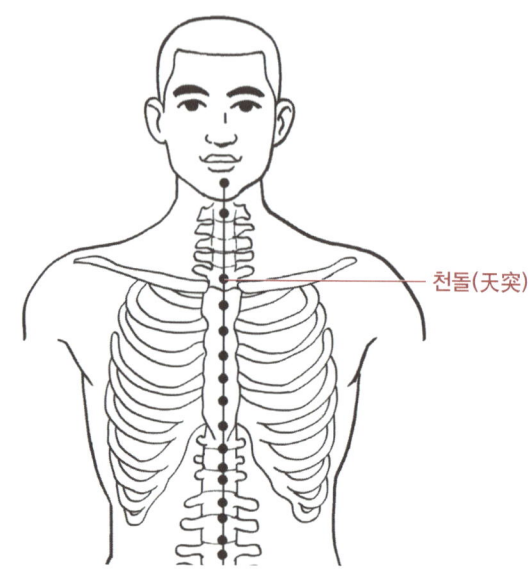

3

수태음폐경

호흡을 조절하며 하늘과 통하는 통천(通天)의 경맥

폐는 화개(華蓋)라 불리는데, 이것은 폐가 높은 위치에 있으면서 마치 우산(傘蓋)처럼 그 밑에 위치한 장부를 보호하여 모든 장부의 기능을 유지하고, 외부의 사기로부터의 공격에서 방어한다는 의미를 가지고 있습니다. 이외에도 폐는 "외교사신"과 같은 임무를 가지고 있어 천기(天氣)와 서로 통하기 때문에 인체 호흡의 기는 모두 폐와 관련이 있습니다. 따라서 천식, 기침, 감기 등의 호흡기 질환에 사용할 수 있는 경혈들이 이 수태음폐경에 위치하고 있습니다.

24
열결(列缺)

_우리 몸의 금연혈

번개가 번쩍 하늘을 가르듯 (列缺, 가른다는 의미) 한 번에 소탕하는 기능이 있다.

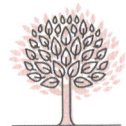

"번갯불과 우레가 번쩍 하늘을 가르고, 언덕과 산이 무너지고 꺾이네. 신선 사는 돌문이 꽝하고 가운데서 열리네. 푸른 하늘 넓어 밑이 안보이고 해와 달은 밝게 빛나 금은대를 비추네. [裂缺霹靂, 丘巒崩摧, 洞天石扇, 訇然中開. 靑冥浩蕩不見底, 日月照耀金銀臺]" 이백(李白)이 쓴 「몽유천모음류별(夢游天姥吟留別)」라는 시에 나오는 구절입니다. 번개와 우렛소리에 놀라고, 늘어서 있던 산들이 떨리며, 신선들이 사는 곳의 문이 열리니 그 안에 한 조각 금이 화려하게 빛나고 구름으로 덮여 있던 산의 구름과 안개가 걷혀 맑아지는 모습을 그린 구절입니다. 열결혈은 이와 같이 위, 아래를 모두 통하게 하는 효능을 가지고 있습니다.

사총혈 중 하나인 열결혈은 그 작용이 매우 크며, 「사총혈가(四總穴歌)」에서는 "머리와 목의 이상에는 열결을 쓴다. [頭項尋列缺]"고 했습니다. 사총혈가에서 언급한 것처럼 열결혈의 주된 작용은 두경부 질환을 치료하는 것입니다. 머리가 어지럽고 눈앞에서 빙빙 돌 때, 열결혈을 자극하면 증상이 완화됩니다. 마치 천둥번개가 쳐서 하늘과 땅을 모두 갈라 버리고, 연무로 뿌옇게 변한 하늘을 맑아지게 해주는 것과 비슷합니다. 그래서 열결혈을 '천둥번개의 신[雷電之神]'이라고 합니다.

고대에 열결이라는 말은 번개를 가리키는 용어였습니다. '열(列)'은 가른다는 의미이며, '결(缺)'은 터져 벌어진다는 의미입니다. 번개의 형상이 하나가 나뉘어 둘이 되고, 중간에는 마치 한 봉제선이 터져버리는 형상이다 보니 열결이라 이름을 불렀습니다. 이와 비슷하게 열결혈의 해부학적 위치는 바로 손목의 두 힘줄 사이 중간입니다. (장모지외전근건과 단모지신전근건 사이). 그리고 열결혈은 수태음폐경의 낙혈(絡穴)이므로 여기서 다시 수양명대장경으로 연결되기 시작합니다. 이렇게 하나가 둘로 나뉘고, 두 개의 경락이 서로 만나는 사이에 위치한 것이 딱 맞아 들어가 '열결'이라고 불리게 되었습니다.

열결, 그러니까 번개는 하늘과 땅을 깨끗이 씻어내는 기능을 가지고 있습니다. 그래서 열결혈도 두부 질환뿐 아니라 중하초(中下焦)의 문제, 곧 소변을 시원스레 보지 못하거나, 소아의 오줌 지림 등에도 사용할 수 있습니다. 검술 고수가 단박에 요괴를 흔적도 없이 제거해 버리는 것과 같습니다.

또한 금연에 아주 좋은 경혈입니다. 흡연자들은 나도 모르게 어느새 중독에 빠지게 됩니다. 혹시 금연 계획이 있다면, 이 경혈을 잘 알아두시면 좋을 것 같습니다. 매일 엄지나 안마봉으로 이 경혈을 자극하면 흡연 욕구를 억제할 수 있습니다. 흡연은 다른 장기도 그렇지만 특히 폐를 가장 많이 상하게 합니다. 열결혈은 수태음폐경 상의 경혈이므로, 당연히 폐에 대한 긍정적 조절 작용을 가지고 있습니다. 그래서 폐가 손상될 수 있는 업무를 가지고 있는 분들, 항상 분필 가루를 들이마실 수밖에 없는 교육 현장의 선생님들은 열결혈을 자주 안마해 줄 필요가 있습니다.

폐는 흉강에 있고, 가슴은 하늘에 비유되는데, 그 하늘의 기[천기, 天氣]는 항상 청명하고 깨끗합니다. 정신이 몽롱하고 마음이 괴로울 때 그걸 이겨보겠다고 계속 흡연하게 되면 오히려 머리는 더 맑지 못하게 되며, 마음은 번민해집니다. 곧 흡연은 하면 할수록 사안이 더욱 엄중해져 악순환 일로에 놓이게 됩니다. 이때, 열결혈은 이런 악순환을 단박에 끊어주는 지름길 역할을 합니다.

경혈 취혈법

두 손을 서로 교차시켜 각각 반대쪽 아래팔을 잡으면 식지가 자연스럽게 손목 위에 튀어나온 골두(骨頭) 부분에 닿게 됩니다. 이 식지의 끝에서 느껴지는 갈라져 있는 듯한 부위가 바로 열결혈입니다. 찾기 어렵지 않습니다.

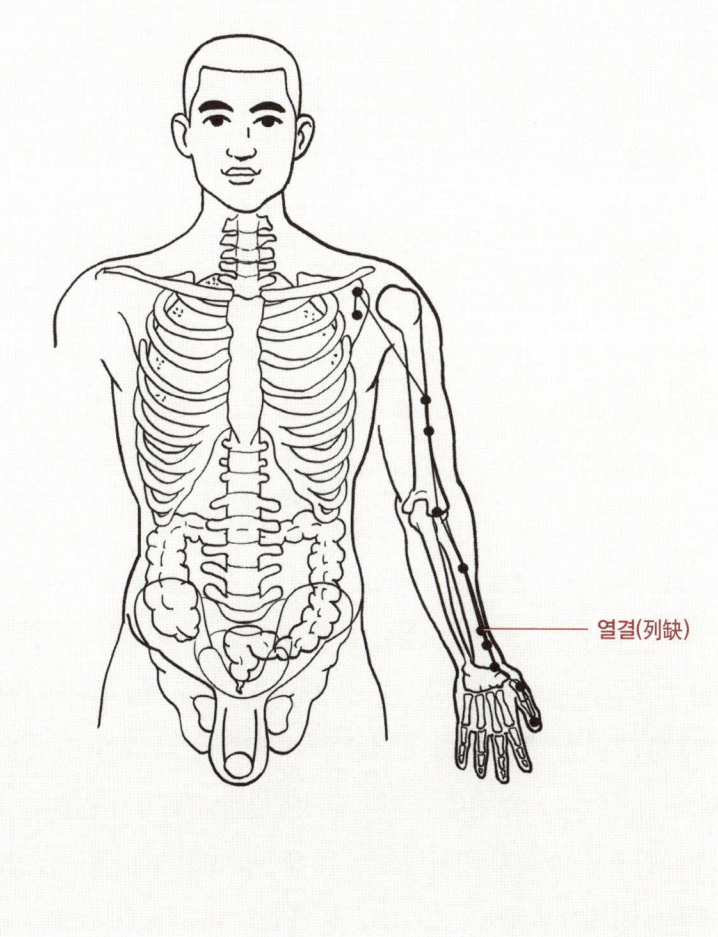

열결(列缺)

25
태연(太淵)

__노인의 심장을 보호하는 평안혈

아침 일찍 일어나 태연혈을 문질러 주면 심폐 기능에 좋다.

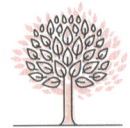

먼저 '연(淵)'에 대해 이야기하면, 다들 예상하겠지만 심연이라는 의미로 물이 매우 깊다는 의미입니다. '태(太)'는 과거에 크다는 의미로 사용되었습니다. 태연은 아주 넓고 깊은 물을 가리킵니다. 신화나 전설에서 태연은 천지(天池)이자, 서왕모(西王母)가 사는 곤륜산 정상으로 표현되었습니다. 여기가 곤륜강의 원류입니다.

태연혈은 기혈(氣血)을 저장하고 있는 깊은 연못에 해당하는 부위입니다. 태연혈은 수태음폐경의 원혈(原穴)로, 여기서 '원(原)'은 근원[源, 근원 원]이라는 의미로 곧, 생명의 원천임을 의미합니다. 원혈이 저장하는 것은 신장(腎臟)의 선천의 기[先天之氣, 선천지기]로 장부경락의 기혈은 원기의 기능이 있어야 정상 생명활동을 유지할 수 있습니다. 그래서 이 경혈의 기혈은 매우 왕성합니다. 또한 폐는 상보지관(相輔之官, 재상에 해당하는 기관)으로 온몸의 기를 조절하는데, 그렇다

보니 폐의 원혈이 기혈을 충족시킨다는 의미에서 태연이라는 이름이 붙게 되었습니다.

십이경맥의 원혈은 기본적으로 모두 손목 또는 발목관절 부근에 있습니다. 그리고 '연(淵)'이라는 글자는 맥기를 깊이 저장해 두고 있음을 의미합니다. 따라서 기가 허하고 힘이 없을 때, 태연혈을 자극하면 매우 좋은 효과를 볼 수 있습니다. 이것은 식량을 저장해 놓는 것과 같아서 평상시에는 이 음식들을 가볍게 꺼내지 않지만, 배고픔에 시달리는 시기가 되면 저장해 두었던 음식을 바로 꺼내서 먹게 되는 것과 비슷합니다.

현대 임상연구에서 역시, 태연혈이 폐의 호흡 기능을 키워줘 폐활량을 개선시키고, 기도 저항을 낮춰주는 것으로 밝혔습니다. 또한 태연혈이 뇌출혈과 객혈(喀血)을 치료하며, 혈압을 일정하게 조절할 수 있다는 것도 밝혀졌습니다. 마지막으로 심장박동이 일정치 않을 때, 태연혈을 사용하면 잘 조절될 수 있다는 연구 결과도 있습니다.

그렇다면 태연혈을 언제 자극해야 가장 좋은 효과를 볼 수 있을까요? 폐경의 기가 운행하는 시간은 새벽 3시에서 5시까지 입니다. 태연혈은 우리가 맥을 짚는 곳에 위치하여 심장박동의 속도를 관찰하기에 좋은 부위입니다. 노인들은 대개 새벽잠이 없다보니 꼭, 해가 뜨기 전인 새벽에 깹니다. 이 시간이 가장 좋습니다. 새벽 시간에 오른손을 왼손 손목 위에 두고 자신의 심장박동을 느껴보세요. 만약 심장박동이 일정치 않으면, 태연혈을 즉각 사용해 보세요. 침대 위에서 2~3분 정도 태연혈을 부드럽게 문질러 주면 잠시 뒤, 심장이 평온을 찾게 됩니다. 이후 일어나면 됩니다.

  심장박동이 일정치 않는 것은 한의학에서 "심계(心悸)" 범주에 들어갑니다. 가장 중요한 원인은 심기부족(心氣不足)입니다. 태연혈은 맥기를 깊이 저장해 두고 있기 때문에 자극하면 기의 운행이 촉진되고 기가 위로 올라갑니다. 심장박동이 일정하지 않은 상황뿐 아니라 평상시, 또는 뛰다가, 아니면 어떤 일이든 하고 있을 때, 헐떡임이 심해지면 바로 휴식해 주세요. 그리고 태연혈을 한 번 자극해 주면 중기(中氣)가 위로 올라가 신체의 활력을 유지할 수 있을 것입니다.

■ **원혈(原穴)**

원혈은 인체 오장육부와 삼초 각각에 한 개씩 대응되는 경혈로, 총 12개이고 손목, 발목관절 부근에 위치한다. 이 경혈들은 장부의 원기가 흐르고, 머무르는 부위입니다. 원혈은 장부경락의 열리고 닫힘, 한의학에서 이야기하는 기혈경락의 소통, 경락장부의 열리고 닫힘을 조절하여 인체 기능을 건강하게 유지해 줍니다.
폐경: 태연, 대장경: 합곡, 위경: 충양, 비경: 태백, 심경: 신문, 소장경: 완골, 방광경: 경골, 신경: 태계, 심포경: 대릉, 삼초경: 양지, 담경: 구허, 간경: 태충.

경혈 취혈법

손바닥 방향을 보이게 두었을 때, 엄지가 시작되는 부위 쪽에 튀어나온 골두(骨頭)가 하나 있습니다. 오른손 검지, 중지, 무명지를 동시에 그 위에 한 줄로 놓으면 맥 박동을 느낄 수 있습니다. 이 맥이 박동하는 부위가 바로 태연혈입니다.

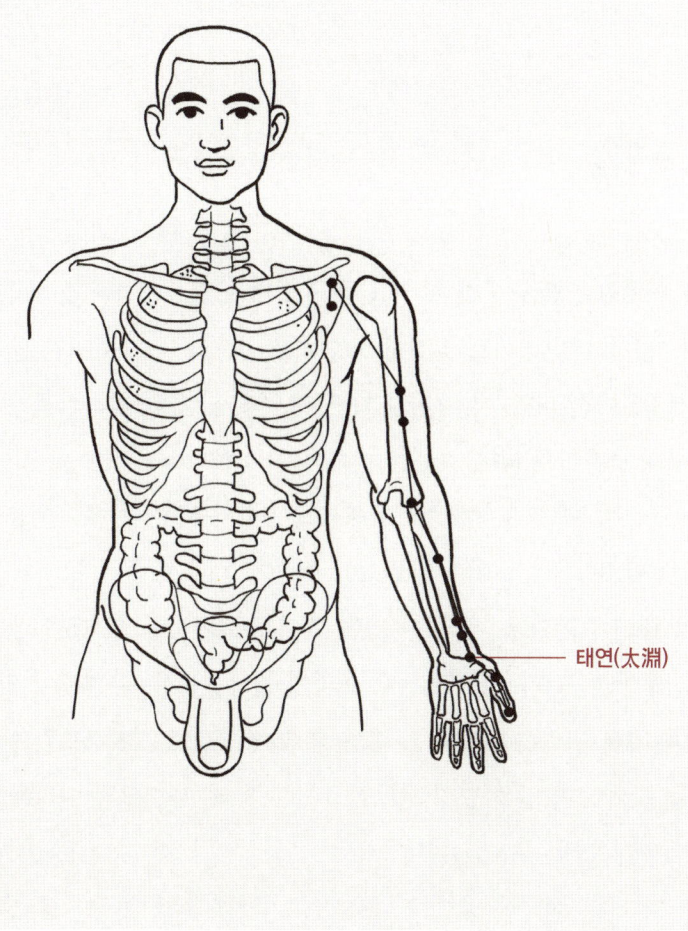

태연(太淵)

26
어제(魚際)

__어복(魚腹) 부위를 안마해 주면 폐열(肺熱)이 빠진다

어제혈 부위는 물고기 배 부위와 비슷하게 생겼는데, 둘 다 뭔가가 가득!

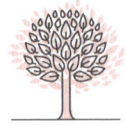

 어제혈은 물고기 배 부위 같은 곳입니다. 물고기를 먹을 때 배 부위는 가시가 없어 바르기 편하며, 연하고 부드러워 그 부위만 골라 먹는 사람도 있습니다. 이 부위는 다른 부위의 색깔과 달리 흰색에 가까워 쉽게 구분이 됩니다.

 물고기 배[魚腹, 어복]에 관해서는 '물고기를 이용해서 편지를 보낸다.[魚傳尺素, 어전척소]'는 낭만적인 어구가 하나 있습니다. 과거 통신이 발달하지 않았을 때, 멀리 있는 지인에게 연락할 수 있는 방법은 서신뿐이었습니다. 이 서신들은 어떻게 전달했을까요? 역관이 전달하거나, 친한 지인이 가져가는 방법 외에 낭만적이고 지혜로웠던 옛사람들은 여러 방법을 발명해냈습니다. 그중 하나가 새의 다리에 편지를 매달아 보내는 방법입니다.

 또 다른 신기한 방법이 바로 물고기들을 이용해 편지를 전달하는

것이었습니다. 구전되는 노래 가사 중에 "한 나그네가 먼 곳에서 와서는 내게 두 마리의 잉어를 주었네. 아이를 불러 잉어를 삶아보니 뱃속에 한 척의 비단 편지가 있구나! [客從遠方來, 遺我雙鯉魚. 呼兒烹鯉魚, 中有尺素書]"와 같은 내용도 있습니다. 후대에 이 가사가 어전척소의 유래가 되어 전해진 것입니다. 물고기 배 안에 편지를 넣어 강에 풀어놓으면 그 물고기는 서신을 가지고 먼 곳까지 전달해 준다는 낭만적이지만, 거짓말 같은 이야기입니다.

물고기 배에 서신을 넣어 전달했다는 옛이야기는 아마도 사실은 아닐 것 같습니다. 하지만 하나 확실한 것은 물고기 배 안에는 매우 많은 것이 들어 있다는 것입니다. 어쩌면 상사병으로 인한 고통은 해결할 수 없어도, 인체가 가지고 있는 크고 작은 여러 문제들은 해결할 수 있을 것 같지 않나요? 지금 여러 문제들을 해결할 수 있지 않을까 생각하는 '어복(魚腹)'은 다름 아닌 어제혈입니다. 손바닥을 펼쳐보면 바로 볼 수 있는데, 손바닥의 엄지와 새끼손가락 밑 부위를 보면 피부색이 다른 부위와는 조금 다르며, 살이 도톰하게 올라와 있고, 하얗습니다. 이 두 부위를 크기 차이로 구분하여, 큰 것은 대어제(大魚際)라고 하며 이 부위는 엄지와 연결되어 있습니다. 어제혈은 바로 이쪽에 위치합니다.

한의학에서는 어제혈을 수태음폐경의 형혈(滎穴)이라고 설명합니다. 형혈은 열과 관련된 증상을 치료하는 중요한 경혈로 이곳을 안마하면 폐열(肺熱)을 내릴 수 있으며, 폐화(肺火)도 제거할 수 있습니다. 그래서 기침, 인후통, 천식 등에 효과를 가지고 있습니다. 또한 현대에 들어 컴퓨터나 핸드폰의 지나친 사용으로 발생한 질환 중 하나인 일명 '마우스병' '엄지족병'에도 아주 좋은 효과를 발휘합니다. 일반적인 안마 방법 말고도 이 경혈을 쉽고 간단하게 자극해 주는 방법이 있습니다. 컴퓨터를 많이 사용해서 피로가 누적되었을 때 잠시 쉬어야죠. 바로 이때, 손을 책상 위에 편하게 올려놓고 어제혈과 책상을 마찰시켜주면 힘 안들이고도 어제혈을 자극할 수 있습니다.

이런 상황 아니더라도 휴식할 때, 또는 가만히 서 있는 차 안에 있을 때는 한쪽 손 엄지로 반대쪽 어제혈 부근을 아래위로 주물러 손바닥 쪽에 열이 날 정도로 안마하면, 차 안에서의 졸림도 피할 수 있고, 간편히 어제혈 자극도 할 수 있어 매우 좋습니다.

■ **어제(魚際)**
엄지가 붙어 있는 손바닥의 융기된 부분으로 한의학에서는 이 부위를 "대어제"라고 부릅니다. 소어제는 손바닥에서 가장 두툼한 부위로 새끼손가락이 손바닥에 붙어 있는 쪽에 있으며, 손목 가까이에 있습니다.

경혈 취혈법

손바닥에서 중점선 위, 적백육제(赤白肉際, 손바닥의 색이 적색-백색으로 나누어지는 지점)에 위치합니다.

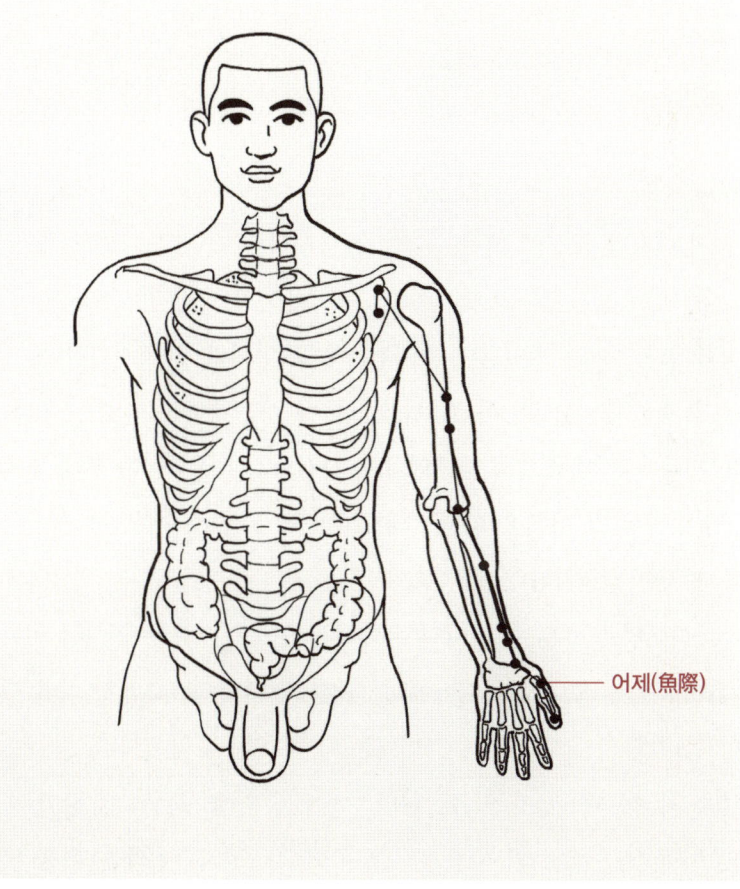

어제(魚際)

27
소상(少商)

__인후가 붓고 아픈 것을 토벌하는 소상혈

상음(商音)은 정벌을 주관하는데, 전장의 엄숙한 기운, 가을철과 비슷한 기운을 가진다.

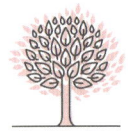

 자! 이제는 소상에 대해 이야기 해봅시다. 아는 분도 있을지 모르겠습니다만, 『천룡팔부(天龍八部)』라는 책에는 육맥신검(六脈神劍)이 등장합니다. 이 중 제일검이 소상검(少商劍)입니다. 육맥신검이라는 이름이 괜히 붙은 것이 아닙니다. 사실 여기서 말하는 육맥은 우리 손을 지나가는 여섯 개의 경맥입니다. 각각의 검 이름은 손 위에 위치한 경혈명에서 그 이름을 따왔는데요. 이 중 소상은 수태음폐경 최말단에 위치한 경혈입니다.

 소상이라는 이름은 어디서 유래한 것일까요? 소상에 대해 이야기하려면 우선 고대 동아시아에서 사용되었던 음률 관련 지식이 있어야 합니다. 다들 알겠지만, 고대에는 다섯 개의 음인 궁(宮), 상(商), 각(角), 치(緻), 우(羽)가 있었습니다. 이 오음 외에 주나라 문왕이 자신의 아들 백읍(伯邑)의 죽음을 애도하며 '소궁(小宮)'이라는 음을 덧붙여 총 여섯음이 되기도 했습니다. 그러고는 주나라 무왕이 주(紂)를 토벌할 때 병사들의 사기를 높이려고 또다시 '소상(少商)'이라는 음을 추가했습니다. 이렇게 해서 거문고, 즉 '문무칠현금(文武七絃琴)'을 구성하는 7개의 음이 만들어졌다고 전해집니다. 「홍루몽」에는 임대옥과 가보옥이 거문고를 타는데, 거문고를 연주하기 전 꽤 공부를 열심히 하는 것을 볼 수 있습니다. 이런 장면들을 보면 옛사람들이 음률을 얼마나 중시했는지 알 수 있습니다.

소상은 무왕이 주를 토벌할 때 추가되었다고 말했는데, 왜 전쟁에 나가기 전에 추가했을까요? 상음은 정벌 전쟁에 해당하고, 가을의 음이며 오행에서는 금(金)에 속하여 수렴(收斂)의 기운을 가지고 있습니다. 이 상음은 고대 군사 행동 시 북을 두드렸을 때 나오던 소리입니다. 북소리를 들으면 전진하고, 쇳소리를 들으면 후퇴하곤 했습니다. 곧 이 북소리는 진격, 공격을 하자는 신호였던 것이고, 쇳소리는 군사들을 후퇴시키는 소리였던 것입니다. 전장에 나가기 전 서로 약속된 신호였던 것이죠. 이러한 상음은 군사 행동을 조절했을 뿐 아니라 우리 정신에도 작용하여 마음을 안정시키고 뇌를 쉬게 해주는 작용을 가지고 있습니다. 또한 폐의 기운[肺氣, 폐기]를 조화롭게도 합니다. 따라서 정신 상태를 조절할 수 있는데 사용되어 마음을 안정시키는 데도 활용됩니다.

그렇다면 소상은 어떤 의미를 지닐까요? 소상은 칠현금의 줄 중 마지막 현에 해당하며, 가장 끝부분에 있습니다. 수태음폐경의 소상혈도 이와 같아서, 수태음폐경의 가장 마지막 경혈로 엄지에 위치하고 수양명대장경의 시작점에 있습니다. 수태음폐경의 기는 흉강에서 시작되는데, 여기까지 도달한 후에는 그 형세가 미약해져 소상이라고 불러왔습니다.

소상혈은 엄지의 손톱 쪽 위치하기 때문에 다른 경혈을 안마할 때 사용하는 일반적인 방법으로는 안마할 수 없습니다. 이 경혈을 자극하기 위해서는 면봉이나 이쑤시개가 필요합니다. 면봉이나 이쑤시개가 없으면 사무실에 많이 있는 볼펜 같은 필기구 끝부분으로 자극해도 됩니다. 어떤 도구를 사용하든, 끝이 둔탁하고 둥근 것을 사용하여 자극하면 됩니다. 한의치료 대부분은 원래 민간에서 사용되던 것이므로 일상생활에서 많이 사용되는 도구를 활용하면 됩니다. 이렇게 하면 수시로 어디서나 스스로의 병을 치료할 수 있지 않을까요?

안마 말고도 소상혈을 자극하는 방법이 있습니다. 바로 자락요법(刺絡療法)입니다. 소상은 정혈(井穴)입니다. 여기서 방혈(放血)하면 인후통이 경감됩니다. 폐는 열을 싫어하고 맑고 시원한 것을 좋아하기 때문에 이런 효과가 납니다. 소상혈에서 방혈을 하면 폐경의 과열된 기혈이 방출되어 폐가 한층 시원해집니다. 방혈할 때는 먼저 알코올로 침과 피부를 모두 소독한 후, 소상이 위치한 피부에 침을 사용해서 빠르게 두 번 정도 찌릅니다. 3~5 방울 정도의 피가 나오고 나면, 솜으로 압박 지혈해 주면 됩니다. 하지만 방혈시키는 치료법은 감염의 우려가 있으므로 되도록 한의원에 방문하여 시행해주세요.

소상혈의 치료 효과를 다시 한번 정리할까 합니다. 소상혈은 수태음폐경의 정혈이며, 정혈들은 장부 내부의 열[臟腑內熱, 장부내열]을 빼내는 효능을 가지고 있습니다. 그래서 소상혈이 인후의 붓고 아픈 데는 기침, 고열 등에 좋은 효과를 보입니다.

■ **오음대오행(五音對五行)**
궁은 토에 속하며, 상은 금, 목은 각, 화는 치, 수는 우에 속합니다. 동시에 오음은 오장에도 상응하여 각각의 음은 각각의 장부의 질병 치료에 도움이 될 수 있습니다.

경혈 취혈법

엄지손톱의 안쪽 모서리를 지나는 수직선과 손톱뿌리를 지나는 수평선을 가상의 선으로 그립니다. 소상혈은 바로 이 두 선이 만나는 지점에 위치합니다.

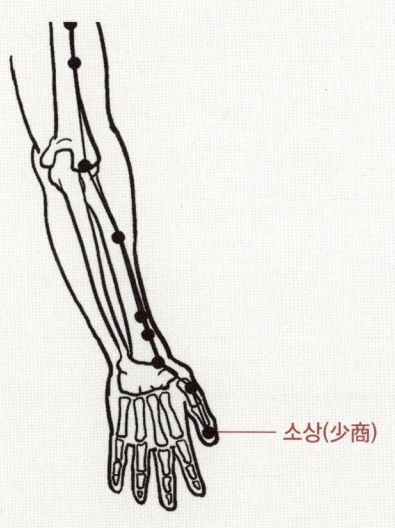

소상(少商)

4

수양명대장경

팔을 보호하며 배설 기능을 담당하는 경맥

수양명대장경은 상지, 구강, 코 등의 부위를 지나가므로 상지통증, 치통, 비염 등의 문제를 치료할 수 있습니다. 경락의 가장 큰 기능은 기운의 통과인데, 불통(不通)하면 아프게 됩니다. 양명경은 다기다혈(多氣多血)의 경락이며, 기혈의 생성은 배설 기능이 정상적으로 발휘되어야만 제대로 작동합니다. 인체의 배설이 원활치 못하면 기혈 순환은 원활할 수 없는 것입니다. 따라서 시리고, 부으며, 마비감이 있으며, 아픈 감각 등을 느낄 때는 대장경 위의 경혈들이 문제를 해결해 줄 수 있습니다. 한의학에서는 폐가 피부를 주관한다고 했는데, 폐와 대장은 서로 통하므로 피부 문제도 수양명대장경의 경혈들을 사용하면 폐를 조절하고 대장의 기운을 통하게 하여 치료할 수 있습니다.

28
합곡(合谷)

__신체의 "호랑이연고 같은 만병통치약"

합곡은 호랑이연고 같은 만병통치약으로 이러저런 질환들에 모두 쓸 수 있다.

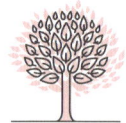

엄지와 검지를 모아보면 솟아오르는 한 덩이의 살이 있는데, 여기서 가장 높은 곳이 바로 합곡입니다. 합곡혈에서 '합(合)'은 모임을 의미하고, '곡(谷)'은 계곡을 의미하는데 이 경혈이 위치한 곳의 모습이 계곡 사이 솟아오른 산 모양 같다하여 이러한 이름이 붙었습니다. 합곡혈이 위치한 곳을 호구(虎口)라고도 부르는데, 호구라는 이름 역시 이와 비슷한 연유로 붙게 된 이름입니다.

이간혈과 삼간혈은 합곡 부근에 따로 있는데, 이 경혈들은 수양명대장경의 두 번째, 세 번째 경혈입니다. 그래서 경혈 이름에 이, 삼이라고 붙였습니다. 이 경혈의 별명 역시 '곡'인데, 이간은 간곡(間谷), 삼간은 소곡(小谷)입니다. 이 두 경혈 다음으로 합곡이 위치합니다. 합곡에서의 '합(合)'은 서로 만남[相合, 상회], 회합(會合)의 의미도 가지고 있습니다. 이 두 경혈의 작용은 합곡과 비슷합니다. 그래서 기본적으로 치료하는 질병은 동일합니다.

합곡혈은 사총혈(四總穴) 중 하나로 "얼굴과 입의 질환에는 합곡혈로 치료한다. [面口合谷收]"고 이야기합니다. 하지만 이 합곡혈의 작용에 대해 딱 "무엇이다!"라고 명료하게 이야기할 수 있는 사람은 아마 없을 것입니다. 만병통치로 사용되는 호랑이연고처럼 워낙 사용되는 곳이 다양해서 오히려 어디에 뛰어난지 사람들이 알 수 없기 때문입니다.

합곡혈의 가장 큰 작용은 바로 진통 효과입니다. 이 효과는 유명하죠. 치통, 두통 등이 있을 때, 합곡혈을 자극해 주면 좋습니다. 하지만 사람들이 잘 모르는 작용이 있는데, 바로 합곡, 이간, 삼간을 함께 자극하면 손 부위 혈액순환이 개선되어, 손 부위 부종 치료에 좋다는 것입니다. 손은 인체에서 가장 많이 사용되는 부위입니다. 특히 전자제품이 많아진 현 상황에서는 더욱 그렇습니다. 운전하거나 게임을 하며 마우스를 사용해서 손을 사용할 때나, 고정된 한 자세로 오랜 시간 지내다보면 손 부위 혈액순환에 장애가 발생합니다. 이때 이 세 경혈을 자극하면 혈액순환을 개선할 수 있습니다. 현대 임상연구를 통해서도 합곡혈을 자극하면 근육이 이완된다는 것을 확인했습니다.

그럼 이 세 경혈 안마는 어떻게 하면 될까요? 하나하나 안마해야 하나요? 이 경혈들을 한 번에 자극할 수 있는 간단하고 편리한 방법 하나를 추천해 드리겠습니다. 일타삼피가 가능한 방법으로 여러 가지 질환을 모두 해소할 수 있습니다. 일명 식지추유법(食指推揉法)으로 검지로 밀며 눌러주는 방법입니다. 먼저 왼손을 쫙 펴서 검지를 펴

주세요. 그리고 오른손 엄지를 왼손 검지 손톱 옆모서리 부분에 대어 두고 거기서부터 검지 뿌리까지 천천히 밀어줍니다. 여기에는 뼈가 솟아 있습니다. 이후, 검지 뿌리 부분에서 손목까지 30번 정도 위-아래로 반복해서 눌러주면 3개의 경혈을 동시에 자극할 수 있습니다. 가는 안마봉 같은 것이 있으면 그걸로 자극해도 됩니다. 그리고 오일이 있으면 그 오일을 세 경혈에 바른 뒤, 안마봉으로 문질러 줘도 효과가 좋습니다.

이외에도 많은 사람들이 모르고 있는 것이 변비 해소 효과입니다. 변비는 사실 어떻게 해도 잘 해소되지 않는 문제 중 하나입니다. 제가 앞에서 폐와 대장은 서로 표리(表裏) 관계에 있다고 말한 적 있습니다. 화장실에 가서 아무리 애써도 해결이 안 될 때는 꼭 식지추유법이 아니더라도 반대쪽 엄지로 세 경혈을 누르는 방법을 사용해 보세요. 오른손 왼손으로 각각 2~3분 정도 자극해 주면 좋은 소식이 있을 것입니다.

지금까지 한 이야기들이 조금 이상해 보일 수도 있습니다. 한 경혈이 이렇게 많은 효과를 가진다니 말이죠. 하지만 다들 아시다시피 대장은 인체의 노폐물이 밖으로 배출되는 기관입니다. 그래서 이렇게 간단한 방법임에도 불구하고 많은 문제들을 동시에 해결할 수 있는 것이죠.

■ **사총혈(四總穴)**

사총혈은 옛사람들이 꼽은 매우 효과가 좋은 경혈 4가지를 통틀어 이야기합니다. 사총혈은 다음과 같습니다. "복부 질환에는 족삼리, 요배부 질환에는 위중혈, 두부 경항부 질환에는 열결, 얼굴과 입 주위 질환에는 합곡혈을 사용하는 것이 좋다."

경혈 취혈법

주먹을 쥐었을 때, 검지 뿌리 부분의 드러나는 뼈를 기준으로 앞쪽은 이간, 뒤쪽은 삼간에 해당합니다. 검지와 엄지가 만나는 한 덩이 살집이 뭉쳐지는 부위에서 가장 높은 부위가 바로 합곡입니다.

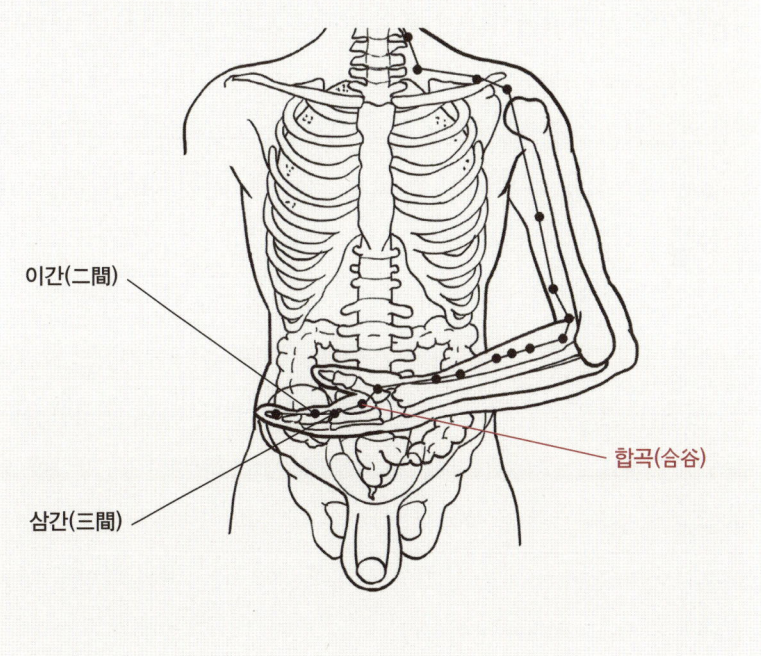

29
양계(陽溪)

__손목을 자극하여 목, 어깨, 팔목의 통증을 치료하는 경혈

양기가 시냇물처럼 이곳으로 모여든 후, 물살을 따라 올라간다.

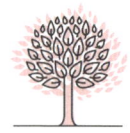

경혈 이름 중에서 수많은 이름이 물과 관련되어 있는데, 그 예로 계(溪, 시내), 곡(谷, 계곡), 연(淵, 연못), 천(泉, 샘) 등이 있습니다. 이런 경혈들은 경맥의 기운이 비교적 깊게 저장되는 곳으로, 자연계에서 볼 수 있는 계곡처럼, 대부분 움푹 패여 물이 고이는 듯한 형상을 갖추고 있습니다.

양계혈도 그렇습니다. 양계라는 이름을 보면 마음이 편안해지는 것이 마치 한줄기 물이 반짝이면서 졸졸 흐르며 숲을 지나는 모습이 상상되지 않나요? 여기서 '양(陽)'은 양기를 나타내며, 이 경혈이 신체 부위를 음양으로 구분했을 때, 양측(陽側)에 속하는 손등 방향에 있기 때문에 붙은 글자로, 양계는 '양기를 머금은 시냇물'이라는 의미가 됩니다. 이와 같이 양계는 양기의 시내에 해당하는 만큼 당연히 양기가 매우 충분히 저장된 곳입니다.

양계와 합곡은 다른 경혈이지만, 비슷한 효과를 낸다는 특징이 있습니다. 예로부터 "기육이 크게 모이는 곳은 '곡(谷)'이고 기육이 작게 모이는 곳은 '계(溪)'가 된다"고 하였는데, 양계혈이 합곡혈의 기세를 받아 그 다음으로 순행하는 것이, 마치 큰 강물이 작은 강물에 연이어 흐르는 모양과 같습니다. 곧 양기가 끊임없이 흘러가 합곡을 지나고, 양계를 통과하여, 장차 대장경의 양기는 두면부에 도달하게 됩니다. 그래서 이 경혈이 치료하는 질병은 합곡혈과 크게 다르지 않습니다.

요즘 경견완(頸肩腕)증후군이라 부르는 병이 있는데 손목, 팔꿈치, 어깨 등의 부위에 통증을 느끼는 것입니다. 보통 아이를 자주 안고 있는 여성에서 많이 발생하는데, 특히 산욕기에 주의하지 않으면 심한 후유증을 남기기 쉽습니다. 그리고 일상적으로 컴퓨터를 사용하며 오랫동안 고정된 한 자세를 유지하는 경우, 목과 어깨 주위 근육이 긴장하게 되며, 오랜 시간이 지나면 시큰거리고 쑤시게 됩니다. 손목 관절의 통증도 대부분 장시간 컴퓨터를 사용하여 손부위 신경이 압박을 받는데서 비롯됩니다.

어떻게 해야 할까요? 이때 사용할 수 있는 대단히 좋은 자극 방법이 있는데, 오른손으로 왼쪽 손목 부위를 꼭 잡고, 왼손은 주먹을 쥔 채로 주먹을 앞뒤로 흔들어 손목 부위 활동을 돕는 것입니다. 바로 손목 부위를 움직이면서 양계혈을 많이 자극할 수 있는 방법입니다. 주의 깊게 관찰해 보면, 그 부위가 남성 정장의 소매가 있는 위치임을 알 수 있습니다. 하루 일과를 마친 뒤, 단추를 풀고 손목 부위 근육의 긴장을 풀어주면, 팔 전체에도 매우 좋을 것입니다.

■곡(谷), 계(溪)

곡(谷)은 두 산 사이의 길 혹은 물이 흐르는 길이며, 계(溪)는 작은 물길이 흐르는 것을 말하는데, 인체에서는 기육이 만나는 곳을 가리킵니다. 일반적으로 큰 틈은 곡(谷)이라하고, 작은 틈은 계(溪)라고 합니다.

경혈 취혈법

엄지를 힘껏 들게 되면, 엄지 뿌리 부위에 움푹 들어가는 곳이 나타납니다. 바로 이 움푹 들어간 곳이 양계혈입니다.

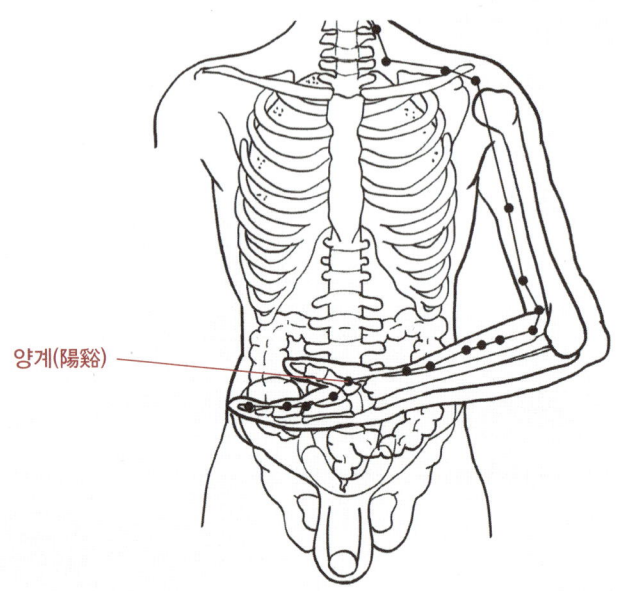

30
수삼리(手三里)

_어깨, 팔꿈치, 손목의 고질병을 치료하는 경혈

수삼리는 하늘, 땅과 사람을 조화롭게 하여, 이 세 가지를 공생하게 하는 경혈이다.

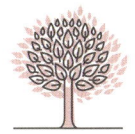

　삼리혈은 상체와 하체에 각각 있는데, 팔꿈치와 무릎 근처에 하나씩 있습니다. 팔에 있는 것을 수삼리라고 하며, 다리에 있는 것을 족삼리라고 합니다. 팔꿈치 아래에는 상렴(上廉)혈과 하렴(下廉)혈이 있으며, 무릎 아래에는 상거허(上巨虛)혈과 하거허(下巨虛)혈이 있는데 모두 양명경상 경혈로, 질병을 치료하는 효능이 대동소이합니다.

　왜 삼리라고 부를까요? 옛사람들은 천(天), 지(地), 인(人)으로 상, 중, 하를 나타내는 것을 좋아하였고, 또한 청탁(淸濁, 맑음과 탁함)을 기준으로 천(天)과 지(地)를 나누었습니다.

　뇌는 상부에 있어 청량한 것을 좋아하여 천(天)이라 부르며, 천충혈·통천혈 등이 그러한 의미를 담고 있는 경혈의 예시입니다. 입은 따뜻한 것을 좋아하여 지(地)에 비유할 수 있으며, 지창혈·지각혈 등이 있습니다. 인(人)은 중간에 위치하며, 인중·인영혈 등이 있습니다. 흉복부도 이와 비슷한데, 흉부는 맑고 비어 있는 상태를 (폐는 비어 있고, 맑은 공기가 드나듭니다.) 좋아하여 천(天)이라 칭하고, 복부는 탁하며 가득 차 있어 (복부의 장기들은 음식물로 가득 차 있습니다.) 지(地)라고 부릅니다. 팔다리에서 보자면, 팔은 위에 있어 천(天)이 되고, 다리는 아래에 있어 지(地)가 됩니다.

인체 전체의 입장으로 보면, 천추혈로 경계를 나누게 되는데, 천추혈 윗부분은 천(天)이 되고, 아랫부분은 지(地)가 되며, 중간부분은 인(人)이 됩니다. 만약 천, 지, 인이 조화를 이루게 되면 생장수장(生長收藏)하는 자연에 순응하게 되어 인체는 건강 상태를 유지할 수 있으며, 그렇지 않으면 문제들이 발생합니다.

삼리혈은 상중하 세 부위의 질병을 모두 치료할 수 있어서 삼리라고 부르며, 수족삼리가 분업을 하고 있습니다. 수삼리는 배꼽 이상의 부위 및 어깨, 등의 질병을 치료하므로, 옛사람이 시를 지어 말하기를 "어깨 위와 배꼽이 아플 때 수삼리를 자극하여 치료해야 한다"고 하였습니다. 족삼리는 배꼽 이하의 아랫배와 무릎관절의 질병을 치료하니, 각각 명확히 분업하고 있는 것입니다.

삼리라는 경혈 이름에서 '리(里)'는 촌(寸)을 지칭하며, 이렇게 보았을 때 일리는 일촌에 해당합니다. 삼리혈은 팔꿈치 끝 아래 삼리에 있고, 팔에 있으므로 "수삼리"라고 부르는 것입니다. 수삼리를 자극하기 위한 매우 간편한 안마 방법이 있는데, "주첨안마수삼리법(肘尖按摩手三里, 팔꿈치로 수삼리를 안마하는 것)"이라고 불리는 것으로, 한쪽 팔을 테이블 위에 올려놓은 뒤 다른 한쪽 팔꿈치를 수삼리혈 위에 올려놓아 가볍게 안마하는 방법입니다.

　팔꿈치를 사용하며 비교적 쉽게 힘을 줄 수 있으므로, 안마가 수월하고, 효과 또한 매우 좋습니다. 이 방법은 현대인에게서 자주 나타나는 오십견(견관절주위염)을 해결할 수 있으므로, 꼭 기억해두세요. 현대인들은 생활습관 때문에 아직 견관절주위염에 걸리지 않았더라도 점차 걸리는 방향으로 진행해 가고 있습니다. 곧 대부분이 견관절주위염 환자인 것입니다. 장기간 책상에 앉아 일하다보면, 어깨 주위에 때때로 통증이 있게 됩니다. 매일 쉬는 시간을 이용해 이 안마를 몇 분씩 시행한다면, 견관절주위염을 예방할 수 있을 것입니다.

■ 천지인(天地人)

동양의 천인합일 사상을 대표하는 개념입니다. 자연계 속에서 천지인은 상응한다고 보는 개념입니다. 천(天)의 도는 만물이 시작하는 것이고, 지(地)의 도는 만물이 생겨나는 것이라고 봅니다. 인(人)의 도는 만물을 이루는 것입니다. 천지인은 각자의 역할이 있지만, 그와 동시에 따로 떨어져 있는 것이 아니라 서로 대응하며 관계를 맺는다는 내용의 개념입니다.

■ 천추(天樞)

천추는 족양명위경 상의 경혈로, 배꼽 위에 있는 신궐혈과 수평으로 배꼽 양측에 위치합니다. 위치가 중초에 해당하며 인체를 상하 두 부분으로 나누게 합니다.

경혈 취혈법

수삼리혈을 찾기 전에 먼저 곡지혈을 찾아야합니다. 위팔과 아래팔이 이루는 각도가 90도가 되게끔 팔꿈치를 구부리면, 팔꿈치 안쪽에 주횡문이라 불리는 하나의 선이 나타나고, 횡문의 바깥쪽에 곡지혈이 있으며, 곡지혈 3촌 아래에 수삼리혈이 있습니다.

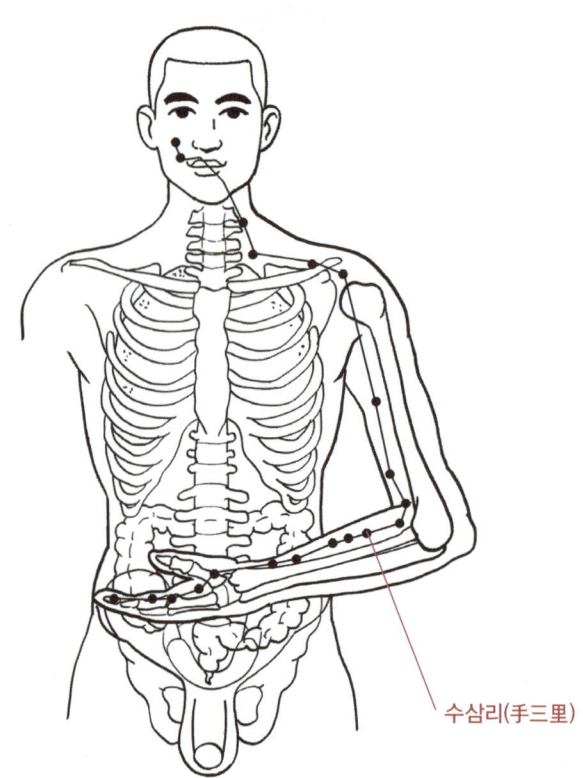

수삼리(手三里)

31
곡지(曲池)
__혈압을 내리는데 도움이 되는 경혈

마치 경맥의 기운이 바다로 흘러 들어가는 듯한 부위로, 기혈이 매우 풍족하다.

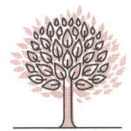

　곡지라는 말을 들으면 구곡회랑(九曲回廊), 곡원풍하(曲院風荷), 일지청수(一池淸水) 같은 느낌을 받으실 수 있을 것입니다. 확실히 한자는 그 글자를 보는 사람으로 하여금 많은 것을 연상하게 하는데, 당대(唐代)의 대시인 노조린(盧照隣)이 쓴 「곡지하(曲池荷)」라는 시에서는 "떠도는 향기 굽은 언덕을 둘러가고, 둥근 그림자는 화려한 연못을 덮는다. 가을바람이 이르게 올까 늘 두려운 것은 꽃잎이 다 져버려도 그대를 알지 못할까봐서이라 [浮香繞曲岸, 圓影覆華池. 常恐秋風早, 飄零君不知]"라고 하였습니다. 곡조가 매우 슬프고 처량해서, 읽는 사람을 매우 우울하게 만드는 시구입니다.
　이 시를 읽은 후 우울한 심정이 느껴지지 않으신지요? 바로 이 우울한 느낌이 바로 곡지혈의 느낌입니다. 그런데 비록 이름과 느낌은 비슷하더라도, 그 역할은 완전히 반대입니다. 곡지혈은 양기가 매우 풍족한 경혈로, 팔꿈치를 구부릴 때 팔꿈치 바깥쪽에 생기는 움푹 팬 곳이고 한쪽으로 졸졸 물이 흘러드는 연못 같은 곳입니다. 곡지라는 이름에서 '곡(曲)'은 구부러져 곧지 않은 것을 의미하며, 그렇기 때문에 곡지는 구불구불한 연못을 의미합니다. 다만 안에 저장되어 있는 것이 물이 아니라 양기인 것이죠. 손가락 끝으로 안마하면 연꽃이 연못에서 송이송이 활짝 피어오르는 모양처럼 몸 전체로 "향기"가 주입되게 하는 것과 같은 효과를 일으키게 됩니다.

곡지혈은 대장경의 합혈(合穴)로서, 경맥의 기운이 상양혈에서부터 이곳까지 이르면 최고 상태가 됩니다. 기가 매우 많아지는 것이 마치 강물이 바다로 진입하는 모양 같은데, 이 경혈이 양경에 위치하므로 이 혈을 양택(陽澤)이라고도 부릅니다. 곡지의 작용은 매우 다양합니다. 예를 들면 탈모나 경견완증후군 등에 매우 좋은 효과가 있습니다. 이런 증상이 있는 친구가 있으면, 곡지혈과 그 경혈 주변을 동시에 안마해 줍시다. 곡지혈 부근에는 종종 한의학에서 아시혈이라고 부르는 눌렀을 때 통증이 느껴지는 점이 있는데, 여기를 함께 안마해 주면 적은 노력으로도 큰 효과를 볼 수 있게 됩니다.

다만 곡지혈이 최고로 유용한 질병은 고혈압입니다. 요즘은 고혈압이 있는 사람이 매우 많으며, 고혈압 발작의 절정기는 오전 6시부터 10시, 오후 3시부터 5시로 이 시간에는 특히 주의가 필요합니다. 여기서 여러분에게 한 가지 간단한 안마법을 말하고자 합니다. 그렇게 주의를 기울이지 않아도 할 수 있는 간단한 방법입니다. 한가하여 아무일이 없는 때이거나 심지어 TV를 보고 있는 때도 할 수 있는 방법으로, 먼저 우측 손바닥을 펴고 왼팔은 가볍게 구부린 후, 우측 손바닥으로 좌측 팔의 팔꿈치 쪽을 두드리면 바로 이 두드린 부위가 곡지혈이 있는 위치가 됩니다. 이렇게 두드리면 곡지혈과 부근의 경혈을 동시에 자극할 수 있고, 우측 팔을 단련시킬 수도 있습니다. 만약 이런 방식이 무료하게 느껴진다면, 리듬에 맞춰 손바닥으로 두 번씩 두드려도 좋고, 주먹 쥔 자세로 바꿔 재미를 줘 봐도 좋습니다. 손 체조처럼 한다면 본인도 느끼지 못하는 사이에 곡지혈을 자극하면서 혈압이 안정되는 것을 느낄 수 있을 것입니다.

■ **합혈(合穴)**

오수혈(五俞穴) 중 하나로, 경맥의 기운이 사지말단에서부터 이곳까지 흘러들어 가장 성대하게 되니 물이 흘러 큰 바다로 합쳐지는 것 같은 느낌입니다. 대부분 주관절이나 슬관절 부근에 분포합니다. 12경락은 각각 한 개의 합혈을 가지고 있습니다.

- 폐경-척택
- 대장경-곡지
- 심포경-곡택
- 삼초경-천정
- 심경-소해(少海)
- 소장경-소해(小海)
- 비경-음릉천
- 위경-족삼리
- 간경-곡천
- 담경-양릉천
- 신경-음곡
- 방광경-위중

■ **고혈압**

수축기혈압 140mmHg 이상이면서 (혹은) 확장기혈압 90mmHg 이상인 경우를 고혈압이라 합니다.

경혈 취혈법

팔꿈치를 구부려 상완과 전완을 가능한 한 밀착시키면 팔꿈치에 횡문이 나타나는데, 이 횡문외측의 끝점이 곡지혈입니다.

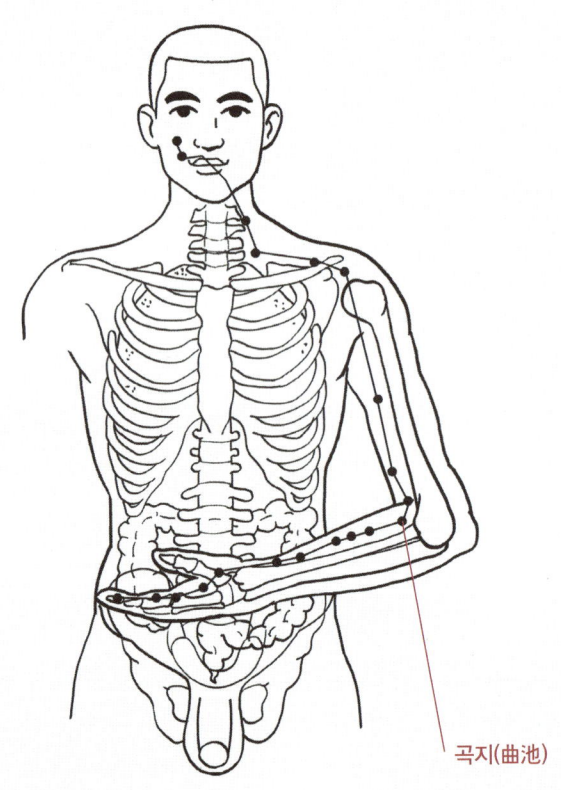

곡지(曲池)

32
견우(肩髃)
__어깨 보호혈

침 한 개만 놓아도 어깨와 팔을 자유롭게 움직일 수 있게 할 수 있다.

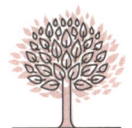

　견우혈에 대해 이야기하기 전에, 먼저 이야기할 짧은 옛 이야기가 있습니다. 중국의 수나라 말기 당나라 초기에 견권이라는 한 명의가 있었습니다. 견권의 의술은 뛰어나, 한 세대의 침구계 거장이라고 할 만 했습니다. 전해지는 말에 따르면, 노주(魯州)의 자사(刺史)였던 고적금이 풍한(風寒)에 걸려 화살을 쏘지 못했다고 합니다. 무장의 입장에서 이런 상황은 죽는 것보다 힘든 상황이었습니다. 자사는 도처의 명의를 찾아 치료해 보았으나, 모두 병을 고치지 못했습니다. 이후 견권을 찾았고, 견권은 다음과 같이 말했습니다. "매우 간단합니다. 활쏘는 자세만 유지하고 계시면, 제가 침을 놓은 후 활을 쏘실 수 있을 겁니다" 이에 자사가 활을 들고 활쏘는 자세를 취하자, 견권이 그의 견우혈에 침을 놓았고, 침을 맞은 직후 자사는 활을 쏠 수 있었다고 합니다.

이 일이 너무 놀라워, 당시 매우 널리 퍼져나갔고, 행림(杏林) 역사 상 전설적인 일로 남게 되었습니다.

요즘도 고사에 나오는 자사(刺史)처럼 어깨 질환을 앓고 있는 사람 이 매우 많습니다. 어떤 사람들은 심하면 옷을 입기 힘들어 하기도 하고, 아침에 일어날 때 어깨를 들어 올리지 못하여 매우 고통스러워 하기도 합니다. 대개 어깨가 한기(寒氣)에 상해서 이런 일이 발생합니 다. 그래서 견관절주위염을 과거에는 동견(凍肩), 응견(凝肩)이라고 불 렸으며, 이는 일종의 이미지를 표현하여 붙인 병명입니다.

견우에서 '견(肩)'은 말할 필요도 없이 어깨를 의미합니다. 이 경혈 명에서 중요한 것은 '우(髃)'입니다. '우'는 과거 우골(髃骨)을 지칭하는 말이었고, 우골의 현대명은 견갑골입니다. '우(髃)'자는 또 다른 의미 가 있는데, 골두 사이의 틈(관절을 이루는 뼈 사이의 틈)을 지칭하기도 합니다. 어깨를 들어 올리면 어깨의 전면과 후면에 각각 한 군데씩 움 푹 들어가는 곳이 생기는데, 후면의 움푹 팬 곳이 견료(肩髎)이고 전 면에 생기는 움푹 팬 곳이 견우이니, '료(髎)'와 '우(髃)'는 모두 인체 중 움푹 패여 틈이 있는 곳을 말합니다.

그렇다면 우리는 이 경혈을 어떻게 자극할까요? 몇 가지 좋은 방법 이 있는데, 가장 좋은 방법은 침대에 누워서 어깨를 이완시키고 주변 가족이나 친구에게 안마를 부탁하는 방법입니다. 이 경우, 한 번 안마 할 때 3~5분 정도면 됩니다. 이 안마가 가장 효과적이며, 부담이 없 고 편합니다.

그러나 주변에 매일 안마를 도와줄만한 사람이 없을 수도 있습니다. 그럴 때 스스로 할 수 있는 안마법이 있는데, 이 또한 매우 편리합니다. 직장인들은 일과 중 휴식 시간에 할 수도 있는데, 오른손을 왼 어깨에 걸친 후 네 손가락을 가능한 쫙 펴서 어깨를 단단히 움켜쥐고, 손바닥은 어깨 근육에 단단히 밀착시켜 어깨를 돌리며 안마하되, 동시에 네 손가락으로 꽉 움켜쥐는 동작을 합니다.

나이가 많거나 혹은 이미 어깨 통증이 심해서 들어 올리지 못하는 경우에도 간편하게 시행할 수 있는 방법도 있습니다. 먼저 도구 하나가 필요한데요. 벽이나 나무 모두 사용할 수 있습니다. 어깨를 벽이나 나무에 밀착시킨 뒤 어깨를 주축으로 하여, 벽 혹은 나무의 도움을 빌어 회전시키는 안마법을 시행합니다.

이외에도 효과가 좋은 방법이 한 가지 더 있는데, 바로 부항입니다. 먼저 불부항 몇 개와 집게, 소독솜, 95% 알코올, 라이터를 준비합니다. 부항을 들고, 집게로 소독솜을 집어 95% 알코올에 담구었다가 불을 붙인 후 재빨리 부항 주변을 스치게 합니다. 이렇게 하는 이유는 부항 내의 산소를 연소시킴으로써, 부항이 피부 위에 단단하게 달라붙을 수 있게 하려는 것입니다. 이 불부항은 인체의 한기를 제거할 수 있기 때문에 기혈이 통하지 않고 한기로 인해 발생한 동결견(견관절주위염)에 효과가 매우 좋습니다.

많은 사람들이 부항, 뜸, 괄사(刮痧), 자락요법 등에 대해 들으면 매우 무서워하거나, 혹시 아프거나 부작용이 있지는 않은지 궁금해 합니다. 사실 이런 방법들은 과거에 민간에서 일반 백성들이 병을 치료하는 방법이었습니다. 전문적인 한의사의 지도하에 조금만 시간을 들여 경락과 경혈을 자세히 알고, 몇 가지 간편한 방법을 배우기만 한다면, 스스로 건강을 조절할 수 있게 될 것입니다. 이 일이야말로 매우 가치 있지 않을까요?

■ 견권(甄權)

남조, 당나라 정관년 시대의 인물입니다. 모친의 병을 계기로 의학에 뜻을 두었고, 침구와 약물 치료 방면에 많은 업적을 세웠습니다. 정관 17년 당태종 이세민이 직접 그의 집에 방문해 양생의 도에 대해 듣고, 그에게 조산대부(朝散大夫) 관직을 수여하며, 수장(壽杖)과 수의(壽衣)를 하사했습니다. 향년 102세를 일기로 별세하였습니다.

■ 견관절주위염

오십견, 동결견이라고도 하며, 50세 전후에 호발하며, 남성보다 여성에게서 발병빈도가 더 높습니다. 일상생활 시 주의해야 할 중요 사항은 다음과 같습니다. ❶따뜻함을 유지하고, 한기는 피해야 한다. ❷무거운 물건을 들어 어깨가 손상되는 것을 피해야 한다. ❸관절을 단련하되, 그 강도를 적절히 해야 한다. ❹노인은 칼슘 섭취에 주의를 기울여야 하는데, 우유, 계란, 곰탕 등을 많이 먹는다. ❺평상시에 온찜질, 부항, 안마 등의 물리치료를 많이 시행하면, 빨리 건강을 회복할 수 있다.

경혈 취혈법

팔을 곧게 펴 밖으로 벌려 최고점까지 어깨를 들어 올립니다. 이 자세에서 쇄골 위를 따라 바깥 방향으로 짚어가다 보면, 한 개의 높이 솟아있는 점에 도달할 수 있는데, 이것이 견봉입니다. 견봉의 전하방에 움푹 들어간 한 곳이 있는데 이것이 견우혈입니다.

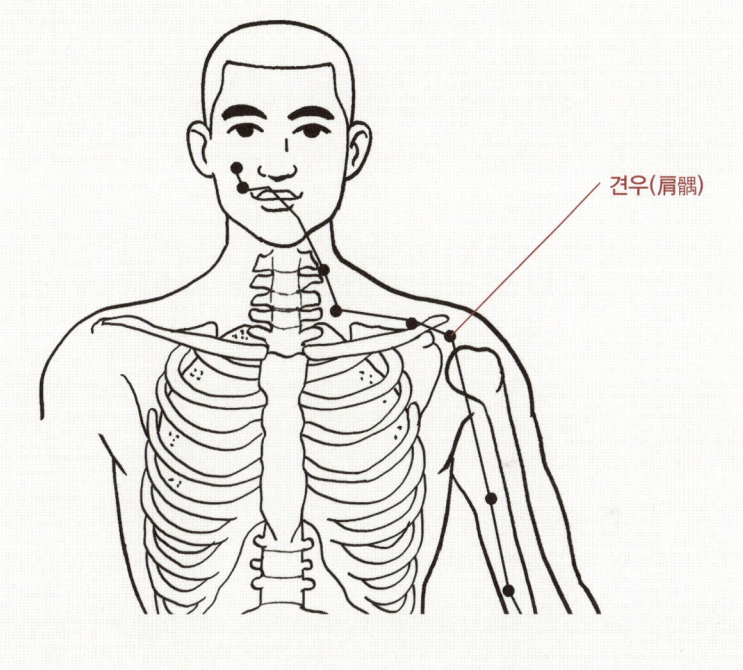

견우(肩髃)

33
영향(迎香)

__과민성 비염을 예방하는 경혈

외부 냄새를 맡는 것은 전적으로 코가 역할을 한다.

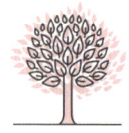

영향이라는 두 글자를 보면, 얼굴로 살랑살랑 불어오는 일종의 꽃향기를 심호흡하며 맞이하러 가고 싶은 느낌이 들지 않나요?

"냄새를 맡지 못할 때, 양쪽 영향혈 효과가 매우 좋다" 이것은 옛사람들이 영향혈의 치료 효과에 대해 결론을 내린 말입니다. '영(迎)'은 오가는 손님을 잘 접대하는 것으로 환영의 의미가 있습니다. '향(香)'이란 말은, 약간 복잡하지만, 단순히 향기만을 지칭하는 것은 아니고, 냄새와 관련된 모든 것이 함축된 표현입니다. 다만 사람의 천성이 향기는 좋아하고 악취는 싫어하므로, 경혈 이름에 '향'자를 사용한 것일 뿐입니다.

후각과 가장 관계가 밀접한 기관은 어디일까요? 우리가 심호흡으로 꽃향기를 맡을 때, 눈과 입은 닫고 코로 심호흡하지요? 반면 악취를 맡을 때는 재빨리 코를 꽉 잡을 것입니다. 왜냐하면 각종 냄새가 모두 코를 통해서 폐로 진입하기 때문입니다. 그래서 이 경혈은 코에서 매우 가까운 곳인 콧방울 양쪽에 위치하며, 외부 냄새에 대한 코의 민감도를 관장합니다.

어떤 사람들은 마치 감기에 걸렸을 때처럼 냄새를 잘 맡지 못하게 되어, 매우 괴로워합니다. 마치 외부와 연락하는 조직이 폐쇄된 것과 같은 느낌입니다. 폐는 코와 연결되며, 또한 대장과 표리관계에 있는데, 영향혈은 코 양옆에 있고 또한 이곳은 대장경의 경혈입니다. 그러므로 영향혈의 선폐통규(宣肺通竅)시키는 효과는 다른 경혈과 비교할 수 없을 정도로 좋습니다. 영향혈을 자극하면 콧구멍이 뚫려 향기나 냄새가 자연히 코로 들어올 수 있고, 냄새를 뚜렷이 구별할 수 있게 됩니다.

또한 이 경혈은 코의 기능을 강화하는 작용이 있는데, 비점막을 강화시켜 외부의 나쁜 공기에 대한 저항력을 높이는데 매우 좋습니다. 따라서 어떤 사람들은 이 경혈이 코와 밀접하게 관련된 질병인 과민성 비염에 효과가 대단히 좋을 것으로 예상하고 있습니다. 과민성 비염에 걸린 사람의 가장 큰 특징은 공기 중의 어떤 물질(예를 들면 꽃가루, 먼지, 찬 공기 등)에 특히 민감하게 반응해서, 코가 간지럽고, 막히며, 재채기가 연속해서 나오고, 맑은 콧물이 흘러내리게 된다는 것입니다. 비강은 호흡기계의 문이기 때문에, 만약 이곳에 병이 발생하면 환경의 유해한 요소들이 호흡기 계통의 병변을 조성할 가능성이 있습니다. 영향혈을 자극할 때, 엄지와 검지를 동시에 콧방울 양쪽에 놓아 코를 잡은 채로 호흡을 참고, 3~4초 후 다시 갑자기 손가락을 놓아 숨을 쉬게 해봅시다. 이 방법은 기류가 세게 코를 통과하게 하여, 비점막의 저항력을 좋게 하므로, 비염에 매우 좋은 예방 효과가 있습니다.

■ **폐와 대장은 서로 표리(表裏)**
한의학의 장부표리학설 중 하나입니다. 한의학에서는 다음과 같이 인식하고 있습니다. 폐와 대장은 경맥의 낙속(絡屬)을 통과하고 표리관계를 구성한다. 폐기의 숙강(肅降) 기능이 대장의 전도(傳導) 기능 발휘를 돕는다. 대장의 전도 기능이 정상이면 폐기의 숙강 기능을 돕는다. 폐와 대장은 마치 배우자처럼 서로 협동한다.

경혈 취혈법

영향혈은 콧방울 양옆에 있어 매우 찾기 쉽습니다.

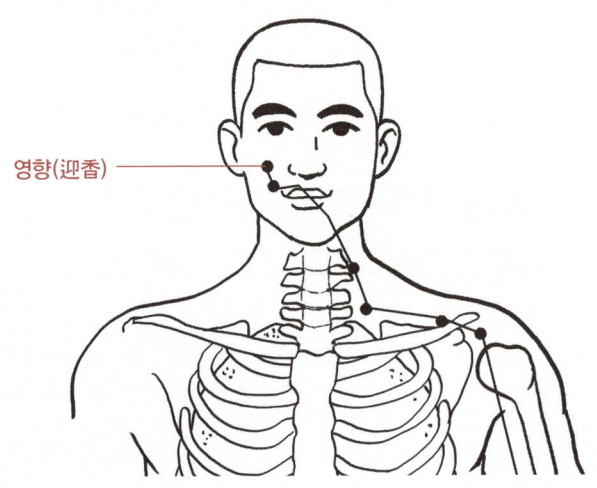

5

족양명위경

기혈을 생성하여 몸을 건강하게 하는 경맥

족양명위경은 2개의 주선과 4개의 분선으로 이루어져 있으며, 인체 경락 중에 분지가 가장 많은 경락입니다. 주로 위는 기혈을 생성하는 곳이고, 기혈은 인체 에너지를 확보하는 가장 기본이 되기 때문에 "후천의 근본"이라고 하였습니다. 질병 치료든 보건 양생이든 위경은 가장 먼저 그 대상이 되기 때문에 소홀히 할 수가 없습니다. 따라서 얼굴을 잘 가꾸고 싶거나, 건강하고 싶거나, 장수하고 싶거나, 전신이 건강하고 평안하고 싶다면, 모두 위경을 잘 통하게 해야 함을 잊으면 안 되고, 위경의 경혈들을 잊어선 안 됩니다.

34
지창(地倉)
_입가를 튼튼하게 하여, 소화기를 건강하게 하는 경혈

입은 음식물이 머무는 첫 번째 지점이므로, 충분히 음식을 머금을 수 있어야 한다.

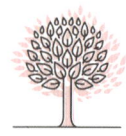

지창이라고 하면, 많은 사람들이 제일 먼저 직감적으로 지하 창고를 떠올릴 것 같습니다. 과거 사람들은 자기 집에 한 개씩 땅굴을 갖추고 술이나 양식 등을 저장하는 방식으로 음식을 보존해 왔습니다.

어떤 사람들은 이런 내용과 우리 인체가 무슨 관계가 있는지 의문을 가질 것 같습니다. 앞에서 이미 언급했듯, 옛사람들은 얼굴에서 코를 중심으로 삼등분하여 코 윗부분을 천(天), 아랫부분을 지(地), 중간부분을 인(人)이라 하였고, 이를 합하면 천지인이 됩니다. 지창혈은 입술 양쪽 끝에 있어, 당연히 '지(地)'에 해당됩니다. '창(倉)'은 창고를 지칭하며, 곡물을 저장하는 곳을 가리킵니다.

동양 사람들은 비유를 매우 좋아하는데, 한의학에서도 인체 기관을 각각의 기능 및 분배된 직무에 근거하여 비유합니다. 이 중에서도 소화기관에 해당하는 비위는 음식물을 흡수 소화시키므로 물건을 그 안에 넣어놓고 천천히 사용하는 창고의 모양과 같다 하였습니다. 따라서 창고를 관리하는 관직에 비유되어, 창름지관(倉廩之官)이라 불렸으며, 양식을 주관하는 기능이 주요 기능에 해당합니다. 그러면 비위가 창고에 비유되는 것은 도대체 어디서부터 온 이야기일까요? 바로 우리 입에서부터 비롯된 이야기입니다. 입은 음식물이 위로 진입하는 통로일 뿐만 아니라, 잠시 저장하는 기능도 동시에 갖고 있습니다. 음식물을 먹을 때, 먼저 뺨과 치아 사이에 저장해 놓고 천천히 씹어서 삼키게 됩니다. 지창혈은 바로 그 옆 부분에 있다 보니 이런 의미를 가지게 됩니다.

지창혈에는 또 다른 매우 중대한 작용이 있는데, 특히 소아의 입장에서 보면 이 경혈은 주의를 기울일만한 가치가 있습니다. 자녀를 둔 엄마라면 더욱 잘 알아두면 좋습니다. 지창혈은 침 흘리는 것, 구각염, 안면마비 등 구각 및 안면 관련 질병에 가장 좋은 치료 효과가 있습니다. 어린아이들은 침을 잘 흘리므로, 엄마들이 일종의 놀이 방식으로 아이가 잠들기 전에 입가 양쪽의 지창혈을 자극하도록 도와주는 것도 괜찮습니다. 주사나 약을 쓰지 않을 바에야, 아이들과 감정교류를 증진시킬 수도 있으니, 참 좋은 방법이라 할 수 있겠습니다.

> ■ **비위창름지관(脾胃倉廩之官)**
> 비위는 인체의 복강 내에 있으며, 후천의 근본이 됩니다. 비는 운화(運化)를 주로 하며, 생혈(生血), 통혈(統血)하고 기혈을 만드는 원천[氣血生化之源]이 되니, 생명 활력을 책임지는 원천이 됩니다.

경혈 취혈법

입가를 따라 외측으로 하나의 선을 그리고, 동시에 눈동자에서부터 아래 방향으로 하나의 선을 그립니다. 이 두 선이 만나는 교차점이 바로 지창혈입니다.

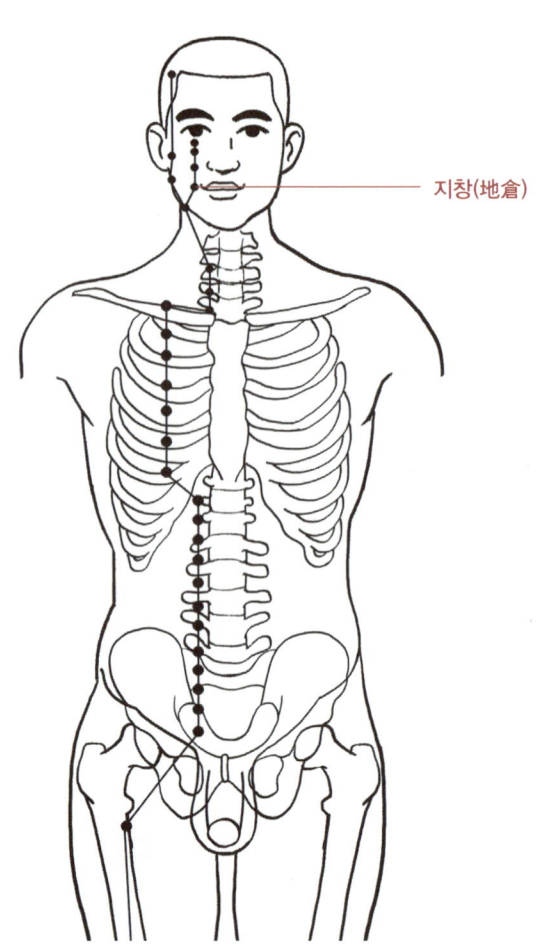

지창(地倉)

35
협거(頰車)

__노인의 느슨한 치아가 무너지지 않게 예방하며, 이를 단단하게 하는 경혈

아래턱뼈는 치아를 싣고 있는 트럭과 같다.

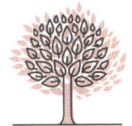

　차는 현대 시대 수많은 사람들이 애용하는 대표적 이동 수단입니다. 최초의 차는 이동뿐 아니라, 무거운 화물 운반에도 사용되었습니다. 옛날에 일종의 짐수레(양옆에 바퀴 몇 개를 차축으로 꿴 판자)를 이용하여 사람의 힘으로 운반하기 어려운 물건을 운송했던 적이 있는 것쯤은 모두들 알고 있을 것입니다. 인체에서 협거는 하악골을 지칭하는데, 이것은 무슨 의미일까요? 사람의 뼈는 모두 매우 단단하게 고정되어 있지만, 오직 하악골만은 움직일 수 있고 이러한 모양이 마치 차와 같습니다. 또한 하악골은 한 가지 중요한 특징이 있는데, 치아의 뿌리가 있는 곳이라는 것입니다. 바꾸어 말하자면, 우리가 가지고 있는 수십 개의 치아들은 하악골에 의지하고 있어 만약 하악골에 문제가 생긴다면 치아가 떨어져나갈 수 있다는 것입니다.
　이것은 차와 비슷한데, 우리가 화물을 운반하는 과정 중에 차가 뒤

집어진다면 이 화물들이 손상되지 않을 수 있을까요? 이렇듯 차와 화물은 상호의존적인 밀접한 관계를 가지고 있습니다. 사실 고대에 '협(頰)'은 '보(輔)'와 같이 사용되었는데, '협거'는 하악골, '보거'는 상악골이며, 협보(頰輔)는 잇몸을 가리키며, 이는 치아가 붙어 있는 곳입니다.

　때때로 오랜 시간 딱딱한 것(호두 같은 말린 견과류)을 씹는 동작 같은 외적 요인에 의해 치아가 오랜 시간 힘을 쓰게 되면 뺨에 통증이 느껴지기도 합니다. 특히 입을 재차 벌리거나 크게 웃을 때 귀 앞부분의 통증이 심할 수 있는데, 이 경우 가장 흔히 있는 질환이 악관절염입니다. 많은 사람들이 이것을 종종 치아 문제로 생각하고 치과 진료를 보지만, 그렇게 된 이유를 치과에서는 알지 못하기도 합니다. 사실 이 경우, 협거혈과 하관혈을 안마해 주는 것이 효과가 가장 좋습니다. 앞서 언급한 합곡혈 부분에서는 치통에 대해 언급했었습니다. 사실 치통에 대해 협거혈과 합곡혈은 각각의 역할이 있는데, 협거혈은 윗니통증, 합곡혈은 아랫니통증에 효과가 좋습니다. 윗니통증을 느낄 경우, 뺨을 볼록하게 내밀어 협거혈을 찾아 3~5분 정도 가볍게 안마를 해 주면 통증이 풀리는 효과를 경험할 수 있을 것입니다.

■ **협보(頰輔)**
얼굴 양측과 협골, 잇몸을 의미하는 말로, 사물의 의존적 이해 관계를 비유하는 말로 사용됩니다.

경혈 취혈법

협거혈은 하악각에서 전 상방으로 1횡지만큼 떨어진 곳에서 손으로 누르면 움푹 들어간 곳으로, 음식을 씹을 때 가장 높이 솟아오르는 지점입니다.

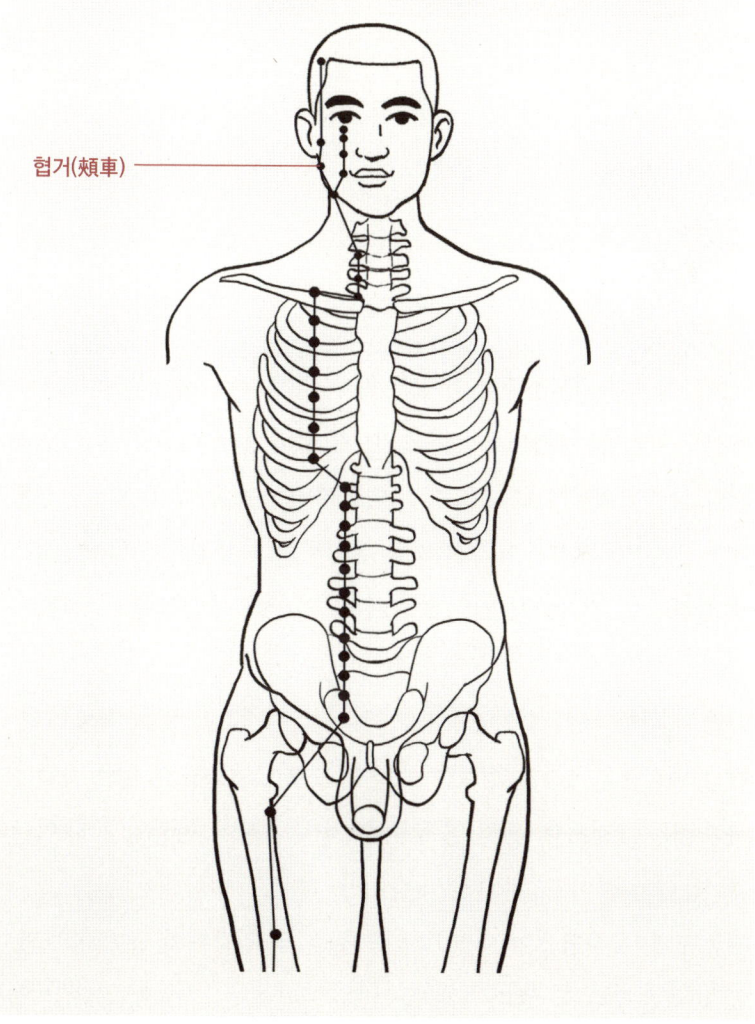

협거(頰車)

36
하관(下關)

__음양의 균형을 맞춰 병을 생기지 않게 하는 경혈

하관의 기운을 통하게 하면, 항상 미소 지을 수 있다.

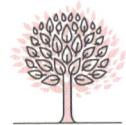

　동아시아의 심미문화는 대칭을 매우 좋아하여, 시사문장(詩詞文章)에서도 대구를 아름다운 것으로 여겨 왔습니다. 이러한 점은 인체의 경혈 상에도 반영되었는데, 이미 언급하였듯이 둘씩 상대되는 경혈이 매우 많이 있습니다. 따라서 지금 설명하는 하관혈이 있다면, '하(下)'에 상대되는 것은 '상(上)'이므로 우리 얼굴에는 상관혈도 있다는 것이 어느 정도 유추가 가능하겠죠?

　상, 하관에 대해 이야기하자면, 의심할 여지없이 많은 사람들이 운남성 대리시의 4가지 절경인 풍화설월(風花雪月)을 떠올릴 것입니다. 사람들은 그것으로 한 쌍의 주련을 써서 액자를 만들었는데, 이르기를 "상관의 꽃이오, 하관의 바람이라, 하관의 바람이 상관의 꽃으로 부는구나. 창산의 눈이오, 얼하이의 달이라, 얼하이의 달이 창산의 눈을 비추는구나 [上關花, 下關風, 下關風吹上關花, 蒼山雪, 洱海月照蒼山

雪.]"라고 하였습니다. 상하관은 모두 운남성 대리시의 지명입니다. 상관은 넓은 초원으로 꽃이 펼쳐져 있어 매우 아름다운 곳으로 알려져 있으며, 하관은 산어귀로 시원한 바람이 서서히 불어오는 곳으로 알려져 있습니다.

상관혈은 족소양담경에 속하며 눈가와 귀의 중간지점에 있습니다. 하관은 족양명위경에 속하며 귀 전방에 있습니다. 귀는 산어귀와 비슷하고, 상관혈이 위치한 곳은 평평하고 탁 트여서 초원 같습니다. 상관혈과 하관혈이 서로 대응하는 것이 마치 지명 상관, 하관이 서로 대칭되는 명소인 것과 비슷합니다. 실제 임상 진료 시에 이 두 경혈은 함께 사용되며 서로의 작용을 돕는데, 서로 관련 있는 질병을 치료합니다. 구체적인 치료 방법은 장차 상관혈 부분에서 이야기하겠습니다.

인체 내에는 이렇게 둘씩 상대되는 경혈이 매우 많은데, 상호 배합되어 사용되는 경혈은 각각 상하로 상대되거나, 좌우로 상대되거나, 심지어 머리의 어떤 혈과 다리의 어떤 혈이 대응되어 사용되는 경우도 있습니다. 한의학에서 이런 것은 특별한 상황은 아닙니다. 한의학에서는 줄곧 천인합일(天人合一) 사상을 강조해왔으며, 인체를 하나의 정체(整體)로 여기기 때문에 일률적으로 인체를 나누거나 가르지 않기 때문입니다. 머리의 질병을 다리에 나타나는 반응하는 점으로 치료할 수도 있고 반대의 경우도 마찬가지로 가능합니다. 이런 치료는 한의학에선 매우 일상적인 치료 방법입니다. 우리가 창문을 열어 바람을 통하게 하는 것과 같은데, 만약 한 개의 창문을 열면 들어오는 바람의 양이 매우 적겠죠. 그러나 만약 앞뒤로 마주보는 창문 2개를 모두 열면, 더욱 서늘한 바람을 느낄 수 있습니다. 인체에서 이렇게 상하, 좌우로 대칭되는 경혈은 바람이 통하는 앞뒤 2개의 창구가 모두 열려있는 것과 같으므로, 기혈의 운행이 더욱 잘되게 되어 더욱 빠르게 질병이 호전되게 됩니다. 앞으로 뒷부분에서도 이러한 상대되는 경혈에 대한 이야기를 계속 할 것이기 때문에, 조금 더 주의를 기울여 살펴봐주세요.

■ 풍화설월(風花雪月)

대리시 서쪽의 창산과 동쪽의 얼하이 호수는 "풍화설월(風花雪月)"이라 하여 현지에서 가장 유명한 경치입니다. 전설에 따르면 '하관풍'이라는 것은 하관 지역에서 관음이 바람병을 두드리고 뒤집었기 때문에 바람이 많이 불어 붙여진 이름입니다. '상관화'라는 이름은 상관 지역에 기이한 용녀화가 많이 펴서 그 후에 이를 상관의 여자아이라고 지칭했다고 전해집니다. 현지의 백족 여자아이들의 의복장신구가 대단히 화려하고 아름다워 마치 꽃과 같았기 때문이었다고 합니다. '창산설'은 창산 정상에 쌓인 눈을 지칭하는데, 비록 맑은 날씨라도 산정상의 은백색이 사라지지 않으며, 댐 아래의 마을에는 눈이 없는 것을 묘사한 것이라고 합니다. '얼하이의 달'은 황혼 무렵에 달이 얼하이 호수에 비쳐 풍경이 매우 아름다운 것을 말하는 것입니다. 이러한 '풍화설월'은 줄곧 대리시 현지인들이 자부심을 느껴온 대상입니다.

경혈 취혈법

태양혈에서 아래로 하나의 수직선을 긋고, 광대뼈를 따라 귀 방향으로 하나의 수평선을 그었을 때, 양 선의 교차점이 바로 이 경혈이 위치한 곳입니다.

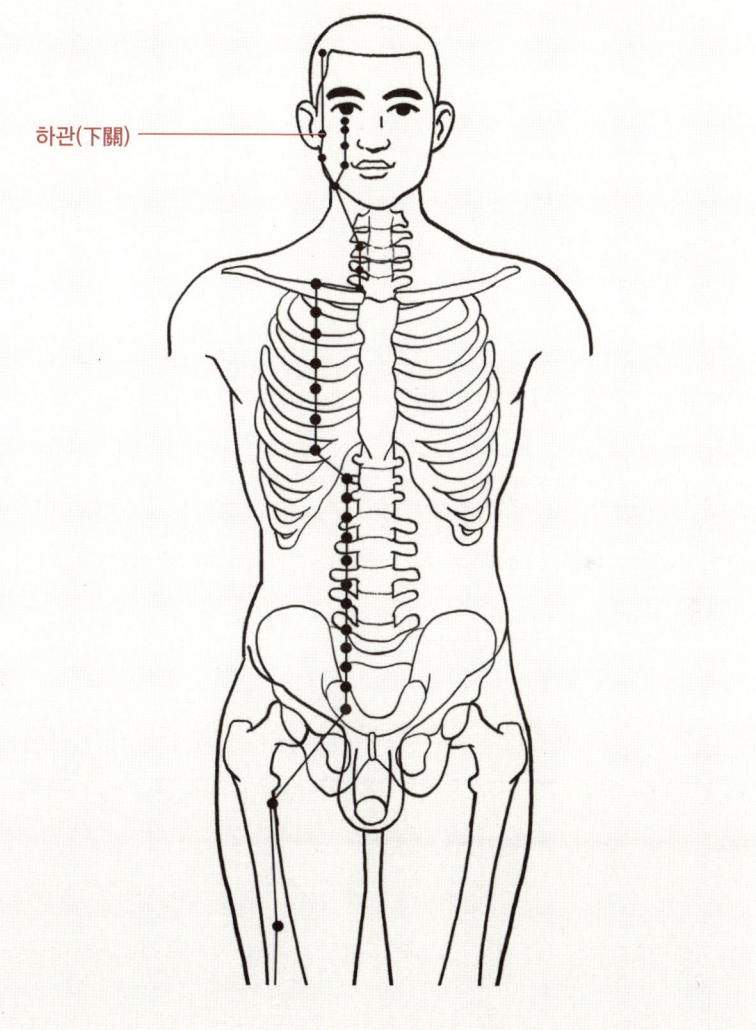

하관(下關)

5 **족양명위경**-기혈을 생성하여 몸을 건강하게 하는 경맥

37
두유(頭維)

__양쪽 측두통이 있을 때는 머리의 "평화대사"를 찾아라!

모자를 바르게 쓰면, 머리가 아플 리 없다.

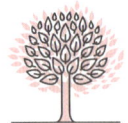

 '두유'에 대해 이야기하면 많은 사람들이 그게 도대체 무슨 물건인지 알지 못할 것 같은데, 사실 이것은 옛사람들이 머리에 걸치던 일종의 두건입니다. 소동파가 쓴 「염노교(念奴嬌)」에는 "우선관건(羽扇綸巾)"이라는 구절이 나오는데, 삼국지에 나오는 주유(周瑜)를 묘사하기 위해 사용된 문구입니다. "우선(羽扇)"은 주유가 들고 있던 부채이며, "관건(綸巾)"은 그가 머리에 두르고 있는 두건인데, 그의 침착하고 품위 있던 대군을 지휘하는 태도를 부각시킨 문구입니다. 만약 그가 쓰고 있던 모자가 비뚤어져 있었다면, 사람들에게 자신감 있게 전쟁을 지휘하는 느낌을 줄 수 있었을까요?

 여기서 우리가 지금 이야기하고자 하는 두유(頭維)혈이 등장하게 됩니다. '두(頭)'는 당연히 두뇌를 의미합니다. '유(維)'는 유지한다는 의미가 있습니다. 두유혈이 위치하는 곳은 과거에 사람들이 두건을 정리하기 위해 거울을 보면서, 두건을 단정하게 하기 위한 핀 같은 것을 고정시키던 곳에 해당하는 머리 측부의 끝 부분입니다.

이 경혈은 족양명위경의 경혈이며 족소양담경과 양유맥이 서로 만나는 곳으로, 인체의 양기를 유지시키고 보호하는 곳입니다. 옛사람들은 사유(四維)를 사지로 여겼으며, 사지는 양기의 근본이라고 생각했습니다. 이와 같은 맥락으로 두유혈은 사지와 머리의 양기를 매우 잘 유지하고 보호하는 작용이 있으며, 눈을 밝게 하고 머리를 맑고 깨끗하게 할 수 있는 효과를 가지고 있습니다.

우리가 네 손가락을 벌려서 관자놀이에서부터 뒤 방향으로 빗질을 할 때 지나가는 첫 번째 관문이 두유혈입니다. 안마할 때는 양쪽 엄지를 두유혈 위에 놓고 남은 네 손가락을 펴서 정수리 근처 부위에 편하게 올려놓은 뒤, 엄지로 두유혈 부위를 누르며 문지릅니다. 이 혈은 양명경 두통 치료에 뛰어난데, 위화상염(胃火上炎)으로 인한 두통에 특히 좋습니다. 즉 양쪽 측두부에 두통이 있을 때 일을 잠시 멈추고, 마음을 가라앉히며, 두유혈을 몇 분 동안 안마해 주면 효과가 확실할 것입니다.

■ **염노교, 적벽회고(念奴嬌 赤壁懷古)**

장강(長江)은 동쪽으로 굽이쳐 흐르면서

세찬 물결로

역사 속의 영웅과 인물을 쓸어가 버렸네

옛 보루의 서쪽은

사람들이 삼국시대(三國時代) 주유(周瑜)가 대전을 지휘했던 적벽(赤壁)이라 하네

바위들은 어지럽게 구름을 뚫을 기세로 우뚝 솟아 있고

놀란 파도가 언덕을 할퀸 후

천 더미의 눈 같은 물보라를 말아 올리네

자연이 그림 같으니

한때 얼마나 많은 호걸이 있었던가

아득히 주유가 살던 그 시절을 떠올리니

소교(小喬)와 막 혼인하고

영웅적인 자태가 만발했으리.

깃털로 장식한 부채를 들고 비단으로 만든 두건을 쓰고

[우선관건(羽扇綸巾)]

한가히 담소하는 사이에 적국의 배는 재가 되어버렸다네

마음이 고향으로 가 노닐매

정이 많던 그대가

날 보고 이미 백발이 성성해졌다고 웃겠지

인생이 꿈과 같으니

강 속에 비친 달을 향해 술 한 잔을 쏟아붓네

경혈 취혈법

두유혈의 위치는 머리 옆쪽이며, 액각 발제 0.5촌 위에 있다.

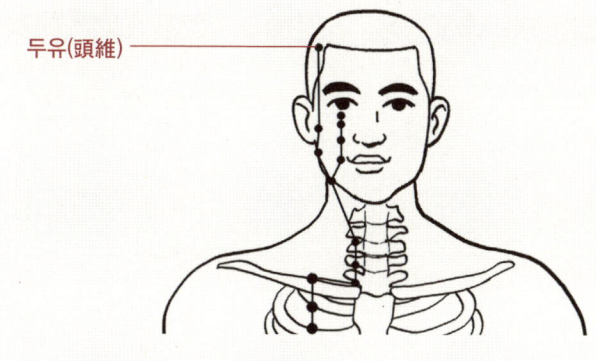

두유(頭維)

38
양문(梁門)

__위궤양 치료의 묘책

앞에 놓여있는 대들보를 부숴버리면, 질병은 공격하지 않아도 스스로 무너질 것이다.

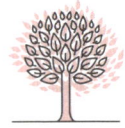

　오늘날 허베이성 서수현(徐水縣)에는 양문(梁門)이라 불리는 지역이 있는데, 이 지명은 과거 전국시대부터 있던 곳입니다. 형가(荊軻)가 진나라 왕을 찔러 명성을 떨쳤는데, 그가 진나라로 떠나기 전에 노래를 불렀던 역수강의 강물이 무수현을 지나기에 무수진이라 불렀습니다. 무수진의 북쪽은 만리장성의 문을 향하고 있는데, 이를 양문이라 칭합니다. 양문은 역수강 위를 횡단하는 한 성문입니다. 송나라 시대에 이곳은 한때 거란족에 저항했던 철옹성으로, 지정학적으로 매우 중요한 곳이었습니다.

　'양(梁)'은 횡목을 말하며, 중간에 가로놓여있다는 의미입니다. '문(門)'은 앞에서도 이야기한 것처럼 출입하는 문을 의미합니다. 양문혈은 상복부에 있으며, 중완혈에서 양옆으로 평행하게 2촌 지점에 있으며, 정확히 위(胃)의 가운데 부위에 해당합니다. 음식을 먹으면 여기서 위의 하부로 내려가는데 마치 하나의 능선[山梁, 산량]이 물과 계곡의 출입을 가로막는 것과 같습니다. 이와 관련된 한 가지 우스운 이야기가 있습니다. 옛날에 한 사람이 대나무 지팡이를 잡고 성문을 지나려고 하는데, 가로로 잡고 있어서 아무리 노력해도 지나갈 수가 없었다고 합니다. 옆을 지나가던 한 사람이 "지팡이를 세로로 잡으면 지나갈 수 있지 않을까요?"라고 하였다고 합니다.

예로부터 복량(伏梁)이라 불리던 병이 있는데, 이것은 지팡이를 가로로 잡고 성문을 지나는 사람과 같은 모습입니다. 그 문제는 위(胃)에서 발생한 것인데, 심하(心下)와 배꼽 위에 가로 놓인 들보가 있는 것과 같은 모양을 보이며, 매우 단단하여 복통을 일으킵니다. 이때 양문혈을 찾아서 자극하면 가로놓인 들보가 수직으로 세워지는 것 같아져, 장애물이 무너지고, 그 파죽지세로 질병이 스스로 없어지게 됩니다.

양문혈은 여러 경혈 중 위병에 가장 좋은 치료 작용을 나타내며, 특히 위궤양에 좋습니다. 사실 양문혈의 본 의미는 기혈이 이곳에 묶여있다는 것입니다. 현대 임상 연구를 통해 위궤양이 있는 환자에게 양문혈을 자극하면, 위점막 회복을 촉진하여 궤양의 유합을 촉진함을 알 수 있었습니다. 위궤양은 일종의 만성질병으로 장기적 조리가 필요합니다. 그래서 이러한 고통을 겪는 사람은 반드시 양문혈을 하나의 약제처럼 진지하게 생각하여 장기적으로 사용할 필요가 있습니다. 매일 아침 일어나자마자 양문혈을 3~5분 정도 안마하는 것은 위 기능 강화에 매우 좋습니다.

■ 형가자진왕(荊軻刺秦王, 형가가 진나라 왕을 찌르다)

진나라 왕 영정(嬴政)이 중원을 통일하고자 계속 각국을 공격했습니다. 그가 연나라와 조나라의 동맹을 깨뜨려서 연나라의 손실이 막중했습니다. 연나라 태자 희단(姬丹)이 진나라에 인질로 잡혀있었는데, 이 광경을 보고 몰래 연나라로 도망쳤습니다. 그는 가산을 털어 진나라 왕 영정(嬴政)을 살해할 수 있는 사람을 찾았습니다. 그는 형가(荊軻)라 불리는 기량이 뛰어난 용사를 찾았습니다. 형가는 태자 희단이 하사한 비수를 가지고 진무양(秦舞陽)과 함께 진나라로 향했는데, 희단과 흰 옷을 입고 흰 모자를 쓴 소수의 사람들에게 배웅을 받았습니다. 결과적으로 암살 시도는 실패하였고 두 사람은 모두 죽임을 당했으나, 사람들에게 무한한 감동을 주었습니다.

■ 위궤양

위궤양은 만성병으로 재발이 잦아서, 일상 관리가 매우 중요합니다. 다음 몇 가지 방면에서 주의를 기울여야 합니다.

1. 생활규율: 일상생활 조절이 필요한데, 기후변화에 주의해서 때에 맞게 의복을 입는 것에 신경써야한다.

2. 음식위생: 하루 3끼를 시간을 맞추어 정량을 먹고, 음식은 위생적이어야 하며, 부드러운 음식이 소화에 좋다.

3. 약물: 아스피린, 프레드니손(Prednisone)과 같은 일부 상용 약물은 위점막을 자극하는 작용이 있으므로, 사용 시 반드시 주의가 필요하다.

경혈 취혈법

양문혈을 찾기 전에 먼저 중완혈을 찾아야하는데, 중완혈은 배꼽 4촌 위에 있습니다. 검상돌기부터 배꼽까지의 길이는 8촌으로, 1/2이 되는 지점, 곧 4촌이 되는 곳에 위치합니다. 중완 양옆 2촌 부위가 양문혈입니다.

주: 유두와 전정중선과의 거리는 4촌이고, 1/2이 되는 곳은 2촌이 되는데 여기에서 선을 그어서 정중선과 평행하게 하나의 수직선을 그린다. (자세한 설명은 권두에 있는 사용설명서 파트를 참조) 뒤에서 이야기할 태을, 활육문, 천추, 수도혈 등이 모두 이 선 위에 있다.

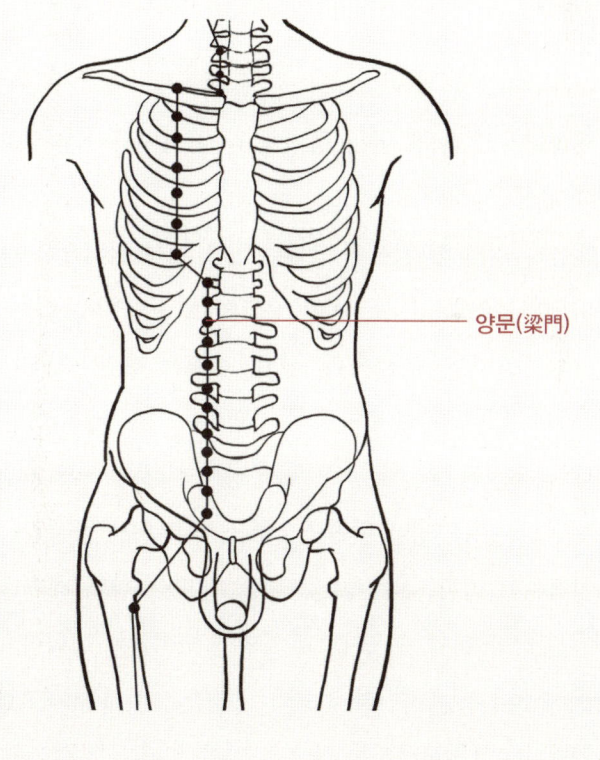

양문(梁門)

39
태을(太乙)

__땅을 갈듯 자극하면, 장부를 자윤하는 효과를 지닌 경혈

태을혈에서 비위의 청탁지기가 나누어지기 시작한다.

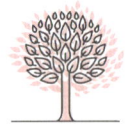

    태을이라고 하면, 아마 듣기에 따라서는 약간 심오하다고 느낄 수 있습니다.

    태을의 원래 의미는 원시, 최초이고 '을(乙)'은 '일(一)'과 일맥상통합니다. 옛사람들은 "일은 이를 낳고[一生二, 일생이], 이는 삼을 낳고[二生三, 이생삼], 삼은 만물을 낳는다[三生萬物, 삼생만물]"라고 하였습니다. 이 말은 '일(一)'이 우주만물이 생발하는 기초가 된다는 것입니다. 하늘에 태을신이 있는데, 이는 북극성으로, 하늘에서 가장 밝게 빛나며 북두칠성은 북극성을 중심축으로 삼아 주위를 회전합니다.

    인체에서 비위는 후천의 근본이 되고, 사람이 태어난 후에는 모든 영양 공급을 비위 수곡지기의 자양에 의지하게 됩니다. 태아가 탯줄이 끊어진 이후로는 비위가 인체의 생장발육의 가장 중요한 근원이 되는 것입니다. 게다가 비위는 중초에 있어 토(土)에 속하며, 오행 중 중앙

에 위치하고 다른 장부는 비위의 상하좌우를 둘러싸고 있는 것이 마치 태을이 별들의 중앙에 위치하는 것과 같습니다. 따라서 옛사람들은 이러한 형상을 본 따, 이 경혈의 이름을 태을이라고 하였습니다.

그러면 어떤 분들은 "이렇게 말하자면, 위경(胃經) 상의 어떤 경혈이든 모두 다 태을혈이라고 할 수 있을 텐데, 왜 하필 이 위치만 태을혈이라고 하나요?"라고 질문할 수 있을 것 같습니다. 해답은 태을혈의 위치에 있습니다. 태을혈은 천추 위에 있는데, 천추는 북두칠성의 첫 번째 별의 이름이며, 인체에서는 천지의 기운을 구분하는 곳으로 불립니다. 그래서 천추혈 부위는 천지의 기가 아직 구분지어지지 않은 하나의 혼돈상태인 곳으로 알려져 있습니다. 고대 전설에 후예(后羿)가 활을 한발 쏘면 천지가 혼돈의 상태에서 분리되었다는 말이 전해지기도 합니다.[1]

천기(天氣)는 시원하고 맑으며, 지기(地氣)는 혼탁합니다. 이는 마치 위장의 청탁지기와 같아서, 청기는 폐로 들어가고, 탁기는 대장으로 들어가지만 천추혈에서는 그 구분이 아직 명확하지 않은 것입니다. 천추 위에 있는 태을에서 처음으로 두 기운이 나눠지기 시작합니다. 게다가 태을혈은 소장 위치에 있는데, 소장의 구부러진 모양이 "乙(을)"자의 구부러진 형상과 비슷합니다. 그래서 사람들이 이 경혈명을 태

---

[1] 역자 주: 다음 설화와 관련된 이야기인 것으로 보입니다. 옛날 옛적 하늘에는 해가 열 개나 있었다. 해가 이렇게 많으니 내뿜는 열이 굉장하여 땅은 타는 듯 뜨거웠고, 곡식은 모두 말라버려 낟알을 걷을 수가 없었다. 사람들이 후예한테 몰려가서 방법을 내보라고 간청했다. 후예는 해들을 향해 아홉 번 활시위를 당겼다. 한 번에 하나씩, 해 아홉 개가 연이어 떨어지고 해 하나만 공중에 남아 있게 되었다. 그러자 기온이 적당하고 기후가 좋아져서 가물지 않고 농사가 잘되었다고 한다. [네이버 지식백과] 후예가 해를 쏘다 [后羿射日] (중국상하오천년사, 2008. 4. 25. (주)신원문화사)

을이라고 한 것입니다.

위경의 경혈들, 특히 흉복부에 있는 경혈들은 위장과 매우 가까이 있어서 위에 대한 조리작용이 있습니다. 다만 이 부분은 지방이 비교적 두껍기 때문에 손가락 끝으로 안마하면, 시큰하고 땡땡한 느낌이 있는 정도까지 누르기는 어렵습니다. 여기서 여러분에게 추천할만한 방법이 있는데, 이런 경혈들을 한번 자극하는 것이 매우 힘들기 때문에 우리는 이 방법을 "수지리지법(手指犁地法, 손가락으로 땅을 가는 방법)"이라고 부릅니다. 이것이 무슨 의미일까요? 봄이 오면 농부들은 땅을 갈아야하는데 딱딱한 토지를 부드럽게 하면 파종하기 쉬워집니다. 인체에서 비위는 토에 속하고 토지에 해당합니다. 이런 경혈들을 자극하는 것은 사실 "땅을 부드럽게 하는 것"과 같은 동작입니다. 주먹을 쥐면 관절의 뿌리 부분이 병렬로 놓이는 것이 마치 쟁기 모양 같은데 이것을 "손가락쟁기[手指犁, 수지려]"로 유두 부위부터 아래 방향으로 하복부 근처 사타구니의 귀래혈 근처까지 밀어줍니다. 양손으로 동시에 밀고 비비기를 매일 한 번씩 하면 비위인 "땅"이 부드러워져 영양 흡수가 매우 잘되고, 위 문제가 자연적으로 해결될 수 있습니다. 만약 피부가 아프면, 오일을 조금 발라주면 부드럽게 할 수 있습니다.

■ 태을(太乙)

태을은 숫자를 세는 방법 중 하나로 삼식지수(三式之首)입니다. 삼식지수는 태을(太乙), 기문(奇門), 육임(六壬)인데, 이는 고대의 고차원적 예측학에 해당합니다. 이 중, 태을식은 황제(黃帝)와 치우(蚩尤)가 싸울 때 생겨났다고 전해져 내려오며, 역경의 상수학에 속합니다.

경혈 취혈법

유두와 전중의 중점에서 아래 방향으로 하나의 수직선을 긋고, 배꼽 위 2촌 위치에서 하나의 수평선을 그렸을 때, 이 두 선이 만나는 점이 태을혈입니다.

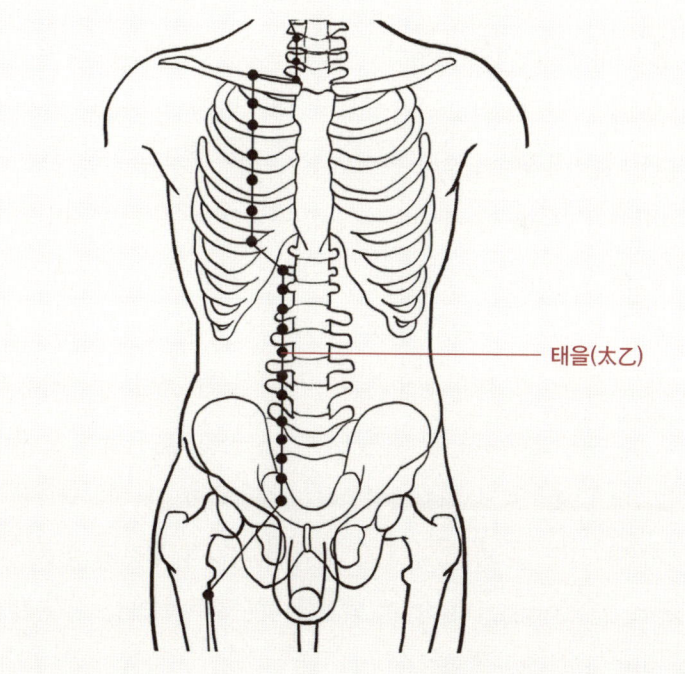
태을(太乙)

40
활육문(滑肉門)
__아름답고 날씬한 몸매를 유지시켜주는 다이어트 경혈

비위를 튼튼하게 하는 다이어트 경혈

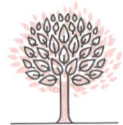

　활육(滑肉)에 대한 옛이야기가 있는데, 미식 애호가들에게는 생소하지 않을 것 같습니다. 응산현(應山縣)의 유명한 요리 중의 하나인데, 당태종 이세민이 오랜 병으로 몸이 허약해져 음식을 먹고 싶은 생각이 없어졌다고 합니다. 이에 조정 전체가 마음을 졸이며 식욕을 돋우는 음식을 구하라고 천하에 조서를 내렸습니다. 이 소식을 듣고 응산현의 제일가는 요리사 첨(詹) 씨는 장안의 황궁으로 가서 당태종을 위해 돼지고기를 사용해 기름지지만 느끼하지 않고 부드러운 요리 한 접시를 만들었습니다. 당태종이 고기를 입에 넣어 맛을 보자마자, 고기가 바로 뱃속으로 미끄러지듯이 들어갔다고 합니다. 당태종이 연속해서 몇 점을 더 먹고 나서 온 입에 향기가 머무르고 식욕이 좋아져 "활육, 활육"이라고 계속해서 외쳤답니다. 활육이라는 이 유명한 요리는 이렇게 후세에 전해졌습니다.

활육문은 이러한 매끄럽다는 의미를 딴 것으로 '활(滑)'은 매끌매끌함, 미끄러지는 움직임을 의미합니다. '육(肉)'은 근육과 살집을 의미하고, '문(門)'은 출입하는 곳을 지칭합니다. 이 경혈은 상복부에 위치하는데 배꼽 위 1촌 높이에서 정중선으로부터 2촌 떨어져있습니다. 내부에는 복막과 지방이 있고, 외면에는 푹신한 복부의 살이 있으며, 심부에는 소장이 위치하는데, 임맥의 수분혈과 나란하게 있습니다.

활육문이라 이름 붙인 또 다른 이유는 활육문의 작용 때문이기도 합니다. 우리가 알다시피, 위는 음식을 소화시키는 첫 단계를 담당하는 장기이고, 음식물이 진정한 정미(精微)로 분해되는 과정은 소장에서 이루어집니다. 음식물이 위로 들어간 후 먼저 큰 덩어리로 잘라지는 과정을 거치게 되고, 큰 덩어리는 점차 분해되어 미세한 영양 성분으로 변하는데, 거친 찌꺼기는 대장으로 들어가고 그 전에 정미한 영양 성분은 소장에서 모두 흡수됩니다. 이것은 마치 착즙기에서 과육과 과즙이 분명하게 나눠지게 되는 것 같습니다. 활육문은 바로 이 과즙이 아래로 흐르는 중요한 길목으로, 음식물이 위에서 소장으로 들어가는 대문이 됩니다. 음식물이 소장으로 진입할 수 있는 지의 여부가 이 문이 충분히 매끄러운지 여부에 달렸기 때문에 활육문이라고 한 것입니다.

그런데 활육문에 대해 말할 때, 중년 남성과 중년 부인은 특별히 더 주의를 기울여서 봐야할 필요가 있습니다. 왜냐하면 활육문의 가장 큰 작용이 담습(痰濕)을 제거하고 살을 빠지게 하는 것인데, 이 둘의 관계는 매우 긴밀합니다. 한의학에서는 "뚱뚱한 사람은 담습이 많다.

[肥人多痰濕]"고 하는데, 담습은 흔히 기름지고 느끼한 음식들로 인해 비위가 상해서 형성되거나, 내분비 기능이 실조되는 경우 쉽게 형성됩니다. 여러분 모두 가래[痰]를 봐서 알겠지만, 끈적끈적하고 상쾌하지 못한 것이 매우 보기에 좋지 않습니다. 인체의 담습도 이런 형태로 몸 안에 정체되어 있어 제거하기가 힘들고 수많은 약물로도 해결하기가 어렵지만 활육문은 담습을 제거할 수 있습니다. 그래서 담습 체질이거나 비(脾)가 허한 사람들, 다이어트를 하고 싶은 사람들은 이 경혈을 반드시 많이 이용해야 합니다. 평상시 한가할 때 이 경혈을 자극하면서 한 번 안마할 때마다 체내의 담습이 감소되고, 몸매가 날씬해지고, 신체가 건강해진다고 상상해보세요. 이러한 상상이 무궁한 동기부여가 될 수 있지 않을까요?

■ **복막(腹膜)**
복막은 전신에서 최대의 면적을 차지하며 분포가 복잡한 장액성 막으로, 피부와 소량의 결체조직으로 구성되어 있고, 얇으며 매끌매끌하고 반투명합니다. 벽측복막과 장측복막으로 나누어지는데, 이 둘은 서로 이어지며 복막강이라고 불리는 불규칙한 공간을 함께 둘러싸고 있습니다.

■ **담습(痰濕)**
대부분 음식이 적절하지 않은 경우나, 질병이 있는 경우 발생합니다. 한의학에서 담은 인체의 진액이 비정상적으로 쌓여있는 것을 말합니다. '습(濕)'은 외습과 내습으로 나눌 수 있습니다. 외습은 외부 환경으로 인해 만들어진 것인데, 예를 들면 비에 젖는 경우입니다. 내습은 소화 계통의 운화가 잘되지 않는 경우이며 일반적으로 음식과 관련이 있는데, 만약 물을 너무 많이 마시거나 기름진 음식을 너무 많이 먹으면 체내의 진액이 모이고 정체됩니다. 이는 흔히 비위기능실조나 내분비기능실조와 관련이 있습니다.

경혈 취혈법

배꼽 위 1촌이 되는 지점은 수분혈이고, 수분혈에서 양옆으로 2촌 떨어진 지점이 활육문입니다. 활육문은 태을혈 1촌 아래에 있습니다.

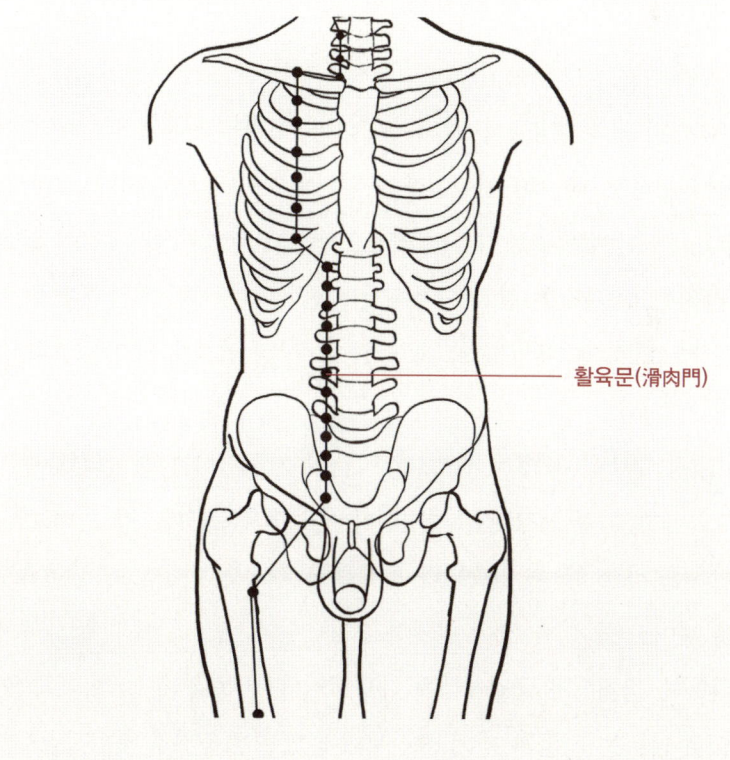

활육문(滑肉門)

41
천추(天樞)

__완고한 변비를 해결하는데 사용되는 경혈

> 천추혈은 플러그를 꼽지 않고도 유용한 것과 무용한 것을 나눌 수 있는 하나의 기계다.

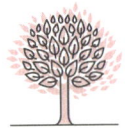

천추라는 경혈명에서 '추(樞)'의 의미는 어떤 사물의 핵심적인 부분을 의미하며, 중추나 관건이라는 의미를 가지고 있습니다. 그래서 우리는 이 단어를 교통이 사방팔방으로 연결되는 곳을 가리켜 교통의 중추나 요충지라는 말을 사용해서 표현합니다. 이런 지역은 매우 중요한 지역으로 동서남북으로 오고 갈 때, 항상 거치게 되는 일종의 중간지대입니다.

그럼 천추는 도대체 뭘까요? 이름이 천추이니까 하늘의 중추일까요? 아주 틀린 생각만은 아닙니다. 천추혈의 위치를 잘 살펴보면 그 이유를 바로 알 수 있습니다. 천추혈은 배꼽을 기준으로 양쪽으로 2촌 떨어진 곳에 한 쌍이 위치하고 있습니다. 바로 인체의 상하복부를 나누는 경계이자 중간지대에 해당합니다. 위쪽은 하늘, 아래쪽은 땅으로 나뉘는 하늘과 땅의 중간지대에 있는 요충지인 것이겠죠? 바꿔 말하면, 상반신은 양, 하반신은 음으로 천추는 음양이 전환되는 곳이기도 합니다. 그렇기 때문에 천추혈은 인체에서 "교통의 요충지"에 해당합니다.

북두칠성을 이루는 첫 번째 별의 이름이 바로 천추입니다. 천체에서 여러 별들의 운행 규율은 모두 천추가 좌지우지합니다. 천추혈의 가장 큰 기능은 횡격막 아래에 있는 장기들의 작용을 빠르게 하는데 도움을 준다는 것입니다. 위장의 소화 기능을 북돋우어 인체로 수분이 흡수되는 것을 촉진하며 필요 없는 잔여물들은 배출하게 합니다. 장의 연동 운동 능력을 증가시키고, 흉복부의 호흡이 상하로 잘 소통되도록 도와줍니다. 이렇게 다른 장기의 기능이 순리대로 돌아갈 수 있게 도와주는 기능을 보아 북두칠성의 천추별과 위치는 다르지만, 그 역할이 매우 비슷하여 천추라는 이름을 가지게 되었습니다.

이미 눈치 챈 사람들도 있을 것 같습니다만, 천추혈의 가장 큰 작용 중 하나가 바로 변비를 치료하는 것입니다. 변비는 의사들이 임상에서 아주 흔하게 만나게 되는 문제입니다. 이 변비가 주된 호소인 상태로 진료실에 온 사람들은 때때로 엄중한 상황이기도 합니다. 보름, 심지어는 한 달 동안 배변을 못해 진료실을 찾아옵니다. 정상적인 사람이라면, 하루에 한 번이나 두 번 대변을 보는 것이 정상입니다. 각각의 상황을 고려하여 2~3일에 한 번씩 대변을 보는 것도 이상하게 여기지는 않습니다. 하지만 이 정도 간격을 넘어서도 대변을 보지 못한다면 이미 정상 상황은 벗어났다고 볼 수 있습니다.

"그런 게 무슨 큰 병이냐?"고 생각해서 병원에 오지도 않습니다. 그냥 스스로 이런저런 약들을 구해서 먹기도 합니다. 그런데 생각보다 변비의 종류는 매우 다양합니다. 그런데 대부분, 원인을 제대로 파악하지 않고 대증요법으로 무조건 사하시키는 약만을 사용합니다. 그래서 많은 사람들이 변비와 관련된 문제를 해결하지 못할 뿐 아니라, 시간이 갈수록 더욱 더 엄중한 문제가 생기게 됩니다. 또 어떤 분들은 "나는 의사가 아닌데 어떻게 그 종류를 분명하게 구별할 수 있겠는가?"라고 묻기도 하십니다. 이럴 때 저는 천추혈에 대해 설명해 드립니다. 인체에 있는 경혈들은 모두 쌍방향적 조절작용을 가지고 있습니다. 그래서 경혈들만 잘 활용해도 병 없이 건강하게 살 수 있도록 만들어져 있습니다. 완벽히 안전하다고만은 할 수 없는 "약물" 외에도 병을 치료할 수 있는 안전한 방법이 따로 있는 것입니다. 매일 배꼽 양쪽의 천추혈을 부드럽게 50~100번 정도만 눌러 주세요. 엄지손가락을 사용하면 되는데, 손관절이나 손바닥을 사용해서 눌러도 좋습니다. 보통 사람들은 이틀만 이렇게 안마해줘도 바로 효과를 느낄 수 있습니다.

당연히 특별한 원인이 없는 변비 외에도 기질성 질환으로 인해 발생하는 변비도 있습니다. 대장암으로 발생한 변비가 여기에 해당합니다. 이럴 때는 바로 병원에서 치료받아야만 합니다. 따라서 장기간 꾸준히 안마를 했음에도, 목표로 삼았던 문제가 해결되지 않을 때는 집에서 문제를 해결하려 끙끙대지 말고, 즉각 병원에 방문하여 검진 받는 것이 좋습니다.

■ 변비(便秘)

한의학에서는 변비를 다양하게 분류하고 있습니다. 냉비(冷秘), 열비(熱秘), 기비(氣秘). 냉비는 온비난위(溫脾暖胃), 열비는 자음청열(滋陰淸熱), 기비는 보기(補氣)해줘야 합니다. 이것은 바로 한의학의 "차가우면 따뜻하게 하고 [寒則熱之, 한측열지], 뜨거우면 차갑게 하라 [熱則寒之, 열측한지]"에 해당합니다. 이렇게 증(證)에 맞추어 치료를 해야 하며, 마구잡이로 약을 써서는 안 됩니다.

경혈 취혈법

천추혈은 배꼽 양쪽에서 2촌 부위에 위치합니다.

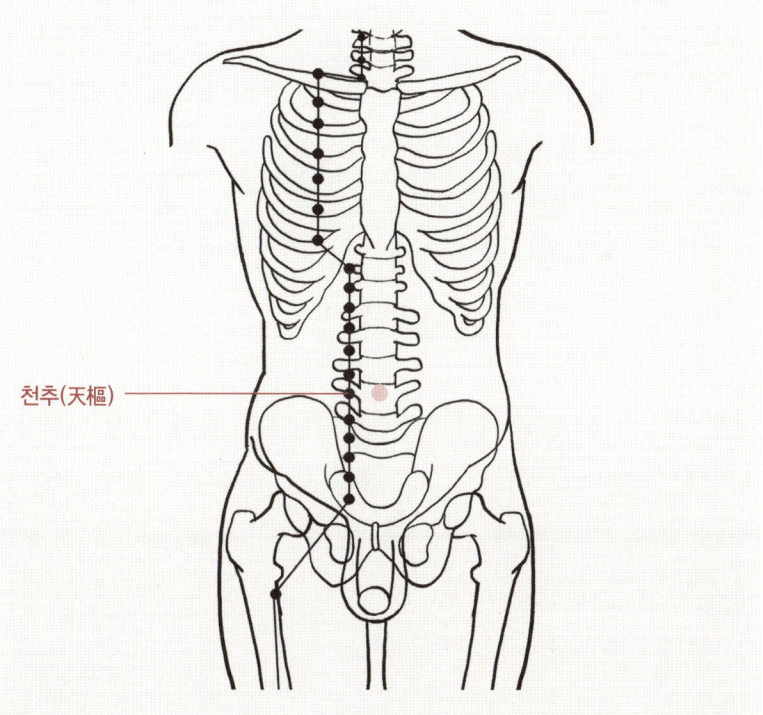

천추(天樞)

42
수도(水道)

__생리통 문제에 대한 통쾌한 해결책

물이 흘러내려 오는 도랑에 비유되며, 체내의 쓰레기를 배출시킨다.

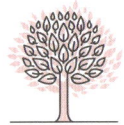

  수도(水道)라는 경혈을 쉽게 설명하자면, 바로 수액을 운반하는 통로에 비유할 수 있을 것 같습니다. 농사에는 관개시설이 필요합니다. 그래서 농촌에서는 강에서 논까지 물을 공급하기 위해 물길을 만들기도 합니다. 수도라는 이름을 통해 우리는 이 경혈이 치수(治水)와 깊은 관련이 있다는 것을 유추할 수 있습니다.

  인체의 흉복부를 잘 관찰해 보면 3개의 경혈이 물과 관련되어 있습니다. 바로 수돌(水突), 수분(水分), 수도(水道)입니다. 각각은 위치에 따라 상, 중, 하초로 나눌 수 있습니다. 옛사람들은 "삼초는 결독지관(決瀆之官)으로 여기에서 수도(水道)가 나온다"고 했습니다. 여기서 결독은 수도가 소통됨을 의미합니다. 우리 몸에서 이 삼초라는 장기는 수도를 통제하고 조절하여, 인체의 수액을 총괄합니다.

  여기서는 상·중·하 삼초 중에서 하초가 가장 중요합니다. 한의학의 고전인 『황제내경(黃帝內經)』에서는 방광을 관직에 빗대어 주도지관(州都之官)이라고 비유했습니다. 주도를 옛날에는 "주저(洲渚, 강 가운데에 위치한 모래톱)"라고 불렀는데, 이것은 물 가운데에 있는 사람이 거주할 수 있는 곳을 가리킵니다. 따라서 주도 같은 단어를 이용하여 방광에서 삼초의 수액이 모두 집합하고 여기서 몸 밖으로 배출되는 것을 표현한 것입니다. 수도혈은 바로 이 방광의 바깥쪽 표면에 있어, 방광의 수액을 운화(運化)시키는 작용과 관련성을 보이며, 이 작용이 수도혈의 대표적인 작용과 관련됩니다.

그래서 수도혈은 신체 내 물을 다스리는데 [治水, 치수] 좋은 효과를 가지고 있습니다. 일체의 수액과 관련된 문제, 예를 들어 소변이 나오지 않거나, 삼초에 열이 모이는 [三焦熱結, 삼초열결] 등의 문제를 해결합니다. 이 경혈은 많은 여성에게 복음과도 같은 경혈이기도 합니다. 특히 젊은 여성들은 매달 생리 전 며칠간 아랫배 통증에 시달립니다. 이런 증상들은 월경이 잘 뚫리지 않아, 한응기체(寒凝氣滯, 한기가 뭉쳐 기가 정체)로 인해, 생리의 경로가 막혀있거나 월경혈의 배출에 장애가 발생하여 아랫배에 정체되어 발생합니다. 매우 힘든 증상 중 하나로 마땅한 해결책이 없는 것이 현실입니다.

가장 중요한 해결 방법은 바로 수도를 소통시키는 것입니다. 자궁 안쪽 벽에서 떨어져 나온 월경혈이 부드럽게 몸 밖으로 배출되게 해줘야 합니다. 수도혈은 이 치료법의 일등공신입니다. 만약 안마하기가 싫거나, 귀찮다면 따뜻한 물주머니를 매달 생리 전 며칠간 잠자리에 들기 전 수도혈에 10~30분 정도 붙여보세요. 동시에 손바닥으로 수도혈 부위를 가볍게 눌러주면, 그 효과는 훨씬 좋아집니다.

■ 하초(下焦)
삼초의 하부로 일반적으로 배꼽 이하의 부위를 지칭합니다. 신장, 방광, 대−소장, 자궁 등을 포괄하며 청탁(淸濁)을 분별하여 방광에 들어가게 하며, 노폐물을 배설시키는 작용을 하고, 그 기(氣)는 하행하는 특성이 있습니다.

경혈 취혈법

배꼽에서 옆으로 2촌 위치에 있는 상하 수직선, 배꼽 아래로 3촌 떨어진 곳에 그릴 수 있는 수평선이 만나는 지점에 위치합니다. 관원혈과 수평으로 위치하며, 관원혈 바깥쪽 2촌 위치에 존재합니다.

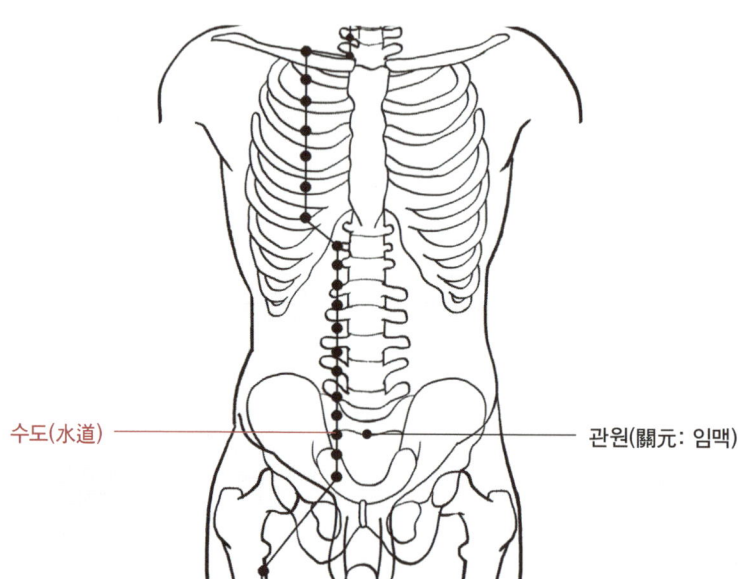

수도(水道)

관원(關元: 임맥)

43
양구(梁丘)

_급성 진통 효과를 가지고 있는 위경련 치료 경혈

양식을 축적하는 구릉으로 이곳은 기혈이 매우 풍성하다!

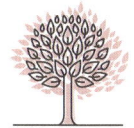

양구혈이라는 이름에서 '양(梁)'은 양(糧, 양식 양)과 발음이 같아 양식을 의미하고, '구(丘)'는 구릉, 언덕을 의미합니다. 그래서 양구는 양곡이 모여 있는 곳이라고 간단하게 생각하면 됩니다.

가을에는 곡식이 익습니다. 이 곡식들을 추수하게 되면, 정미를 위해 기계에 넣고 가공합니다. 이렇게 가공한 쌀을 쌓아 두면 산봉우리 같은 모양을 보입니다. 이 모습을 보았을 때, 한 해 동안 고생한 농민들이 가장 기뻐합니다. 한의학에서는 비위(소화기 계통)를 후천의 근본[後天之本, 후천지본]으로 보며, 바로 수곡(水谷)을 소화시키는 장기로 봅니다. 이 수곡 중에서 '곡(谷)'이 매우 중요한데, 이 곡식은 바로 추수후 가공 과정을 거쳐 산더미 모양으로 쌓아둔 것입니다. 오곡은 인체 영양의 기본 물질입니다.

양식이 소화되는 과정을 거친 후에는 인체에서 가장 중요한 기본 물질인 기혈(氣血)로 변화됩니다. 양구혈은 대퇴부 앞면 무릎뼈 근처에 위치합니다. 무릎을 굽힐 때 무릎뼈 윗부분의 조금 도드라지는 곳에 위치하고 있습니다. 이 근처에는 큰 뼈가 만져지는데 이것이 마치 하나의 들보 같습니다. 융기된 근육은 작은 언덕 같은 모양인데, 이런 곳이 항상 기혈이 모이는 곳입니다. 이 경혈은 위경의 극혈(郄穴)이며, 양곡이 쌓여 작은 언덕 같은 모습을 보이고 있는 것에 착안하여 양구라 이름 붙었습니다.

양구혈의 가장 큰 작용은 위경련을 치료하는 것입니다. 위경련으로 배가 아플 때는 바로 양구혈에 안마해 보세요. 엄지를 이 경혈에 올려놓고, 강하게 눌러 통증이 느껴질 때까지 압력을 주며 눌러보세요. 한 번에 20초 정도 압력을 가하고 5초가량 휴식한 뒤 다시 눌러주세요. 이런 식으로 몇 번 반복하면 위경련으로 인한 통증이 즉각 소실될 수 있을 것입니다.

또한 위경련으로 인한 통증 외에도 보통의 위 통증에도 진통 효과가 있습니다. 그리고 여러 원인으로 명치 부위가 아플 때도 통증을 경감시킬 수 있습니다. 다만 원인이 명확하지 않은 채, 지속적으로 복부 통증이 있을 때는 일단 양구혈을 안마하여 고통을 경감키고, 즉시 병원에 방문하여 검사를 시행하여 만일을 대비하길 바랍니다.

■ **극혈(郄穴)**
경맥의 기혈이 모이는 수혈(腧穴)로 대개 팔꿈치, 무릎관절 이하에 분포하고 있습니다. 십이경맥과 음양교맥, 음양유맥에 각각 1개씩, 총 16개의 극혈이 있습니다.

- 폐경-공최(孔最)
- 대장경-온류(溫溜)
- 심포경-극문(郄門)
- 삼초경-회종(會宗)
- 심경-음극(陰郄)
- 소장경-양노(養老)
- 비경-지기(地機)
- 위경-양구(梁丘)
- 간경-중도(中都)
- 담경-외구(外丘)
- 신경-수천(水泉)
- 방광경-금문(金門)
- 음유맥-축빈(築賓)
- 양유맥-양교(陽交)
- 음교맥-교신(交信)
- 양교맥-부양(跗陽)

경혈 취혈법

무릎뼈 윗면의 바깥쪽에서 2촌 위에 위치합니다.

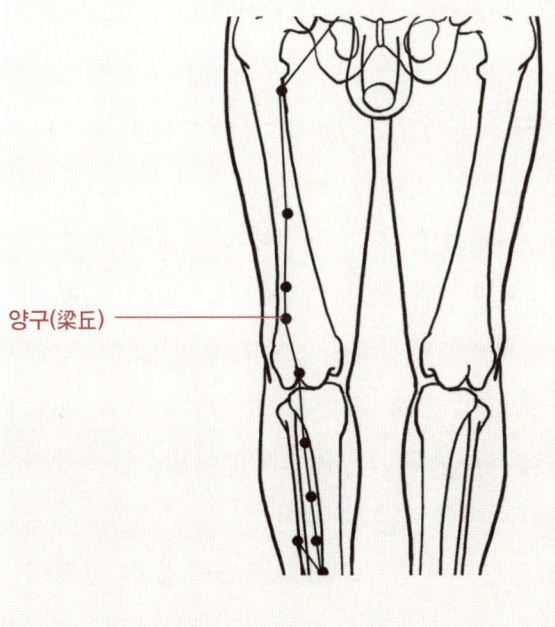

양구(梁丘)

44
독비(犢鼻)

__무릎 관절염 치료에는 슬안(膝眼)을 사용하자!

밭을 가는 소 같은 모양을 하고 있어 아주 힘든 상황을 참고 견뎌낼 수 있다.

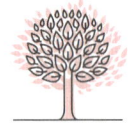

　이 경혈의 이름인 독비(犢鼻)는 속어에서 소의 코를 가리킵니다. '독(犢)'은 예로부터 소를 의미했으며, 민간에서는 우독자(牛犢子)라는 말을 사용하여 "처음 태어난 송아지는 호랑이를 무서워하지 않는다. [初生牛犢子不怕虎]"라는 오래된 속담도 있습니다.
　이 경혈과 소의 코가 무슨 관계인지 궁금해 하실 분들도 계실 것 같습니다. 우선, 이 경혈의 위치를 한번 봐주세요. 독비혈은 무릎에 있고 무릎뼈와 슬개건 바깥쪽에 함몰된 곳이 하나 있으며, 그 반대쪽 안쪽에도 함몰된 곳이 있어 슬개건을 중심으로 양쪽이 움푹 패여 있음을 볼 수 있을 것입니다. 동물들의 코는 거의 이렇게 양쪽 두개의 콧구멍과 그 사이 중간 부위로 구성됩니다.
　그럼 다시 또 "수많은 동물이 있는데 왜 하필 소인가?"에 대해 의문을 품으실 분들도 있을 것입니다. 이건 좀 간단한 문제입니다. 이렇게 생각해 보시죠. 독비혈은 위경에 있고, 위경은 오행 중 토(土)에 속합니다. 주역으로 불리는 고서 『역경(易經)』에서 소는 항상 제일 일을 많이 하고, 고통스러운 일을 하면서도 잘 참아내는 후덕함 때문에 팔괘 중 곤괘(坤卦, 땅)에 비유됩니다. 그러니 소의 코라는 의미를 지닌 독비가 이 경혈을 이름으로 적합한 것 같지 않나요?

독비는 무릎뼈 부근에 위치하여, 아주 흔한 증상 중 하나인 무릎관절염, 무릎뼈 통증에 좋은 효과를 보입니다. 안마를 할 때는 우선 엄지와 검지를 굽혀 소의 코에 주로 끼워두는 코뚜레 같은 반원 모양을 만든 뒤, 손바닥을 무릎뼈 위에 대어두고 엄지와 검지로 안쪽과 바깥쪽 각각의 무릎뼈 밑 함몰된 곳을 부드럽게 문질러 자극하면 됩니다. 아플 때만이 아니라 평상시에도 이곳을 안마하면 관절염을 예방할 수 있습니다. 관절염은 그 자체가 만성 질환입니다. 무릎뼈는 연령이 증가하며 점차 퇴화합니다. 이곳을 자주 안마하면 무릎뼈의 노화를 방지할 수 있습니다.

> ■ 말은 하늘이 되고, 소는 땅이 된다. [馬爲天, 牛爲地]
> 『역경(易經)』에서는 팔괘를 8가지 동물을 이용하여 비유했습니다. 건(乾)은 말, 곤(坤)은 소, 진(震)은 용, 손(巽)은 닭, 감(坎)은 돼지, 이(離)는 꿩, 간(艮)은 개. 이것은 각 동물의 품성을 토대로 비유한 것입니다.

경혈 취혈법

의자에 앉아 무릎을 90도로 굽히고 무릎뼈 하면의 수평선과 무릎뼈 정점 상에서의 내외측 변에서 수직선을 그어 만나는 지점 양쪽에 해당합니다. 양 함몰점을 각각 외슬안과 내슬안으로 부르는데, 이 중에서 외슬안이 독비혈에 해당합니다.

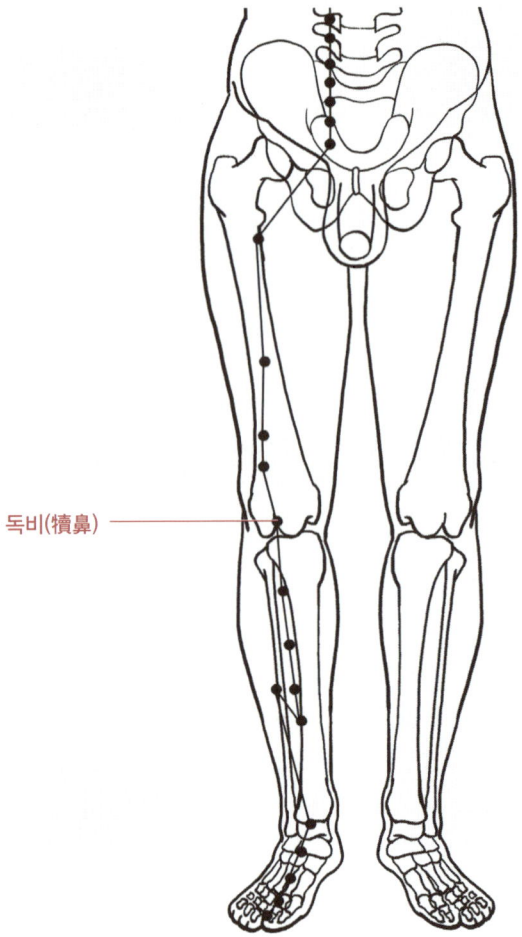

독비(犢鼻)

45
족삼리(足三里)
__둘째가라면 서러운 최고의 보건혈

> 보양 효과가 있는 씨암탉 같은 경혈

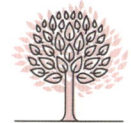

　족삼리혈은 명성이 자자한 경혈로 모르는 사람이 없을 정도입니다. 항간에는 "족삼리를 항상 만져주면 씨암탉을 먹은 것 같은 효과를 볼 수 있다"는 말이 전해져 내려옵니다. 씨암탉과 족삼리가 무슨 관계가 있을지 궁금하시죠? 선조들은 일찍이 씨암탉이 신장(腎臟)을 보하며 정기를 보충하며, 혈을 보하고 음기를 길러 좋은 보익작용을 가지고 있다는 것을 알고 있었습니다.

　오랜 시간의 관찰을 거쳐 선조들은 족삼리에도 이런 작용이 있음을 발견하였고, 족삼리혈을 자극하면 소화기 기능이 매우 좋아져 씨암탉을 먹은 것과 별다른 차이가 없음을 알게 되었습니다. 과거 궁핍했던 시절 닭을 먹는 것이 쉬운 일은 아니었겠죠? 그래서 선조들은 씨암탉 대신 족삼리혈을 항상 안마하며 자신의 체질을 강화시키는 방법을 사용했습니다.

동아시아 국가들에서는 예로부터 많은 시(詩)가 있었습니다. 이 시라는 것이 오로지 글을 쓰고 읽는 사람들만의 것은 아니어서, 평민들도 자주 시를 지어 노래로 부르곤 했습니다. 그래서일까요? "몸이 편하고 싶으면, 삼리를 가만두지 마라!" 같은 일반 백성들의 일상생활 속에서 사용하던 시구들이 지금까지도 전해져 내려옵니다.

이외에도 또 유명한 구절이 하나 있습니다. "복부는 삼리에 머문다. [腹部三里留]"라는 말이 있는데, 이것은 사총혈가(四聰穴歌) 중 한 구절입니다. 옛 민간 의사들의 경험을 토대로 한 이야기인데, 족삼리로 복부의 질병을 치료 조절할 수 있다는 의미입니다. 그리고 족삼리는 인체의 삼초(三焦, 몸통의 상중하)를 모두 조절하는 능력이 있어 전신 질환도 치료할 수 있고, 이전에 설명했던 수삼리와는 상하로 서로 대응되는 경혈이기도 합니다.

사실 우리는 무의식중에 항상 스스로 족삼리혈을 안마하고 있습니다. 많은 사람들이 다리를 꼬는 습관을 가지고 있죠. 한쪽 다리를 다른 쪽 다리 위에 얹어 무릎뼈 위에 놓는데 바로 그 무릎뼈 위에 놓이는 부분이 족삼리혈에 해당합니다. 이렇게 다리를 꼬고 있으면 족삼리혈이 알아서 자극됩니다. 이런 관점에서 어쩌면 인체는 만들어질 때부터 이렇게 스스로 무릎뼈를 이용하여 족삼리혈을 안마하여 인체에 부족해진 기혈을 보충할 수 있게 세팅되었던 것은 아닐까요?

당연히 다리를 꼬고 앉는 자세는 예의에 어긋나므로 다들 이 습관을 고치려 노력하지만 잘 고쳐지지 않습니다. 그럼 한 번 반대로 생각해 볼까요? 사실 신체의 기혈이 증강되면 이런 자세를 통해 우리가 기혈을 조절할 필요가 없지 않을까요? 곧 기혈이 좋아지면 알아서 이런 나쁜 습관이 자연스럽게 없어질지도 모릅니다.

그래서 간단한 안마 방법을 하나 추천해 드리고자 합니다. 비경과 위경 두 경락을 동시에 자극하는 방법으로, 두 다리를 꼬고 앉는 자세를 조금 변형시킨 것인데 저는 '4자 모양 다리'라고 이름 붙여 보았습니다. 한쪽 다리는 쫙 펴고, 반대쪽 다리를 들어 올린 후 무릎을 굽혀 4자 모양을 만들도록 원래 펴 둔 다리 위에 올립니다. 이런 방식으로 다리를 교대하며 계속 위를 향해 4자 모양의 탑을 쌓아가듯 방향을 바꿔 올려줍니다. 이 방법이 복잡하면 그냥 양반다리를 하는 방법이 있습니다. 이렇게 하면 우리 눈에 보이는 다리 윗부분이 비경, 아랫부분이 위경이 됩니다. 양쪽 엄지는 치켜들고 나머지 네 손가락은 모아서 아래로 향하게 한 후, 손바닥을 대퇴부 뿌리 부분에 대어놓은 후, 눌러주면서 발쪽으로 밀어 내리면 비위 두 경락을 동시에 간단히 자극할 수 있습니다.

하지만 아직도 족삼리의 작용에 대해서는 궁금한 분들이 많을 것 같네요. 사실 이 경혈은 작용이 너무 많아 단순히 한두 구절로 명확히 표현하기 어렵습니다. 요약하자면 족삼리혈은 우리 몸의 건강을 지켜주는 경혈입니다. 그래서 소화기 계통의 질환 예를 들어 만성 위염, 위궤양, 그리고 고혈압, 빈혈, 심지어 암환자의 방사선 치료 후 백혈구 감소 등에도 치료 작용을 보입니다. 현대 임상 연구를 통해서도 족삼리혈을 자극하면 면역 단백질과 백혈구에 모두 영향을 준다는 것이 밝혀져 인체에 아주 큰 영향을 주고 있음이 설명되기도 했습니다.

사실 신체가 평소 건강한 사람들은 전혀 문제가 안 됩니다. 문제는 건강하지 못한 사람들인데요. 그런 사람들은 관심을 가지고 시간과 장소에 구애받지 말고 앞서 설명했던 방법으로 족삼리혈을 안마를 해 보길 바랍니다. 안마로 만족이 안 되면, 건강해지길 원하는 사람들은 정기적으로 이 경혈에 뜸을 떠주면 좋습니다. 방법이 중요한 것이 아닙니다. 건강을 유지하고 싶을 때, 족삼리를 떠올리는 것이 관건입니다. 생각날 때마다 족삼리를 위로해 주세요. 족삼리가 원망이나 후회가 없다고 하면, 우리의 건강도 잘 지켜지고 있을 것입니다.

경혈 취혈법

종아리 전면부에 있는 큰 뼈를 경골이라고 합니다. 이 경골의 중심에서 중지로 1횡지 정도 바깥쪽 선을 잡고, 독비혈에서 3촌 정도 밑으로 선을 내려 긋습니다. 이 두 선이 만나는 지점이 족삼리혈입니다.

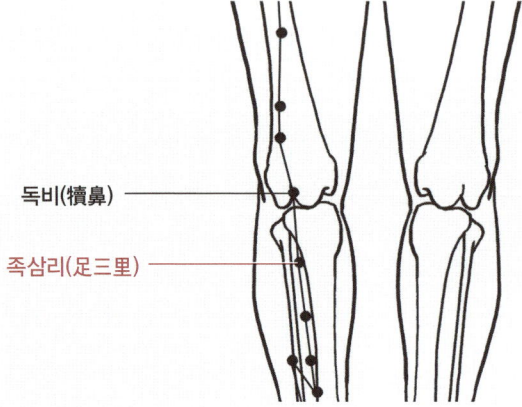

독비(犢鼻)
족삼리(足三里)

46
상·하거허(上·下巨虛)

_급성 충수염과 유선염에 사용되는 응급혈

맹호에게 쫓기는 상황처럼 배고픔을 잊게 하며, 내 다리를 빠르게 해준다.

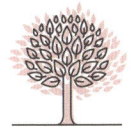

거허혈에 대해 언급하기 전, 『사조영웅전(射雕英雄傳)』에 등장하는 한혈보마(汗血寶馬)를 생각해보죠. 이런 말은 다리가 매우 튼튼해 어디든 닿지 못할 곳이 없으며 삼일 밤낮을 뛰어 다닐 수 있다고 합니다. 위급할 때, 이쪽 산꼭대기에서 저쪽 산꼭대기로 뛰어 다니는 것도 가능하여 주인을 다치지 않게 보호할 수도 있습니다.

거허혈이라는 이름에는 두 가지 의미가 함축되어 있습니다. 하나는 하늘을 의미하고, 또 하나는 틈을 가리켜 마치 양쪽에는 큰 산 두 개가 싸고 있는 움푹 들어간 모습을 표현한 것입니다. 여기서 산은 종아리에 있는 두 개의 견고한 뼈(경골과 비골)를 가리킵니다. '거(巨)'는 거대하다는 의미, '허(虛)'는 공허, 공극이라는 의미로 둘을 합치면 거대한 틈을 의미합니다.

또한 옛날에 거허는 한 동물을 지칭하는 단어로 사용되기도 했습니다. 이 동물은 매우 잘 달리는 나귀 같은 종이었습니다. 한 필의 말이 산봉우리에서 놀다가 날개를 단 듯 강을 뛰어넘고 이 산에서 저 산으로 뛰어다니는 모습을 상상할 수 있을 겁니다.

그럼 도대체 이 동물이 인체와는 무슨 관계가 있을까요? 거허혈은 종아리의 바깥쪽 부분에 있습니다. 우리가 달릴 때, 두 다리의 움직임이 큰 역할을 합니다. 특히 종아리는 거허처럼 잘 달릴 수 있게 하는 역할을 합니다. 상·하거허는 두 필의 말이 앞뒤에서 마차를 끌고 가는 형상을 하고 있으며, 아래위로 3촌씩 떨어져 위치하며 인간의 주행 능력을 함께 관리합니다.

이 두 경혈은 족삼리 아랫부분에 위치하는데 정확한 위치를 찾기 쉽지 않습니다. 그래서 앞서 설명했던 '손쟁기' 방법을 추천합니다. 손을 권투할 때처럼 모아 쥐고 네 손가락의 중간관절로 무릎뼈 밑 부분에서 아래쪽(발목 쪽 방향)으로 대고 아래쪽 방향으로 밀며 눌러줍니다. 이렇게 하면 족양명위경에 위치한 많은 경혈들을 한꺼번에 자극하여 영양을 흡수하는 작용이 매우 좋아집니다.

이 두 경혈의 작용은 상당히 기이하고 특이합니다. 한의학에서는 상거허를 대장의 하합혈(下合穴), 하거허를 소장의 하합혈이라고 했습니다. 하합혈은 육부(六腑)의 기가 하지에 위치한 삼양경(三陽經)의 경혈에 나타나는 부위입니다. 상거허는 급성 충수염에, 하거허는 급성 유선염에 사용되며 두 경혈 모두 급성 발작을 일으키는 질환에 사용됩니다. 인체의 모든 경혈은 쌍방향 작용이 있어 병이 없을 때는 예방을, 병이 있을 때는 치료를 합니다. 급성 발작이 일어났을 때는 안마를 해서 신속하게 치료 효과를 보아야 합니다. 하지만 벌써 큰 일이 벌어졌을 때는 한 번씩 치료 효과를 내기 어렵기도 합니다. 따라서 평상시 몸을 건강하게 보호하는 수단으로 이 두 경혈을 많이 안마해 주세요. 병을 미연에 막을 수 있는 조치이자, 자신에게 주는 예방 방침이기도 합니다.

경혈 취혈법

족삼리혈에서 3촌 밑이 상거허, 상거허에서 다시 3촌 밑이, 곧 족삼리에서 6촌 밑이 하거허혈입니다.

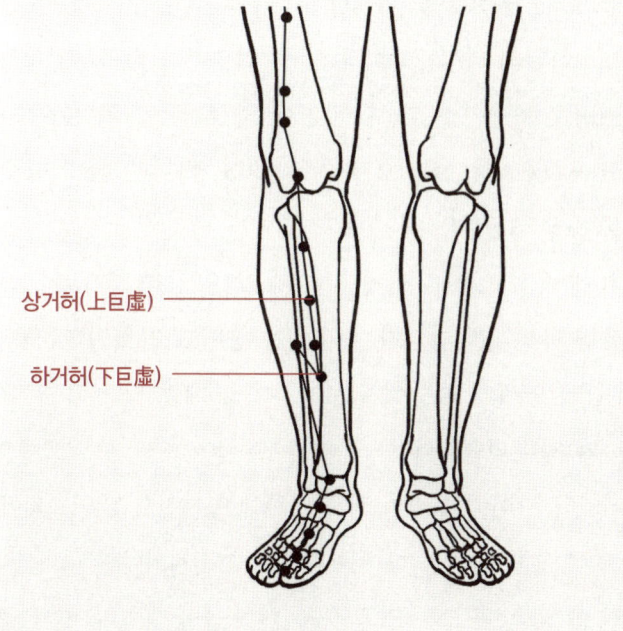

상거허(上巨虛)
하거허(下巨虛)

47
조구(條口)

__근육이완 혈액순환 개선 효과를 가지며 어깨에 좋은 보조수

근육을 이완시켜 기혈 활동이 원활하게 한다.

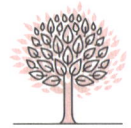

조구에서 '조(條)'는 동북풍을 의미합니다. 그래서 조구(條口)는 동북풍이 불어오는 하나의 바람구멍이라 할 수 있습니다. 바람구멍에서 느끼게 되는 바람은 매우 셉니다. 그런데 이 바람, 곧 풍(風)은 우리 몸에서 온갖 병을 일으키는 원인으로 지목되기도 하지만, 봄의 따뜻한 바람은 만물 소생의 근본입니다.

동쪽은 목(木)에 속하고, 간경에 해당됩니다. 간은 강한 장기로 구속 억압당하는 것을 가장 싫어합니다. 겨울에는 숨기고 감추어 저장해 두었다가 봄바람에 날씨가 따뜻해지듯 간경(肝經)에는 "근골을 풀어 이완시켜 주는 기능"이 있습니다.

조구는 상·하거허 사이에 있으며 상·하거허와 일직선으로 연결되어 있습니다. 이 세 개 경혈을 찾을 때에는 다리를 고정시켜야 합니다. 발끝을 들게 되면 이 세 경혈 모두 크게 움푹 팬 모습을 보입니다. 이 중

중간부분에 입을 벌리고 있는 것과 같은 모습을 보여 '조구'라 불리게 되었습니다.

그리고 간은 혈을 저장하는 기관[肝藏血, 간장혈]으로, 근골을 이완시킬 때, 아주 중요하고 근육의 강도를 높이는 데도 중요합니다. 근육은 혈의 자양을 받아야만 튼튼해질 수 있습니다. 그래서 조구혈의 가장 큰 작용이 바로 "근육이완과 혈액순환 개선 효과 [舒筋活血, 서근활혈]"입니다.

앞서 견우혈을 설명할 때, 견우혈이 견관절 주위 염증을 치료하는 좋은 경혈이라고 한 적 있습니다. 견우혈을 사용할 때, 조구혈을 같이 사용하면 효과는 더욱 좋아집니다. 견관절 주위염은 한기(寒氣)로 기혈이 잘 통하지 않아 근육과 인대에 기혈의 자양분이 제대로 공급되지 않아 생기는 질환입니다. 견우혈은 어깨에 위치하기 때문에 당연히 어깨 치료를 담당합니다. 조구혈의 작용 역시 근육이완, 혈액순환 개선이며, 종아리에 위치합니다. 이렇게 위치적으로도 견우와 조구는 위-아래에서 서로 호응하고 있습니다. 두 경혈을 함께 사용하면 한 번에 어깨에 위치한 한기(寒氣)의 장막이 걷어낼 수 있어, 신체가 건강해집니다.

경혈 취혈법

종아리 외측에 위치하며, 무릎뼈 바깥쪽 아래 움푹 팬 곳에서 밑으로 8촌 부위에 위치합니다. 경골 전면부 모서리에서 1횡지 바깥쪽 선상에 위치합니다.

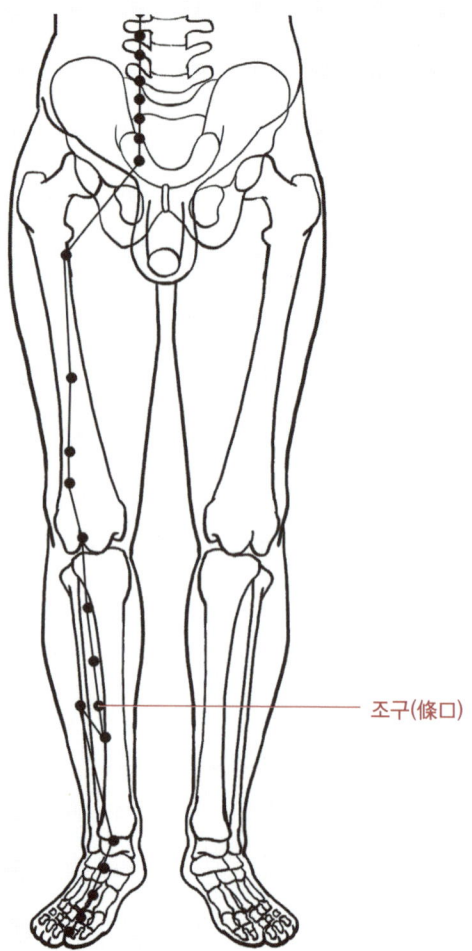

조구(條口)

48
풍륭(豊隆)
__술배가 들어가도록 하며 혈중 지질을 낮춰주는 거담혈(祛痰穴)

구름이 올라 비를 내리니 하늘의 기운이 청량하다.

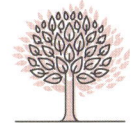

풍륭은 고대 신화의 대표적인 두 신선 뇌신(雷神)과 운사(雲師)를 의미합니다. 이 단어가 어쩌다 인체의 경혈 이름으로 사용된 걸까요? 24절기 중 하나인 경칩은 봄의 세 번째 절기입니다. '경(驚)'은 천둥을 의미하는데, 봄 하늘의 첫 번째 소리인 천둥은 땅 아래에 잠자고 있던 만물을 깨워냅니다. 그럼 어떤 변화가 일어날까요? 봄 하늘 천둥이 울리면 땅속에 숨어있던 벌레들이 사방 각처로 흩어지고, 또한 지면에 가라 앉아 있던 기들이 위로 올라가 하늘에 도달하여 구름을 만들고, 구름이 쌓이면 다시 비로 내리게 됩니다. 비가 내리고 나면 어떻게 될까요? 일단 비가 지나간 하늘은 깨끗해집니다. 비로 씻어낸 하늘은 청량하고, 땅 위 또한 깨끗해집니다. 게다가 햇살이 비치는 봄 하늘은 사람의 마음을 편안하게 합니다.

이처럼 양기가 상승해서 하늘의 음기와 만나 결합하면 음양의 조화로운 경계가 만들어집니다. 이와 같이 풍륭혈은 기의 상승을 주관하는 경혈입니다. 풍륭혈은 살집이 풍만한 곳에 위치하는데, 풍륭이라는 이름에서 '륭(隆)'은 바로 작은 흙 언덕을 의미하는 말입니다. 풍륭혈은 또한 비경과 위경이 만나는 낙혈(絡穴)로서, 이 경혈을 자극하는 것은 마치 봄 하늘 천둥처럼 기를 위로 오르게 합니다.

현대인들이 이 경혈에 주목해야 하는 이유는, 이 경혈의 최대 작용인 담습(痰濕)을 없애는 효과 때문입니다. 담습은 이전 활육문 설명에서 이미 언급한 적이 있는 한의학의 개념 중 하나입니다. 외부 환경의 영향으로 담습이 형성되기도 하지만, 음식 역시 담습을 만드는 중요 원인입니다. 음주는 특히 현대인의 담습을 만드는 장본인입니다. 검사상 지방간이나 고지혈증으로 진단 받은 환자나, 술배가 나온 사람들은 이 담습과 긴밀한 관계가 있습니다.

이러한 상황에 처한 사람들은 다리에 위치한 풍륭혈을 꼭 기억해야만 합니다. 한가한 시간에 손으로 정강이 중앙에 있는 풍륭혈을 두드려 주는 것이 좋습니다. 이런 안마는 다리를 부드럽게 해주고, 혈중 지질을 낮춰주며, 부지불식간에 담습을 치료하는 목적을 달성할 수 있게 해줄 것입니다.

■ 낙혈(絡穴)

낙맥이 본경에 연결되는 위치에 있는 경혈을 낙혈이라고 합니다. 12경맥의 낙혈은 사지 팔꿈치나 무릎관절 이하에 위치합니다. 열결 편력-폐대장, 통리 지정-

심소장, 내관 외관-심포삼초, 공손 풍륭-비위, 광명 여구-간담, 대종 비양-신방광으로 낙혈과 경맥이 각각 통합니다. 또한 비의 대락(大絡)인 대포는 위의 풍륭과 이어지며, 임맥의 구미혈은 독맥의 장강과 통하는 것으로 되어 있습니다.

경혈 취혈법

먼저 조구혈을 찾습니다. 조구혈 바깥쪽 1횡지 부위에 위치한 것이 풍륭입니다. 주먹을 가볍게 쥐고 이 부위를 두드리면 동시에 두 경혈을 자극할 수 있습니다. 이로써 혈중 지질을 낮추는 효과와 함께 다리의 혈액순환을 촉진하여 근육을 풀어주는 효과까지 얻을 수 있습니다.

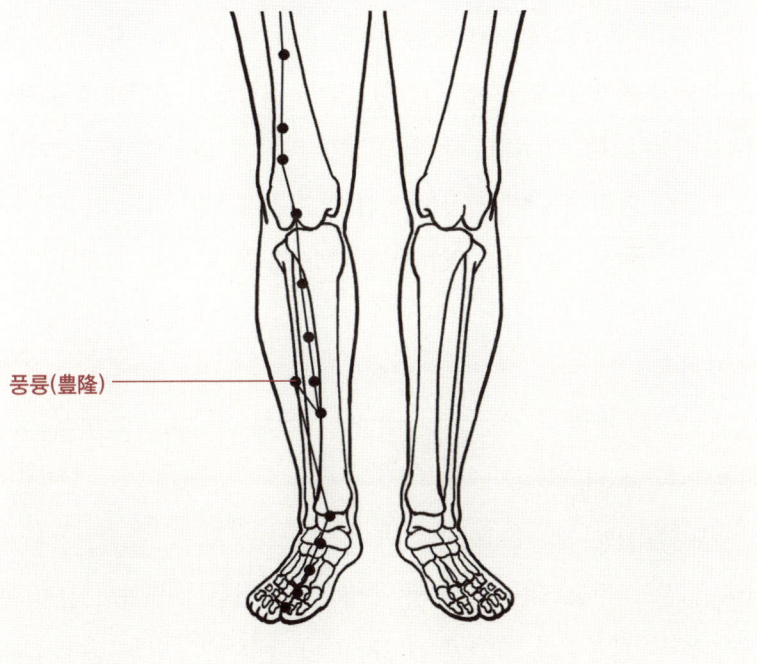

풍륭(豊隆)

49
내정(內庭)

__식욕을 조절하는 다이어트혈

내정이라는 이름은 위의 모양을 표현한 단어인데, 음식을 넣어 배가 가득 찬 모습을 표현한 것이다.

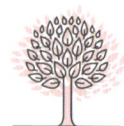

오래된 나무 의자를 살펴보면, 큰 금속 못 같은 것을 사용하지 않고 결합 부위마다 홈을 파서 딱 들어맞는 결합으로 단단하게 고정되어 있는 것을 볼 수 있습니다. 의자 좌판 바닥에 끌로 파낸 구멍이 있고 이곳에 다리 부위가 결합이 되어 있습니다. 의자 다리 부분과 좌판 부분이 서로 의지하고 있는데, 이러한 결합만으로도 목재를 단단히 고정시킬 수 있습니다. 이 구멍을 가구에서 묘안(卯眼)이라 부르며, 이 구멍에 맞는 나무 (일반적으로 원형이 많음)를 순두(榫頭)라고 부르는데, 묘안과 순두는 서로 꽉 들어맞는 관계로 이 결합을 착병(鑿柄)이라고 부릅니다.

지금부터 살펴 볼 내정혈은 이와 비슷한 특성을 갖고 있습니다. 내정혈은 발등 쪽 2, 3번째 발가락 사이에 위치합니다. 발가락 관절 부위의 움푹 팬 부분은 묘안에 해당하고, 발가락 뼈 모양은 순두 같은데, 이 모양을 잘 살펴보면 마치 묘안에 딱 맞아 들어가 있는 순두를 보는 듯합니다.

그리고 또 한 가지! 내정에서 '정(庭)'은 집안의 내실을 의미하는데, 이 경혈이 발가락과 발등에 이어진 주름 부분에 있어 밖에서 잘 보이지 않으므로 가리개를 해놓은 내실 같다 하여 '내정'이라는 이름을 붙였습니다. 내정혈은 식욕을 억제하는 특별한 작용을 합니다. 다이어트를 고려하고 있다면, 이 내정혈에 주목해야 합니다. 앞서 설명한 착병의 형태(묘안과 순두가 결합한 상태)처럼 내정혈을 자극하면 위로 가는 구멍이 막힙니다.(당연히, 농담으로 말한 것입니다.) 사실 식욕을 억제하기 위해서는 내정혈로 위화(胃火)를 얼마나 끌 수 있는지가 관건입니다. 식욕이 왕성한 사람들은 대개 위화가 왕성합니다. 내정혈을 자극하면 위에 있는 과(過)항진된 화기를 내려주어 식욕을 낮춰줍니다.

위화에 대해 좀 더 자세히 이야기해 보면, 한의학에서는 이 위화가 치통이나, 양명경 두통 같은 다양한 질환들을 일으킨다고 합니다. 이러한 질환과 관련된 문제가 있을 때, 내정혈을 자극해 주면 좋습니다. 이런 이야기를 들으면 보통 사람들은 답답해할 수 있습니다. 모두 다른 병인데 한 가지 경혈로 치료하라고 하는 것에 대해 어떤 경혈이 어떤 병에 더욱 좋고, 과연 수많은 경혈 중 어떤 것을 선택해야 할지 궁금할 것입니다. 인체에서 상용되는 경혈은 300개가 넘습니다. 또한 한 경혈이 특정한 질환에 국한되어 사용되지 않습니다. 하나의 경혈이 여러 가지 다양한 질환에 사용되며, 한 질환에 다양한 경혈을 사용할 수 있습니다. 이런 양상은 우리가 외출할 때 어떤 교통수단을 선택하는가와 비슷한 것입니다. 다시 말하자면, 어떤 곳에 갈 때 하나의 교통수단만 고집할 필요가 없는 것처럼 개인적인 선호에 따라 편한 경혈을 융통성 있게 선택하면 됩니다.

경혈 취혈법

내정혈은 2, 3번째 발가락이 이어지는 사이에 숨어 있습니다. 끝이 작고 둥근 물체를 이용해서 눌러주면 좋습니다.

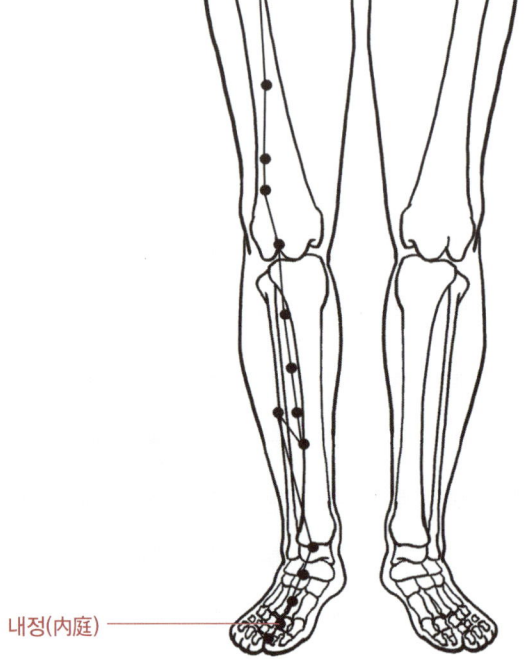

6

족태음비경

음식물을 운화(運化)하며 혈을 기르는 경맥

족태음비경은 발에서 시작하여 머리까지 주행합니다. 하지에서 흉복부를 지나 주행하는데, 종아리 안쪽을 지나 혀뿌리까지 도달하며, 비(脾) 위(胃) 심장(心臟) 등과 긴밀한 연관을 맺고 있어 이와 관련된 질환에 효과를 낼 수 있습니다. 게다가 족태음비경의 통혈(統血) 기능은 여성 질환에 유효하며 건강의 수호신으로 작용하여 일생을 주관하는 통혈대경(通血大經)의 역할을 합니다. 비기가 왕성한 사람은 안색이 붉고 윤기가 흐르며 살집이 풍만하고 중기(中氣)가 충분하며 정력이 강합니다.

50
태백(太白)

__다리의 쇼핑 피로를 풀어주는 태백혈

동틀 무렵의 햇빛처럼 금기(金氣)가 분명히 드러나기 시작한다.

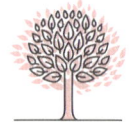

　태백금성에 대해서는 많은 사람들이 익숙히 들어 알고 있을 것 같습니다. 『서유기(西遊記)』에서 백발이 성성하고 표정이 인자한 태백금성이 수차례 손오공을 상대하는데, 이 태백금성은 아주 상냥한 노인입니다. 태백금성은 도가에서 신격화된 인물입니다. 밤하늘 여러 별 중 태백은 금성에 해당하며, 금은 곧 가을에 해당합니다. 우리가 늘 "가을 하늘은 높고 상쾌하다"고 하는데, 태백에서의 '태(太)'는 '대(大)'와 같습니다. 곧 광대하고 높고 큼을 의미합니다. '백(白)'은 폐금(肺金)을 대표하는데, 눈부시게 밝음을 의미합니다.
　태백은 족태음비경의 원혈(原穴)입니다. 토는 금을 생합니다. [土生金, 토생금] 족태음비경의 첫 경혈인 은백혈의 경우 금기운[金氣, 금기]이 잠복 상태에 머물러 있습니다. 경락이 태백혈에 도달하면 금기운이 명확히 드러납니다. 태백혈은 발 내측에 있는데 엄지발가락의 뿌리 부분(제1중족지절관절)의 후하방 적백육제의 움푹 팬 곳에 위치합니다. 제1중족지절관절 부위의 돌기는 산머리 같은 모양을 하고 있는데, 태백혈은 그 뒤쪽에 자리 잡고 있습니다. 이곳의 피부는 백색으로 주변과 구별되어 태백산의 형상을 보는 듯합니다.

태백혈은 발바닥 앞부분에 위치하여 가장 대표적인 작용은 발바닥의 통증을 치료하는 것입니다. 많은 여성들은 한 번 쇼핑을 하면 수 시간씩을 소모하는데, 손에 든 쇼핑백이 하나씩 늘어날 때마다 다리 통증이 생기곤 합니다. 그래서 집에 들어가자마자 다리를 주무르고 있죠. 바로 이러한 상황에 태백혈을 사용할 수 있습니다. 이 경혈을 자극할 때는 손을 사용하는 것보다는 맨발로 서서 반대쪽 발뒤꿈치를 이용하여 태백혈을 밟아주는 것이 좋습니다. 이렇게 하는 이유가 무엇일까요? 다리의 강한 힘을 이용할 수 있을 뿐만 아니라 신체좌우평형의 원리를 취하기 위해서입니다. 우리 신체의 좌우는 팔, 다리 모두 상대적인 존재로 저울의 양쪽처럼 좌우대칭을 이루고 있습니다. 안마를 할 때 한쪽 몸을 이용하여 다른 한쪽 몸을 자극하면 자연스럽게 신체의 좌우평형이 이루어집니다. 이것은 마치 두 사람이 싸울 때, 제3자가 중재에 나서는 것보다는 두 사람이 스스로 협상하고 해결하는 것이 문제를 더욱 원만하게 해결할 수 있는 것과 같습니다. 생활 속의 문제뿐 아니라 우리 몸 안에서 일어나는 문제들도 몸 안의 상대적 우세함을 이용하면 외부의 힘을 이용하는 것보다 강하고 좋은 효과를 얻을 수 있습니다.

■ **오행상생의 의미**

목성은 온난하고, 목재는 불을 만드니, 목생화(木生火)합니다. 화는 작열하고, 불은 나무를 불살라 재를 만드니, 재는 곧 토이므로 화생토(火生土)합니다. 금은 돌 중에 묻혀있고, 산의 축축한 습기가 생하는 것으로, 토가 모여 산을 이루고 산에는 반드시 돌이 있으니 토생금(土生金)합니다. 금을 단련해 녹이면 액체로 변할 수 있으니, 금생수(金生水)합니다. 수는 촉촉하여 나무를 자라게 하니 수생목(水生木)합니다.

경혈 취혈법

한쪽 발을 반대편 다리에 올려놓고 보면 발바닥에서 곡선을 하나볼 수 있는데, 이를 족궁이라고 합니다. 이 아치가 시작되는 점에 태백이 위치합니다. 이곳은 금기운이 명확해지기 시작하는 곳입니다.

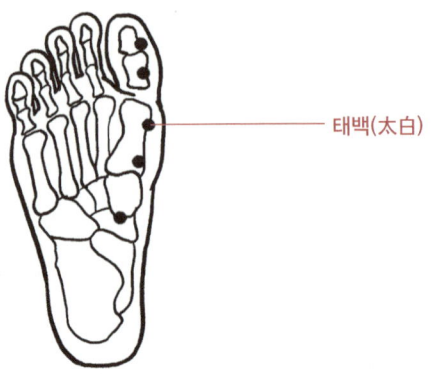

태백(太白)

51
공손(公孫)

_내관혈과 짝을 이뤄 저혈압을 치료하는 경혈

공손은 비토(脾土)로 만물을 자윤하는 근원이다.

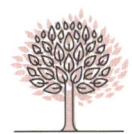

　공손은 헌원 황제(軒轅 黃帝)의 성씨로, 보통 공손 황제(公孫 黃帝)라고도 합니다. 알다시피, 황제는 덕과 재를 겸비한 군자로 셀 수 없이 풍요로운 문명을 창조하였고 일생동안 백성을 행복하게 한 사람입니다.

　이러한 점은 신체의 비위(脾胃)와 비슷합니다. 비는 후천의 근본으로 토에 해당하며 아무런 불평 없이 만물을 길러냅니다. 옛 선현들이 말하기를 간목(肝木)이 목생화(木生火)하면, 심화(心火)가 아들로서 화생토(火生土)하여 비토(脾土)는 간목의 손(孫)이 된다고 하였습니다. 비토는 비록 약소하지만 폐와 신을 자양하고 인체에서 가장 중요한 물질의 원천이 되므로 공손의 의의를 가졌다고 할 수 있을 것입니다.

　공손혈은 족태음비경의 경혈로, 발 안쪽 모서리 상에 있으며 제1중족골의 기저부 전하방에 위치합니다. '공(公)'은 연장자를 존칭하는 말이며, 많은 사람, 집합의 의미를 가지고 있습니다. '손(孫)'은 후계자를 겸손히 부르는 말로 경락이 갈라지는 모양을 취한 것입니다. 공손혈은 비경의 낙혈(絡穴)로 여기서 위경 및 기경팔맥의 충맥과 서로 통하니, 이런 의미로 공손이라 하였습니다.

  드라마 포청천을 봤던 사람들은 "공손"에서 공손책이 연상되지 않나요? 검은 피부의 포청천 주변에는 항상 모사인 공손책이 있었는데, 그는 바로 지략의 화신이었습니다. 포청천을 위해 전략을 짜고, 다른 이들은 풀지 못할 문제들을 해결해 내기도 합니다. 신체 내 공손혈은 이와 같은 능력으로 다른 사람이 해결할 수 있는 문제는 물론이고, 해결할 수 없는 문제들도 모두 해결합니다. 공손혈의 가장 뛰어난 기능은 저혈압을 치료하는 것입니다. 임상 현장에서 저혈압을 치료하기란 쉽지 않습니다. 아직까지는 저혈압을 위한 특별한 치료 방법이 없는 실정입니다. 저혈압 환자라면 공손혈을 기억해야 합니다. 저혈압에는 공손혈과 손목에 있는 내관혈을 함께 안마하는 것이 좋습니다. 저녁에 발을 씻은 후 발바닥 아치를 따라 마사지 오일을 바른 뒤 괄사판으로 천천히 자극해 보세요. 내관혈과 함께 꾸준히 안마를 지속해 주면 공손혈은 우리에게 만족할만한 답을 줄 것입니다.

■ **황제(黃帝)**
성은 공손(公孫)이고 헌원(軒轅)이란 언덕에서 살았기 때문에 이름을 헌원씨라고 불렸다고 합니다. 중국 건국 신화에 나타나는 제왕으로 중국을 처음으로 통일

한 군주이자 문명의 창시자로 숭배되고 있습니다. 한의학의 가장 오래된 경전 중 하나인 『황제내경(黃帝內經)』의 황제 역시 이 황제입니다.

경혈 취혈법

공손혈의 위치는 약간 어렵습니다. 족궁의 중앙 쪽에 있으며 태백혈 옆에 위치합니다. 이 경혈을 자극하기 위해서는 족궁 내에서 자극점을 찾아내면 됩니다.

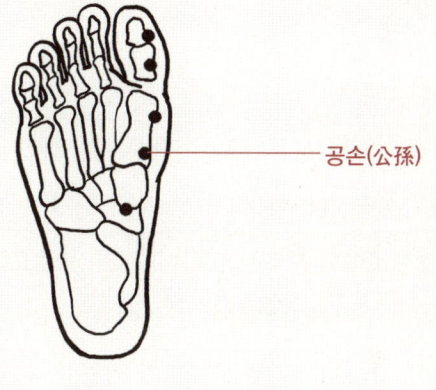

공손(公孫)

52
삼음교(三陰交)

__월경과 배란을 조화롭게 하는 경혈

삼음교는 여성의 질병을 낫게 하고 건강하게 해준다.

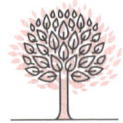

　삼음교에서 '삼음(三陰)'이란 족삼음경인 족태음비경, 족소음신경, 족궐음간경입니다. 이 세 가지 음의 경락이 이곳에서 모두 만나기 때문에 삼음교라고 부르는 것입니다. 가장 중요한 글자는 '교(交)'입니다. 옛사람은 "천지가 교류하여 만물이 통하고, 상하가 만나 뜻을 같이한다"고 하였습니다. '교'라는 글자가 이처럼 중요하다보니 교류가 되어야 길하고 이로우며 교류되지 않으면 불길한 흉조로 받아들였던 것입니다.
　사실 '교(交)'라는 글자 안에는 다시 중요한 글자가 들어있습니다. 한 번 살펴보죠. 주역에 나오는 팔괘를 표현하고 있는 길고 짧은 가로선이 바로 '효(爻)'입니다. 보통 태괘(泰卦)를 좋다고 하는데, 태괘는 곤괘(坤卦)가 위에 있고 건괘(乾卦)가 아래에 있는 괘입니다. 위에 위치한 곤은 음기이므로 하강하고, 아래에 있는 건은 양기이므로 상승할 수 있으니, 두 기운이 상하로 서로 만나, 대자연의 교감하는 규율에 부합합니다. 삼음교는 세 가지 음경이 만나는 지점이므로 여러 가지 질환을 치료할 수 있으며, 인체에서 아주 중요한 간(肝), 비(脾), 신(腎) 세 장기를 건강하게 하는 중요한 경혈입니다.

삼음교는 종아리 안쪽에 위치하여 음의 특성에 부합합니다. 하늘은 건이고 땅은 곤이며, 양은 건이고 음은 곤이며, 남자는 건이고 여자는 곤입니다. 여자는 곤이고 음이므로, 음경은 여성에게 있어 특별히 중요한 작용을 합니다. 이러한 관점에서, 삼음교를 자극하는 것은 여성에게 매우 중요합니다. 현대 여성은 남성과 마찬가지로 직장 생활을 하고 있어서 임신하는 연령이 점차 늦어지고 있습니다. 이러한 사회생활의 특성, 불규칙한 음식습관, 인스턴트 음식을 즐기는 것, 정신적인 스트레스 등의 다양한 원인으로 임신이 어려워집니다. 이외에도 부적절한 주변 환경, 방사선 노출 등도 여성의 불임을 조장합니다. 여성의 불임은 여성의 신체 문제일 뿐 아니라 심리적 문제를 야기하고, 가족들도 함께 고통 받게 됩니다. 삼음교는 이러한 상황에 적용할 수 있는 묘약입니다. 또한 불규칙한 배란으로 인한 월경의 불규칙하는 것은 부인과에서 흔한 불임의 원인인데, 한의학에서 이때 삼음교를 사용합니다. 근래에는 배란 촉진을 위해 삼음교에 매선 시술을 하기도 합니다. 이러한 상황에 있는 여성들은 매일 같이 근무 중 쉬는 시간이나 출퇴근 시간에 삼음교를 자극해 주면 배란을 촉진하고 월경부조를 개선시키는 효과를 얻을 수 있습니다.

경혈 취혈법

삼음교혈은 정말 찾기 쉽습니다. 복숭아뼈 안쪽 가장 높이 솟은 부분에서 곧장 위로 3촌 위 지점에 있습니다. 안마를 하기 싫다면, 뜸을 뜨는 방식으로 자극해도 좋습니다.

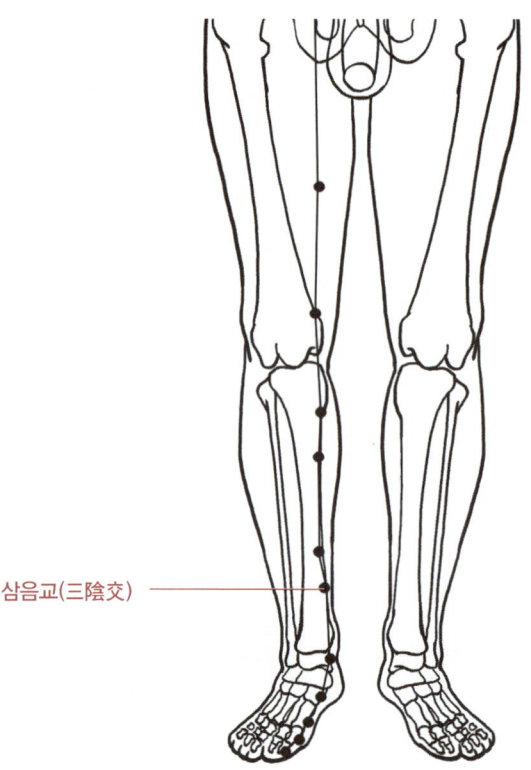

삼음교(三陰交)

53
음릉천(陰陵泉)
_다리 부종을 없애주는 경혈

> 사면팔방에서 온 경기(經氣)가 이곳에 뭉치면 나타나는 증후가 부종이다.

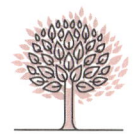

앞서 이미 설명했듯, 우리 몸에는 수많은 짝을 이루는 경혈들이 있는데, 족태음비경의 음릉천혈과 족소양담경의 양릉천혈이 이에 해당합니다. 음릉천과 양릉천은 정강이의 내측과 외측에 각각 위치하는데, 내측은 음이고 외측은 양에 해당합니다. 이 두 경혈은 모두 합혈(合穴)에 해당합니다. 합혈은 경락에서 맥기가 모이는 곳으로 기혈이 비교적 충만한 곳입니다.

'릉천(陵泉)'은 북경의 명십삼릉이라는 곳의 왕릉 옆에 있는 큰 저수지와 비슷해 보입니다. 음릉천은 경골 내측의 후하방 움푹 팬 곳에 위치합니다. '릉(陵)'은 높게 솟아 있는 무릎뼈를 가리키며, 산이나 언덕의 모양을 표현한 것입니다. '천(泉)'은 오목함을 의미하며 움푹 팬 저수지가 물을 충분히 품고 있는 모양을 유추하게끔 하는 글자입니다. 즉 음릉천은 우리 몸에서 다리에 위치한 십삼릉의 큰 저수지와 같아 기혈을 풍족하게 저장하고 있습니다.

  음릉천은 종아리 안쪽에 위치하고 기혈을 깊숙이 저장하고 있는 경혈입니다. 따라서 음릉천을 자극했을 때 가장 좋은 효과는 부종을 치료하는 것입니다. 특히 하지부종에는 이 경혈이 장기를 발휘합니다. 많은 사람들이 출근을 하면 하루 종일 앉아있거나, 한자리에 몇 시간씩 서 있으면서 몇 번 움직이기도 어려운 것이 현실입니다. 그렇다보니 퇴근해서 몸을 살펴보면 장딴지가 부어서 불편한 경우가 많습니다. 긴 시간 쇼핑을 다니고 나서는 발과 다리가 부어 신발을 신기 어려울 때도 있는데, 이 경우 앉아있을 때 습관적으로 다리를 들어 올려 종아리를 손으로 주무르게 됩니다.

  이러한 현상들은, 종아리를 장시간 동안 움직이지 않아서 기혈이 순행하지 못해 부종을 유발한 결과입니다. 이때 사용해야 할 경혈이 바로 음릉천입니다. 매일 이 경혈을 3~5분씩 자극해 주면 기혈이 순조롭게 흐르게 되고 위와 같은 문제를 효과적으로 해결해 낼 수 있습니다. 이외에도, 일정한 자세를 오래 유지해야 하는 일을 하는 사람들은 평소에 자세를 자주 바꾸어 주는 것이 필요합니다. 적어도 두 시간에 한 번씩 자세를 바꾸어, 주로 앉아있는 사람들은 몇 분간 일어서 주고, 주로 일어서 있는 사람들은 몇 분간 앉을 기회를 갖는 것이 필요합니다. 이렇게 하면 비교적 몸의 기혈이 잘 순환되어 몸이 굳는 것을 막을 수 있습니다.

■ **음양(陰陽)**

음양이란, 예로부터 전해져 내려온 천지만물에 대한 철학적 개념입니다. 위와 바깥과 밝은 것이 양에 해당하며, 아래와 안과 어두운 것이 음에 해당합니다. 하늘과 땅, 해와 달, 낮과 밤, 추위와 더위, 남과 여, 위와 아래 등이 모두 상대적인 음양 관계라고 볼 수 있습니다.

경혈 취혈법

무릎뼈 안쪽의 횡문에서 아래로 더 내려가서 경골의 골두를 지나 아래로 내려가서 하나의 움푹 팬 곳을 찾으면 그곳이 바로 음릉천입니다.

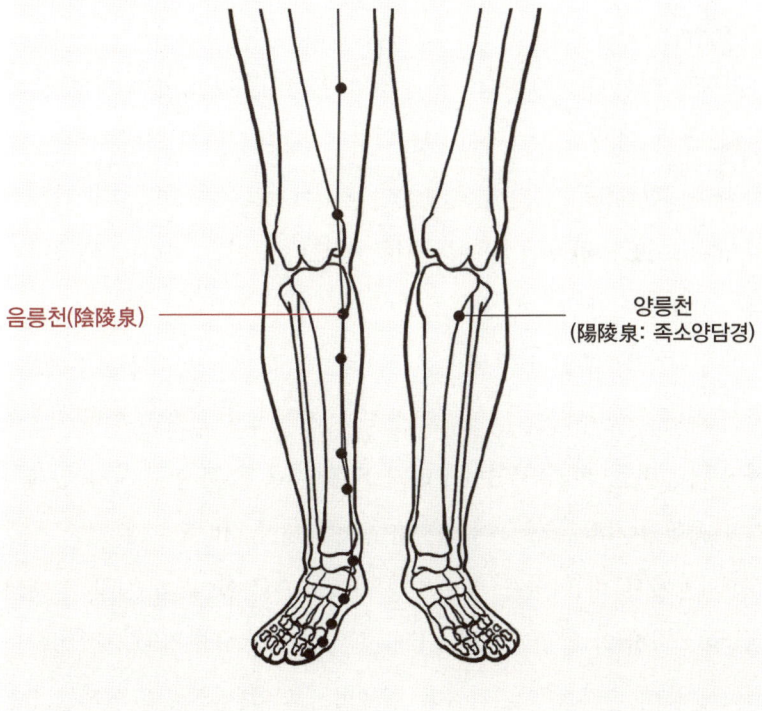

음릉천(陰陵泉)

양릉천
(陽陵泉: 족소양담경)

54
혈해(血海)

__피부 가려움을 치료하는 "보습크림"

기혈이 충족되면 사람은 안에서부터 바깥까지 모두 다 아름다워진다.

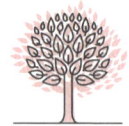

　지리에 대한 지식이 어느 정도 있다면 아시겠지만, 중국에는 발해, 황해, 동해, 남해 4대 해역이 있습니다. 이와 비슷하게 인체 내에도 수해(髓海), 혈해(血海), 기해(氣海), 수곡지해(水穀之海)처럼 4대 해역이 있습니다. 그중 하나인 혈해는 기혈이 모두 모이는 바다에 해당합니다.

　비위(脾胃)는 후천의 근본으로, 사람은 타고난 것[先天, 선천]의 보호에서 벗어난 후부터는 비위, 곧 소화기 계통에서 흡수한 영양분으로 생명을 유지합니다. 비위는 우리가 먹은 것을 소화 흡수시켜 인체의 기본 물질인 기혈로 만들어 생명을 유지하게 합니다.

　한의학에서 비는 혈을 통섭한다[脾統血, 비통혈]고 하는데, 혈액의 운행이 "비장"의 통합관리에 의해 조절되며, 동시에 "비장"이 혈액생성의 근본이 된다는 의미입니다. 혈해혈의 위치는 무릎뼈 위쪽입니다.

족태음비경은 발에서 시작하여 머리로 가는데 기혈은 이 과정에서 점차 더욱 왕성해집니다. 비위가 생성한 기혈은 혈해에 모이며, 이것은 바다에 강물이 모이는 모습과 같아 혈해를 기혈의 바다라고 말합니다.

앞서 살짝 언급한 것처럼 비장(脾臟)과 혈의 관계는 매우 밀접합니다. 옛사람들이 "혈해에 파란이 일면 통섭기능을 잃고 혈이 망행하지 않을 수 있겠는가! [緣何血海動波瀾, 統攝無權血妄動]"라고 하였는데, 그 의미는 비가 혈을 통섭하는 기능에 문제가 생기면 기혈이 혼란에 빠진다는 것입니다. 이럴 때 혈해 부위를 자극하면 혈의 근원을 정상화시켜 혈이 정상적인 길을 따라 혈해로 돌아가게끔 할 수 있습니다.

그러므로 혈해로 치료할 수 있는 질병들은 혈과 깊은 관계가 있습니다. 생활 속에서 볼 수 있는 가장 흔한 증상은 피부 가려움으로 예를 들면 습진으로 인한 가려움 등이 있습니다. 임상 현장에서 많은 사람들이 피부를 긁어서 생긴 상처로 병원에 찾곤 합니다. 사실 피부 가려움의 근원은 피부에 기혈의 영양이 도달하지 않고, 게다가 외부의 건조한 환경이 더해졌기 때문으로, 이 경우 기혈이 피부에 도달하기만 하면 저절로 문제가 해결됩니다.

이런 질환이 있는 사람은 규칙적으로 혈해혈을 지압해야 합니다. 지압을 하기 편한 자세는 바로 요가식 자세입니다. 요가식 자세란 무엇일까요? 요즘 요가가 매우 큰 인기를 끌고 있는데, 사실 요가와 태극권이 신체를 건강하게 만드는 원리는 비슷합니다. 모두 팔다리의 동작을 통해 기혈이 잘 통하도록 하는 것입니다. 이러한 요가 동작을 모두 마치고 운동을 마무리할 때는 가부좌자세를 하고 심호흡을 하게 됩니다. 바로 이 가부좌 자세가 요가식 자세입니다.

우리는 사실 일상생활 속에서도 습관적으로 이렇게 가부좌를 틀고 앉는데, 이때 두 손으로 허벅지를 따라 무릎 방향으로 밀어주고 다시 무릎부터 엄지발가락까지 밀어주면 편리하게 비경 전체를 안마할 수 있습니다. 이 과정에서 혈해의 위치를 수차례 중점적으로 눌러주면 인체 기혈의 조리에 굉장히 좋습니다. 비위는 기혈을 만들어 내는 근원으로서 비경이 잘 기능하면 영양 흡수력도 강해지므로 피부 가려움을 완화시킬 뿐 아니라 피부색의 윤택함도 유지할 수 있습니다. 요가 수련을 할 때 수련을 마친 요가식 자세에서 몇 분간 안마를 하는 것은 그리 어려운 일은 아니겠지요?

■비통혈(脾統血)

알기 쉽게 설명하자면 비장(脾臟)은 혈맥을 통섭하는 역할을 하고 있어 혈액이 혈관을 벗어나는 것을 방지한다는 것을 의미합니다. 한의학에서는 혈액이 혈관에서 정상적으로 운행하는 것은 심장의 추동력과 간이 바깥으로 조절하는 능력에 의존하는 것으로 알려져 있습니다. 또한 비기의 통섭공제(統攝控制)에 의해 원래 경로에 따라 잘 운행하고 혈관 밖으로 넘치지 않게 하는 것에 달려있는 것으로 생각합니다. 비기가 충족한지 여부에 따라 혈액이 정상적으로 혈관 내로 운행될지가 결정됩니다.

경혈 취혈법

이 경혈을 찾을 때는 주변 친구와 함께 하는 것이 좋습니다. 두 명이 서로 마주 앉아 다섯 손가락을 자연스럽게 펼쳐 손바닥으로 상대방의 무릎을 감쌌을 때 엄지손가락의 끝이 닿는 경혈이 혈해혈이다.

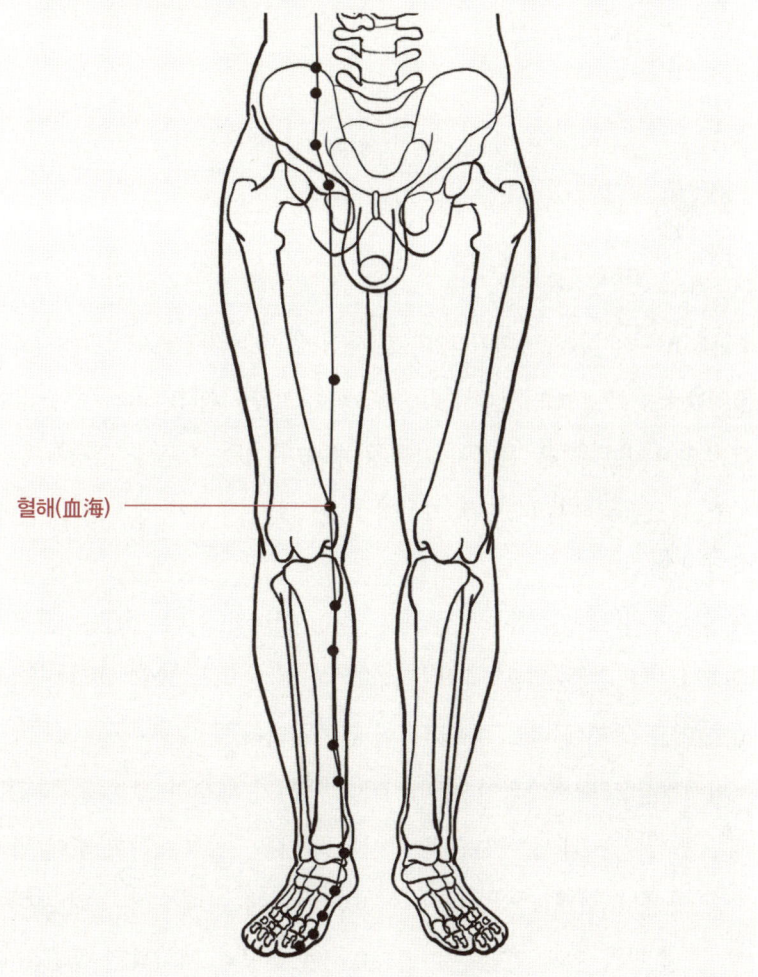

혈해(血海)

55
대횡(大橫)

__내장 활력을 증강시켜 주는 불로혈(不老穴)

장기하수 상태에는 대횡혈을 강력히 추천한다.

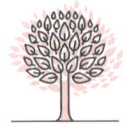

"봄 조수의 늦은 밤비가 내리고, 사람 없는 배가 가로 지르네. [春潮帶雨晚來急 野渡無人舟自橫]"라는 고시를 보면 '횡(橫)'이라는 글자는 광야의 강변에 작은 선박이 질서 없게 놓여 있는 모습을 생생하게 묘사하고 있습니다. 시어로 평가하자면 한 글자로 전체 경치를 매우 잘 나타낸 것입니다.

'횡'이라는 글자는 우리 몸에서는 어떤 의미를 지니고 있을까요? 대횡에서의 '횡'은 횡행결장을 이릅니다. 이 혈은 배꼽 양쪽 대횡문 위에 있으며 그 내부에 바로 횡행결장이 위치합니다.

횡행결장은 해부학적인 개념으로 그 범위가 매우 크고 활동 정도도 매우 큽니다. 그래서 옛사람들이 이름 짓기를 "대횡"이라고 하여 활개치는 맛을 느끼게 하였습니다. 이름만 듣기에는 매우 강력해 보이는데, 그 경혈의 실제 역할은 어떨까요? 이 경혈과 백회혈은 방법은 다르지만 같은 효과를 내는 묘함이 있어, 앞에서 말한 위하수 등과 같은 장기하수 질환을 예방하고 치료할 수 있습니다. 앞서 말했듯이 한의학에서는 하늘과 땅으로 인체를 비유해 구별하는 것을 좋아합니다. 가슴과 배를 보면 가슴이 하늘이고 배가 땅이 됩니다. 또 그렇게 복부를 살펴보면 상복부는 하늘이고 하복부는 땅이 되므로, 대횡은 배꼽의 양쪽에서 천추와 수평면상에 있어서 인체의 상하뿐만 아니라 복부의 상하를 가르는 경계의 중심축이 됩니다. 인체의 오장육부는 상복부에 많이 위치하는데, 대횡은 상복부의 아랫면에 있어 흉강과 복강의 장기에 대해 작용을 가지고 있습니다. 곧 복부장기의 모든 하수에 대해 대횡혈을 사용하여 조리할 수 있는 것입니다. 대횡혈은 한 명의 씨름 장사처럼 상하복부의 경계선에 위치해서 위에서 아래로 쳐지는 장기를 전력으로 떠받치는 힘이 넘쳐흐릅니다.

  대횡혈은 중부에 위치하는데, 백회혈과 배합하여 사용하면 그 효과가 더욱 좋습니다. 백회혈을 그물망 위쪽의 꼭짓점이라고 본다면 대횡혈은 아래쪽에서 틀어막아 저지하는 역할과 같다고 볼 수 있습니다. 한 번 생각해보세요. 여러분이 무거운 물건을 들어 올릴 때 한 손으로는 윗부분에 달린 밧줄을 잡아 올리고, 또 다른 한 손으로 물건의 바닥을 떠받치는 안전장치를 하여 만전을 기하곤 하지 않나요?

■ 횡행결장

복부에 위치하여 전부 복막에 덮여 있습니다. 우상복부의 상행결장에서 시작하여 좌복부의 비장 근처까지 이르며 아래로 하행결장에 이어집니다. 후방으로는 장간막에 부착된 우측 신장과 연결되고 십이지장과 췌장의 전면에 닿아있습니다. 가장 큰 역할은 영양 물질을 흡수하고 노폐물을 운송하는 것입니다.

경혈 취혈법

배꼽을 가로지르는 긴 가로 수평선을 긋고, 유두에서 아래를 향하는 수직선을 긋습니다. 그 두 선의 교차점이 바로 대횡혈입니다.

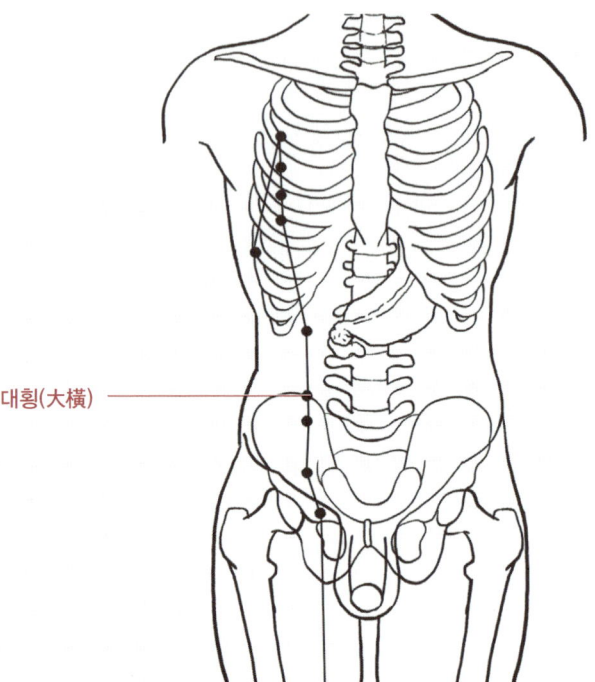

대횡(大橫)

7

수소음심경

신지(神智)를 기르는 양심(養心) 효과를 지닌 경맥

수소음심경은 위팔 안쪽에 주로 분포합니다. 흉부를 따라 나와 겨드랑이 아래로 들어가서 위팔의 안쪽을 따라 내려가 팔꿈치 안쪽으로 들어가며 팔뚝의 안쪽을 순환하여 새끼손가락 끝으로 흘러 나옵니다. 심경은 말 그대로 심장에 속합니다. 만약 이 경락에 문제가 생긴다면 마음이 어지럽고 안절부절 못한다거나, 옆구리의 통증, 팔 안쪽의 동통, 이상감각, 손바닥의 번열감 등을 느끼게 됩니다. 또한 이 경락은 심장 질환에 대하여 상당한 조리 작용이 있습니다. 따라서 심장과 관련된 제반 문제는 심경 상의 경혈의 효과에 주목해야 합니다.

56
소해(少海)
__팔꿈치 통증 치료에 유효

혈이 모여 드는 바다의 입구

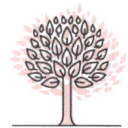

　소해혈을 생각하면 한 이야기가 문득 생각납니다. 춘추전국시대의 제나라 황제인 경공이 하루는 소해에 가서 놀고 있는데, 어떤 사람이 와서 소식을 알렸습니다. "안영(안자)이 병이 매우 심해서 아마도 죽을 것 같은데, 당신이 지금 여기에 있어 그를 생전에 다시 한 번 보지 못할 것 같다"고 이야기했습니다. 경공은 듣자마자 화를 내며 빠른 말을 가져다가 최고의 마부를 불러 몰게 하였습니다. 달린지 얼마지 않아 경공은 속도가 느리다고 생각하여 고삐를 넘겨받아 직접 말을 몰았고 또 오래 지나지 않아서 다시 말이 느리다고 느끼고는 말에서 내려 직접 달렸다고 합니다.

　이 이야기는 고전 『한비자(韓非子)』에 나오는 일화로 서두르지 말고 차분히 일을 하라는 교훈을 전합니다.

　우리 인체에는 기해(氣海), 혈해(血海) 등 아주 다양한 '해'라는 이름을 가진 경혈들이 있습니다. 무슨 의미일까요? 바다가 수많은 강에서 물을 받아 모두 품는 것에서 생각하면 '해'라는 말은 용량이 매우 큼을 의미한다는 것을 알 수 있습니다. 바로 '해'는 기혈이 매우 풍부하여 기혈을 저장하는 장소인 것입니다.

그렇다면 소해는 어떨까요? 설마 적은 기혈만 있다는 뜻일까요? 고대로부터 소해는 요즘 이야기하는 발해 (산둥반도와 랴오둥반도 사이의 바다)에 해당합니다. '소(少)'는 수소음심경의 소를 상징하며, 이 혈의 이름은 소음심경의 합혈(合穴)을 의미합니다. 앞서 말했듯 합혈은 기혈이 모이는 곳으로 대개 천, 지, 해(泉, 池, 海)로 이름을 붙입니다. 소해혈은 주횡문(팔꿈치 안쪽 주름) 상의 안쪽 끝과 상완골 내측 상과를 이은 선의 중점에 있는 움푹 들어간 곳에 자리하며, 물이 바다로 모여드는 형상과 같아 소해라고 부릅니다.

소해혈은 곡지혈과 배합하여 골프엘보나 테니스엘보와 같은 팔꿈치 통증 질환에 사용합니다. 골프와 테니스는 일종의 고상한 레저 스포츠로서 현대 비즈니스에서 서로 교류할 때 주로 이용되고 있는데요. 평상시에도 이러한 운동을 자주 하면 팔꿈치 통증으로 힘들 수 있습니다. 습관적으로 팔을 휘두르는 것이 누적되면 팔꿈치에 만성 피로를 유발하기 때문이죠. 이럴 경우 반대쪽 엄지손가락을 이용하여 소해혈을 지압하면 좋습니다. 단, 이 부위의 피부는 비교적 연약하기 때문에 찰과상을 방지하기 위해 미리 한두 방울의 오일을 바르고 지압하는 것이 좋습니다. 이와 같이 소해는 팔꿈치 주변 근육과 조직을 이완시키는 대단히 좋은 자리로서, 팔꿈치를 과도하게 사용해서 발생한 골프엘보나 테니스엘보와 같은 질환에 적용하기 좋은 경혈입니다.

■ 한비자(韓非子)

한나라 왕의 아들로서 중국 고대의 저명한 철학자이자 사상가, 정치가, 작가입니다. 법가사상을 집대성하였습니다. 한비자 사후에 후대에서 그가 남긴 글들을 모으고 다른 사람들의 주석을 달아 『한비자(韓非子)』라는 책을 만들었습니다.

■ 골프엘보

의학용어로 상완골내측상과염입니다. 손목을 굽히는 작용을 하는 근육이 시작하는 부분의 만성, 손상성 염증성 상태이며 골프 선수에게 잘 나타나는 증상이기 때문에 골프엘보라고 불립니다. 골프 선수는 팔을 많이 사용하기 때문에 내측상과염을 방지하기 위해서는 준비 운동을 해야 합니다. 심리적 긴장을 풀어내고 그립을 쥐지 않은 상태로 동작을 연습합니다. 그 다음 그립을 잡을 때 과도한 힘이 들어가지 않도록 주의합니다. 과도한 힘으로 그립을 잡는 동작 때문에 쉽게 부상이 발생한다는 것을 기억해 주세요.

경혈 취혈법

팔꿈치를 굽혔을 때 팔꿈치 끝에서 안쪽을 향해 만지면, 하나의 골두(상완 내과)가 잡힙니다. 이 골두와 팔꿈치 안쪽 주름 끝을 이은 선의 중점이 소해혈입니다.

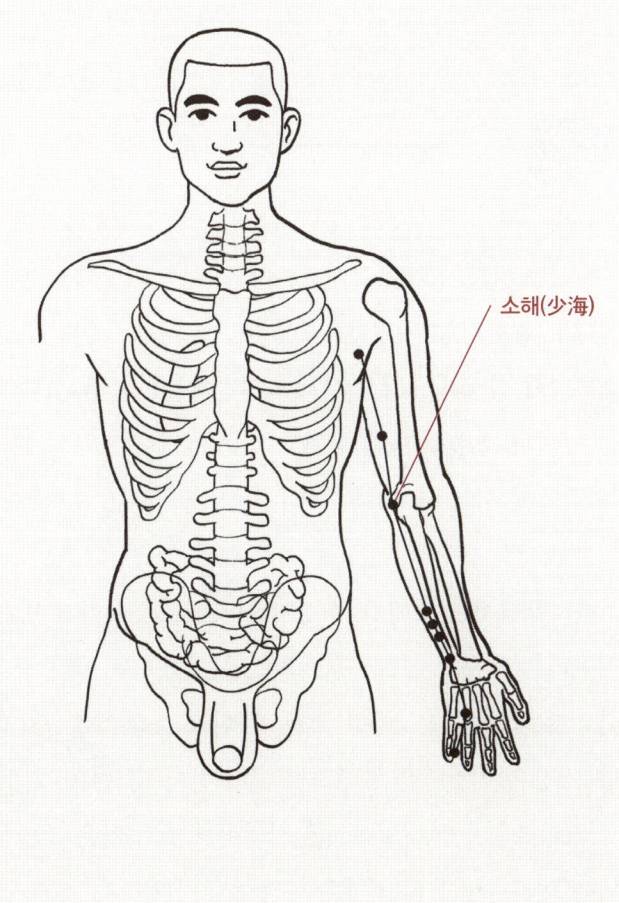

소해(少海)

57
통리(通里)
_마음의 구멍을 열어주는 지혜의 경혈

> 소장은 위에서 건네받은 물질 중 유용한 것을 취하고 쓸모없는 것은 버린다.

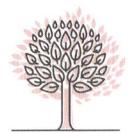

통리는 글자의 의미 그대로 내면으로 통하게 하는 경혈입니다. 그럼 어디로 통한다는 것일까요? 통리는 수소음심경의 경혈이죠. 한의학 이론에서 심장과 소장은 서로 표리관계라는 것을 생각해 본다면 통리는 당연히 소장을 향해 통하고 있는 것입니다. 서로 표리관계인 것은 두 집안이 서로 사이가 좋아서 항상 왕래하고 유무상통(有無相通, 있는 것과 없는 것을 서로 융통함)하는 것과 비슷합니다.

한의학에서는 소장을 수성지관(受盛之官)이라고 비유하여 일종의 저장하는 곳으로 보고 있습니다. 위는 입에서 삼킨 음식물을 넘겨받아 초보적인 분해 단계를 거친 후 다시 소장으로 운송하여 넘겨줍니다. 소장은 이것들을 사양하지 않고 받아 한 번 더 분해하며, 유용하고 정미로우며 양호한 물질은 남겨두고 좋지 않은 것들은 밀어내 버립니다. 이러한 소장의 역할은 과거 안에서 일하는 것에 몰두하여 창 바깥에서 일어나는 일을 전혀 듣지 않고 살던 규방의 여인들이 바깥 세계에 전혀 관심을 두지 않고 있던 모습과 비슷합니다.

옛말에 "왕래가 충분한 것을 통한다고 한다"라고 하였는데, 통리혈은 아래팔의 손바닥 쪽에 있습니다. 수소음심경 경락의 기가 이곳에 도달하면 한 가지가 나뉘어 나가 소장으로 들어가는데, 이 경로를 통해 소장과의 관계를 지속적으로 유지하고 있기 때문에 통리라고 부르는 것입니다.

통리는 수소음심경 위에 있는 경혈로서, 평소에 쉽게 가슴이 두근거려서 마음이 잘 안정되지 않고 자발성이 부족한 사람들은 이 경혈을 잘 기억하는 것이 좋습니다. 왜냐하면 이 경혈은 마음을 안정시키고 사고력을 증강시키는데 도움을 주기 때문입니다. 일상생활을 하다 보면 스스로를 세세함이 부족한 사람이라고 자책할 수도 있는데, 이것은 아예 이런 마음이 결핍된 것이 아니라 단지 모자란 것입니다. 바로 심경에 속하는 기혈이 잘 통하지 않아서 생각을 철저하게 하지 못하는 것일 뿐입니다. 통리혈이 이러한 문제를 해결할 수 있습니다. 통리혈은 마음의 구멍[心竅, 심규]을 열어 심신(心神)을 통하게 하여 심안(心眼), 곧 세세함을 만들어 내기 때문입니다.

특히 직장인들은 업무에서 피로를 느낄 때 보통 일에 열심히 몰두하지 못하게 되는데 그러면 일의 효율이 떨어질 뿐만 아니라 문제가 일어날 가능성이 높습니다. 이럴 때 가장 좋은 방법은 먼저 하던 일을 멈추고 두 손을 키보드와 마우스에서 뗀 후, 주먹을 쥐고 손의 소어제(새끼손가락 아래 손목 위의 손의 살집이 있는 부분)를 탁자 모서리에 올려놓고, 팔의 안쪽 면을 책상에 밀착시키며 팔꿈치까지 책상 바닥에 닿도록 죽 밀어줘 봅시다. 이렇게 반복하여 30~50회 밀어주면, 뇌에 휴식을 줄 뿐만 아니라 심경을 소통하게 해주어 지혜를 키워줍니다. 이 동작을 충분히 해주면 당신의 심안이 보다 풍부해져서 이것저것 빠뜨리는 일이 생겨나지 않을 것이라 보장합니다.

경혈 취혈법

손목의 완횡문 내측 상 1촌으로 신문혈 상 1촌에 위치합니다.

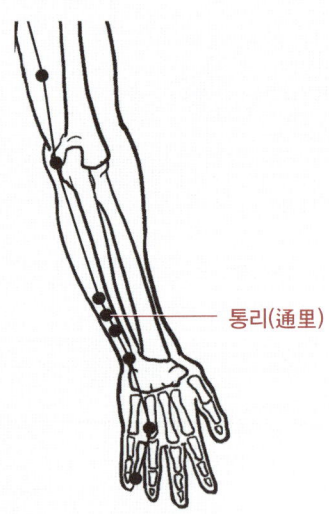

통리(通里)

58
신문(神門)

__기분을 유쾌하게 해주는 개심혈(開心穴)

문혈은 자극하면 "양광대도(陽光大道)"처럼 심기가 탁 열린다.

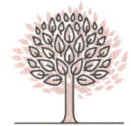

　신문이라는 경혈의 이름은 "신선이 거주하는 문"이라는 뜻입니다. 우리가 신체에서 '신(神)'이라고 말할 수 있는 것은 무엇일까요? 심은 군주이고 신(神)을 저장합니다. 한의학에서는 신(神)을 마음이라고 이해합니다. 이미 몇 번 언급했지만, 한의학에서의 음양은 상대적인 개념입니다. 오장에서 심은 화에 속하고 양에 해당하며 양기는 만물이 생장하는 근본이며, 또한 만사만물의 신입니다.

　같은 이치로 인체 내에서 심양(心陽)은 모든 것의 근원으로 양중의 양이며 울결되는 것을 가장 두려워하고, 앞서 말했듯이 햇볕처럼 온 몸을 비추어 조금의 우울함도 없게 만들어 줍니다. 심양에 일단 문제가 생기면 당연히 각종 문제가 생기는데 설사 육체적으로 아무런 질병이 없더라도 병이 생긴 것처럼 변합니다. 이것이 바로 우울증, 공황장애와 같은 신경정신 질환에 해당합니다.

신문혈은 손목에 위치하고 있습니다. 심기울결(心氣鬱結)의 상황에 신문혈을 자극하면 효과가 매우 좋습니다. 심기가 잘 펼쳐지게 하여 마치 하나의 앞날이 밝은 큰길을 열어주는 것과 같이 울결된 심기를 막힘없이 잘 통하게 하니 울결로 인해 발생하는 문제들이 모두 해결될 것입니다.

신문혈 근처 손목 부위에는 수소음심경의 네 개 혈이 모여 있는데, 신문부터 시작하여 아래에서 위로 통리, 영도로 이어집니다. 이 경혈들 모두 신지(神智)와 심리를 조절하는 경혈입니다. 앞서 말했듯이 통리혈은 심지를 통하게 하고 지혜를 길러주는 경혈이며, 신문혈은 이와 대동소이한데 심리 안정을 시켜서 보다 더욱 일에 집중할 수 있게 해주는 효과를 가지고 있습니다. 이 때문에 이 경혈을 안마할 때는 앞서 통리혈에서 말한 방법을 사용해서 한 번에 이 경혈들을 동시에 자극하도록 합시다.

■ 심-소장 표리관계

한의학에서의 음양은 절대적인 개념이 아닙니다. 오장과 육부를 비교하면 장은 음이고 부는 양에 해당합니다. 곧 심은 장이므로 음에 속하고 소장은 부이므로 양에 속합니다. 하지만 이 둘은 모두 오행 중의 화에 해당합니다. 심은 흉중에 있고 소장은 복중에 있어 서로 꽤 떨어져 있습니다. 그러나 이 두 장부는 상호 표리관계가 되는 장부로 연결되어 생리, 병리 현상에서 서로 영향을 미치는 것으로 보고 있습니다.

경혈 취혈법

손바닥쪽 손목 완횡문 위에서 척측수근굴근의 요측 움푹 팬 곳과 만나는 지점이 신문혈에 해당합니다.

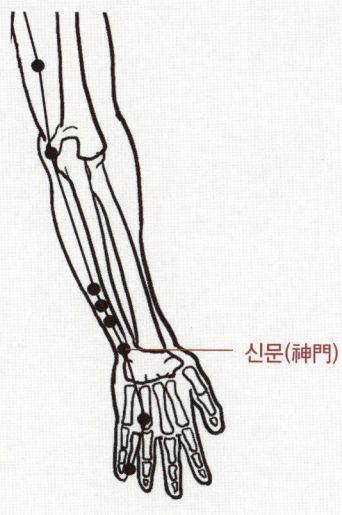

신문(神門)

8

수태양소장경
경기를 소통시키고 어깨를 보호하는 경맥

소장경과 심경은 서로 표리관계입니다. 새끼손가락에서 심경과 만나는 곳에서 시작해서 외측면을 따라 위쪽 팔로 올라가고 견관절에 도달한 후에 척추 방향으로 주행합니다. 손목, 팔꿈치, 견관절 총 세 개의 관절을 지나갑니다. 따라서 소장경은 견관절염, 경추 등의 질환 치료에 매우 좋고, 이 부위의 신속한 기혈 소통에 좋습니다.

59
소택(少澤)

__조리 중인 산모에게 모유가 나오게 하는 경혈 [通乳穴, 통유혈]

음양이 서로 소통하여야 신체가 조화롭고 병이 생기지 않는다.

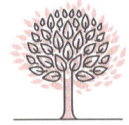

    소택에서 '소(少)'는 작다[小]는 뜻이며, '택(澤)'은 연못, 움푹 패여 물이 고이는 곳을 말합니다. 8괘 중에 태괘(兌卦)가 있는데 이것은 소녀를 의미합니다. 남자는 양이고, 여자는 음이라서 유연한 기상을 가지고 있습니다. 소택혈은 소장경의 정혈(井穴)에 해당하며, 새끼손가락의 말단의 척측, 손톱 모서리의 0.1촌 떨어진 곳에 있습니다. 정혈은 강이 시작하는 원류에 해당하며 경맥이 이곳에서 시작합니다. 수소음심경의 양기가 소장경에 도착해서 한수지기(寒水之氣)로 변하여 음한(陰寒)의 형상을 나타내기 시작합니다.

    또한 '태(兌)'는 부드러운 입술과 단단한 치아로 구성된 외유내강한 입과 같이 음양이 서로 소통하는 상태를 의미하는데, 이런 음양의 상호 소통을 보아 소택이라고 칭합니다. 사람이 만약 이런 상태에 이르러 음양이 조화롭다면 심신이 조화로운 상태가 되고 병이 없어 질 것입니다.

소택은 소장경의 정혈로 통유작용이 가장 큰 경혈입니다. 많은 여성들이 출산 후에 모유가 나오지 않아 한편으로는 가슴이 붓는 불편함을 겪고 신생아는 충분한 영양을 받지 못하게 됩니다. 그러나 모유를 먹게 될 아기 때문에 일반적인 약품을 함부로 섭취하기 어렵습니다. 따라서 소택혈은 통유를 위한 최고의 방법이라고 말할 수 있습니다. 이쑤시개나 끝이 둥글고 무딘 물건을 몇 개 쥐고 손톱 바깥쪽을 부드럽고 가볍게 반복하여, 시큰하고 땡땡한 느낌이 들 때까지 눌러주는 것이 좋습니다. 이렇게 몇 분간 눌러주면 아기는 훨씬 편하게 모유를 먹을 수 있습니다. 이렇게 하면 산모들은 유선염의 위험도 피할 수 있으니, 이 한 경혈로 2대를 모두 이롭게 할 수 있겠지요.

■ 정혈(正穴)

오수혈의 일종으로 손가락 끝과 발가락 끝에 분포합니다. 경맥에서의 정혈은 물길이 시작되는 원천에 해당한다고 볼 수 있습니다. 십이경락은 각각 1개씩 정혈을 가지고 있어 십이정혈이라고 부릅니다.

- 폐–소상
- 대장–상양
- 심포–중충
- 삼초–관충
- 심–소충
- 소장–소택
- 비–은백
- 위–여태
- 간–대돈
- 담–족규음
- 신–용천
- 방광–지음

경혈 취혈법

새끼손톱의 바깥쪽 모서리 수직선과 아래쪽 모서리 수평선을 그어 두 선의 교차점을 찾으면 바로 소택혈입니다.

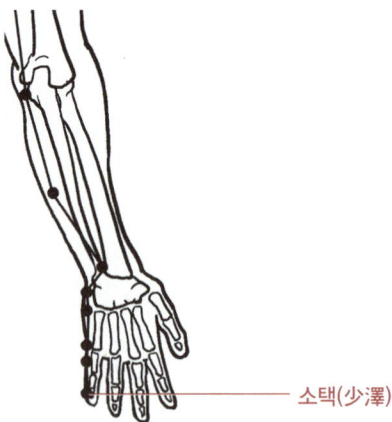

소택(少澤)

60
전곡(前谷), 후계(後溪)
_경추의 긴장을 풀어주는 경혈

후계에 "물"이 가득차면, 독맥이 더욱 윤택해진다.

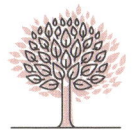

전곡혈과 후계혈은 바로 연달아 손바닥 새끼손가락 밑에 위치하고 있는데, 살짝 주먹을 쥐고, 새끼손가락이 손바닥과 만나는 관절 부위의 손가락 쪽에 있는 횡문 끝점과 적백육제가 만나는 지점이 전곡혈이고, 바로 이어서 손바닥 쪽에 있는 횡문의 끝점과 적백육제가 만나는 점이 후계혈입니다. 이 두 개의 경혈은 소택혈의 경기를 이어받는데, 두 혈은 서로 전후로 마주보는 위치에 자리 잡고 있습니다. '곡(谷, 골짜기)'과 '계(溪, 시내)'도 이 모습을 표현합니다. 골짜기의 안의 평야에 경기가 흘러와 모이고 그 후에 작은 시냇물로 흘러 들어가는 것입니다.

한 번 사고를 확장시켜볼까요? 눈앞에 푸르른 풀이 있는 평야지대가 있고 그 옆에 물이 콸콸 흐르는 시냇물이 있는 형국입니다. 정말 조화롭고 아름답지 않습니까? 후계혈은 등 부위에 위치한 독맥에 대응하는 경혈이기도 한데, 독맥은 양맥의 바다이며 양기가 왕성하여 화기(火氣)가 왕성하다 보니 물을 이용한 자윤이 필요합니다. 여기에 후계는 특별히 독맥에 수원을 제공하는 역할을 합니다. 예로부터 후계는 독맥의 병을 전문적으로 치료한다고 알려져 있었으며, 독맥 상의 문제가 있는 경우 언제나 후계혈을 배합하여 치료할 수 있습니다.

후계혈은 비록 손에 있지만, 경추 문제처럼 목덜미에 있는 문제에 굉장히 뛰어난 치료 효과를 가지고 있습니다. 이것은 바로 한의학의 상병하치(上病下治)의 원리로 볼 수 있습니다. 간혹 야간 수면 시에 자세가 불량했거나 차가운 기온에서 수면했을 경우 아침에 일어나서 갑자기 목이 움직이지 않는 것을 경험하곤 합니다. 조금만 움직여도 격렬하게 아파서 목을 한쪽으로 기울이고 어색한 자세를 유지해야 하는 상황이 발생하기도 합니다. 이럴 경우 모양새가 나쁠 뿐만 아니라 일상생활이나 업무에도 모두 지장을 받게 됩니다.

이때 병원에 방문하기 어렵다면, 후계혈과 현종혈(담경)로 치료해 볼 수 있습니다. 작은 안마봉을 이용해서 먼저 후계혈을 가볍게 안마하면서 동시에 고개를 살짝 돌려봅시다. 부드럽게 돌아가는 지점까지만 갔다가 잠시 쉬었다가 다시 원위치로 돌리도록 합니다. 그리고 후계혈이 약간 시큰할 때까지 반복한 후에는 뒤 이어 현종혈을 가볍게 활용하면 효과를 더 강력하게 할 수 있습니다.

이런 목의 통증 말고도 후계혈은 경추 질환에 특효를 갖고 있습니다. 실은 앞서 언급한 낙침, 목의 통증은 경추병의 초기 징조이기도 합니다. 평소에 낙침이 자주 생기는 사람들은 항상 경추에 대한 주의 관리가 필요합니다. 평상시 업무 중에 휴식 시간마다 손을 펴고 손바닥 날을 책상 모서리에 부드럽게 문지르며 왕복시키면 후계혈을 자극할 수 있습니다.

사실, 후계혈을 안마하기 가장 편한 상황은 운전할 때입니다. 운전할 때는 주의 집중력이 필요하고 장시간에 걸쳐 한 자세를 유지하기 때문에 경추 질환이 쉽게 생깁니다. 신호등을 기다릴 때나 차가 막힐 때, 급한 마음을 편하게 가라앉히며 한 손으로는 핸들을 잡고, 나머지 한 손으로 핸들을 잡은 손을 안마합시다. 이렇게 하면 운전에도 거의 영향을 미치지 않으면서 후계혈을 효과적으로 자극할 수 있습니다. 이렇게 하여 경추를 보호하면서 손쉽게 양생을 실천할 수 있습니다.

■ **양맥지해(陽脈之海)**

독맥의 기능은 인체 양기를 총괄하는 것입니다. 독맥은 등쪽 정중앙을 순행하고 인체의 모든 양경과 교차하는데 예를 들면 대추혈에서 수, 족삼양경이 모두 만납니다. 또한 대맥은 독맥을 따라 나가고, 양유맥은 독맥과 풍부, 아문혈에서 만납니다. 독맥의 맥기는 전신의 양경 모두와 관련이 있어서 양맥의 바다라고 부르는 것입니다.

경혈 취혈법

새끼손가락의 바깥 모서리를 따라 손목 쪽으로 누르며 밀다 보면 튀어나온 골두에 도달합니다. 이때 그 골두의 마디 바로 전에 만져지는 움푹 팬 곳이 바로 전곡혈입니다. 손을 가볍게 쥐었을 때, 소어제에 튀어나온 살집이 있는데, 그곳에 있는 소위 감정선의 출발점 끝이 후계혈입니다.

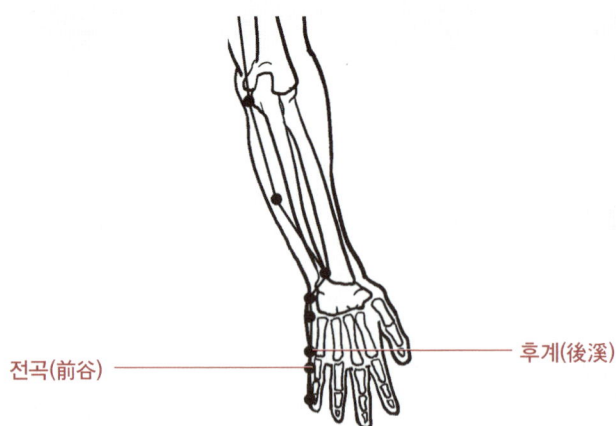

전곡(前谷) ── 　　　　　후계(後溪)

61
천종(天宗)

__부모에게 복과 장수를 선물하는 효심혈

천종은 옥황상제가 사는 곳으로 세상 모든 구석구석을 돌볼 수 있는 곳이다.

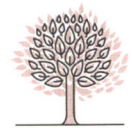

천종은 하늘의 별 이름으로 천신, 제왕이 거처하는 곳입니다. '천(天)'은 무언가가 높이 존재함을 의미하고, '종(宗)'은 우러러본다는 뜻입니다. 그래서 천종은 많은 사람들이 참배하는 대상이 됩니다. 그래서 예로부터 천종은 해, 달, 별[日月星辰, 일월성신]을 대표하여 농업을 관장한다고 했습니다. 즉 하늘의 기상을 통해 다음 해 농작물의 풍작 여부를 미리 판단하였던 것입니다.

천종은 견갑부의 극하와(견갑골극 아래의 넓고 오목한 부위) 중앙의 움푹 팬 곳에 있는데 제4흉추와 같은 높이에 있습니다. 소장경의 곡원, 병풍과 함께 배열되어 있으며 그 특성도 이 경혈들과 유사합니다. 이 경혈들의 이름 역시 모두 별이름이며, 이 중 천종혈이 중앙에 위치하여 천종이라 이름붙인 것입니다.

천종혈의 최대 치료 작용은 견배 동통입니다. 평상시 책상에서 고개를 숙이고 일해야 하는 사람들은 이 경혈을 주의 깊게 보는 것이 좋습니다. 이 경혈은 등 쪽에 위치하여 찾기가 쉽지 않으므로 정확한 경혈을 찾으려고 집착하는 것보다는 간단히 대략적으로 위치를 찾아 사용하길 권합니다. 들으면 알겠지만, 사실 이 방법은 이미 많은 사람들이 사용하고 있습니다. 공원이나 주택단지 안에 비치되어 있는 다양한 헬스 기구들을 보면 그중 등 안마를 위한 전문 기구도 볼 수 있습니다. 만약 주변에 안마를 도와줄 사람이 없다면, 이와 같은 기구가 등 안마에 사용하기 적합합니다.

이렇게 등 전체를 대상으로 하는 안마는 단순히 천종혈 자극뿐만 아니라 견배부 전체를 이완시켜주고, 동시에 견배부에 위치한 수많은 배수혈도 자극할 수 있습니다. 배수혈은 인체 내부에 있는 오장육부가 등 부위에 나타내는 반응점이기 때문에, 이들을 적당한 강도로 자극하면, 장부를 안마하는 것과 같아 신체를 건강하게 하는 효과가 매우 좋을 것입니다.

■ **천종(天宗)**

고대 동아시아 국가들은 농업 국가였기 때문에 옛사람들은 천체 현상을 면밀히 관찰하였습니다. 동아시아 전체에서 사용하는 24절기도 천체 현상에 근거하여 설정된 것입니다. 사람들은 해, 달, 별을 천종이라 하고 강, 바다를 지종(地宗)이라고 하였습니다. 그래서 매년 봄이 오기 전에 각 국가의 지도자들은 좋은 날씨로 풍년이 오기를 빌며 해, 달, 별에게 제사를 올렸습니다.

경혈 취혈법

견갑골 아래 각에서 위쪽으로 수직선을 하나 긋고, 제4흉추에서 수평선을 그어 두 선이 만나는 교차점이 천종의 위치입니다.

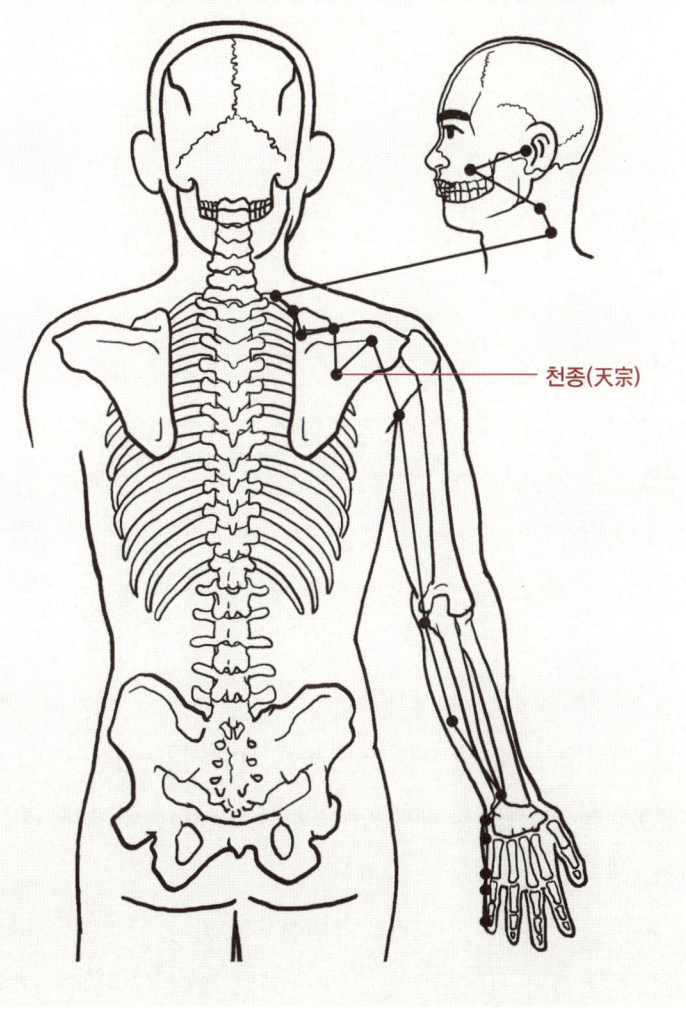

천종(天宗)

62
병풍(秉風)

__견배부 질환 조리에 특효혈

풍기를 막아주어 몸을 유연하게 해주고, 자연에 순응하게 한다.

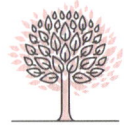

병풍이란 경혈 이름 중에서 이 '풍(風)'에 대해 말하자면, 예로부터 많이 전해져 내려오는 고사 중에 "팔풍"이라는 것이 있습니다. 송대(宋代) 대학사인 소동파가 어느 날 여유롭게 휴식을 취하다가 시 한 곡조를 다음과 같이 지었습니다. "석가모니불에 무릎 꿇고 머리를 조아려 절을 하니 불법의 광채가 모든 곳을 밝게 비춘다. 팔풍이 불어도 흔들리지 않고, 자색과 금색의 연화대에 단정히 앉아 있구나. [稽首天中天, 毫光照大千. 八風吹不動, 端坐紫金蓮.]" 그는 스스로 이 시에 만족하여 서동(書童)을 시켜 이 시를 그의 친한 친구인 불인선사에게 보냈습니다. 불인은 이 시를 본 후에 두말 않고 "헛소리[放屁, 방비]"라는 두 글자를 써서 돌려보냈다고 합니다.

소동파는 화가 나서 곧바로 불인선사를 찾아가 따졌습니다. 불인선사는 침착하게 서두르지 않고, 소동파의 말이 끝나기를 기다렸다가

입을 열었습니다. "시에서는 당신의 수양이 높아 팔풍에도 흔들리지 않는다고 하였소. 그렇다면 헛소리라는 한마디에 강을 건너 온 이 사람은 누구란 말이오?" 이 한마디에 소동파는 말문이 막혀버렸다고 합니다.

이 시에 등장하는 팔풍(八風)이란 각 방위에서 근거한 것입니다. 옛사람들, 특히 의사들은 풍을 매우 중요하게 생각해서 풍을 만병의 근본이라고 여겼습니다. 그 시절, 조정 내에는 풍향을 확인하는 관직이 따로 있지는 않았고, 길흉화복을 점치는 관직에서 오늘날의 기상대와 같이 바람과 관련된 관리를 겸하여 맡았습니다.

'병(秉)'은 손잡이, 자루를 의미합니다. 인체의 기운은 전신 곳곳을 관통하여 그 형상이 마치 바람이 모든 틈을 파고드는 모습과 같습니다. 병풍혈은 견갑부에 위치하는데, 천종혈 위에 있으며 팔을 들어 올렸을 때 움푹 팬 부분에서 찾을 수 있습니다. 이 혈이 풍기가 일으킨 질병을 조절할 수 있기 때문에 병풍이라 부르게 된 것입니다.

천종과 병풍은 매우 가깝게 이어져 모두 등의 견갑골에 위치하고 치료하는 질병 또한 대동소이하게 견배부의 동통입니다. 두 경혈 모두 견배통을 치료하는 특효혈입니다. 안마를 할 때도 두 경혈을 동시에 자극하여 등의 건강을 함께 지켜 가면 좋을 것 같습니다.

■ 팔풍(八風)

여덟 개 방위에 따라 풍을 각각 분류하여 이름 붙였습니다. 동쪽은 명서풍, 동남쪽은 청명풍, 남쪽은 경풍, 남서쪽은 양풍, 서쪽은 창합풍, 서북쪽은 불주풍, 북쪽은 광막풍, 동북쪽은 융풍입니다.

경혈 취혈법

팔을 들어 올리면 견갑골의 윗부분에 움푹 팬 곳이 나타나는데 이곳이 병풍혈입니다.

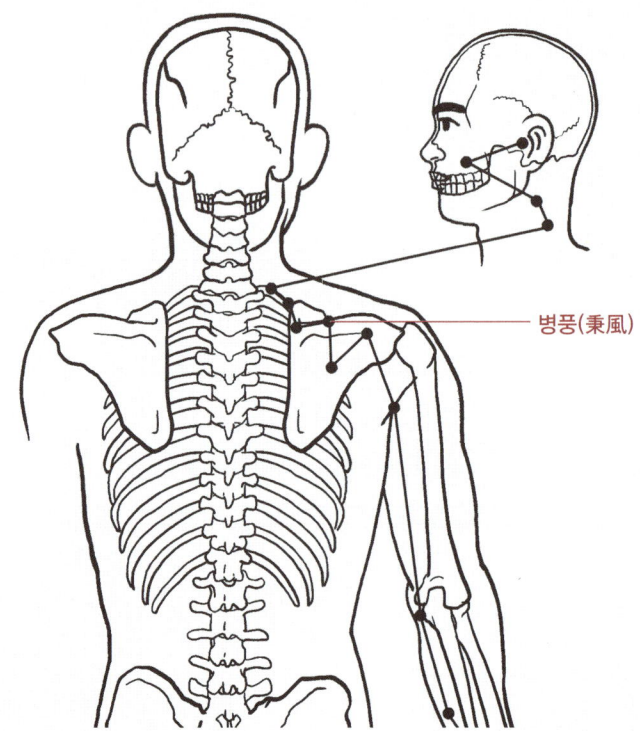

병풍(秉風)

63
천용(天容)

__인후부를 부드럽고 상쾌하게 하여 목구멍을 보호하는 경혈

용모를 단정하게 하고 인후를 보호하여 웃는 얼굴을 만들어주며, 목소리를 매우 아름답게 한다.

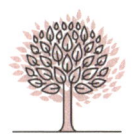

천용혈에 대해 이야기하기 전에 옛사람들의 생활 습관에 대해 이야기해 봅시다. 과거 동아시아 국가들은 예를 중시한 예의 나라로서 "예가 아니면 듣지도 말고 보지도 말라"하였습니다. 이처럼 '예(禮)'라는 글자는 과거 동아시아 국가에서 매우 중요한 글자였습니다. 유교의 대표적 고전인 『예기(禮記)』에서는 "예의의 시작은 용모를 바르게 하는 것부터이다"라고 하였습니다. 무슨 의미일까요? 쉽게 말하자면, 가장 기본적인 예의는 바로 옷차림을 단정히 하는 것이고 불결해서는 안 된다는 것입니다. 옛사람들은 집을 나설 때 모자나 투구를 비뚤게 썼다면 그것을 예의에 매우 어긋난 것으로 생각했다는 것입니다.

천용이라는 단어는 승천하는 모습을 형상화한 것으로 외모가 비범하다는 의미를 가집니다. 천용혈은 목의 옆면에 위치하는데, 하악각의 뒤쪽이자 흉쇄유돌근의 앞쪽 움푹 팬 곳에 위치합니다. 곧 천용의 위

치는 투구나 모자가 꺾어질 때 그 끝이 드리워진 부분입니다. 머리를 꼿꼿이 세우려면 이곳에 힘이 있어야 합니다. 그러다 보니 이 부위가 목을 보호하는 작용을 가지고 있어, 결과적으로는 사람의 용모를 단정히 보이게 하므로 천용이라고 이름 지은 것입니다.

천용혈의 작용을 보면, 왜 그러한 이름이 지어졌는지 알 수 있습니다. 과연 어떤 직업이 용모를 중요시할까요? 한 번 생각해보죠. 저는 대표적으로 두 종류의 직업이 용모와 관련이 많아 천용혈의 작용과 밀접한 관계가 있을 것 같습니다. 바로 교사와 가수입니다. 교사는 두말할 것 없이 용모가 중요한 경우이고, 가수는 설명할 필요조차 없습니다. 또한 이 두 직업은 목을 자주 사용하기 때문에 이들에게는 목을 보호하는 것도 매우 중요합니다. 가을과 겨울처럼 건조한 계절에 진료를 하다보면, 인후통 환자를 정말 많이 볼 수 있습니다. 당연히 위의 두 직업에만 국한된 것이 아니라 애연가, 감기 초기 환자, 마른 기침환자 등 인후가 불편한 환자들을 말하는 것입니다. 이 모든 경우에도 천용혈을 사용할 수 있습니다. 매일 이 경혈을 3~5분 정도씩 문지르면 인후통을 완화시키는 데에 매우 좋을 것입니다.

특히 평생 분필가루를 많이 접해온 노교사라면 더더욱 이 경혈을 많이 안마해 줘야 합니다. 가을, 겨울철에는 또한 뽕잎, 맥문동, 반대해, 국화, 개여주 등을 함께 차로 마시면 인후부를 촉촉하게 할 수 있습니다. 그리고 목을 과도하게 사용할 경우, 깔깔하고 아파지는 것을 방지하기 위해서 매일 3~5회 정도 위와 같은 차를 마시면 가을, 겨울에 인후부를 윤택하게 하는데 매우 좋을 것입니다. 흡연가들도 마찬

가지입니다. 청폐윤후(淸肺潤喉) 기능이 있는 이 차를 자주 마셔주면 폐도 보호할 수 있습니다.

■ **예(禮)**

옛사람들은 예의를 굉장히 중시하여 "예의의 시작은 바른 용모와 조화로운 표정, 공손한 말투에 있으니 용모를 바로하고 안색을 조화롭게 하며, 언사를 순조롭게 하면 예의가 준비된 것이다"라고 하였습니다. 그 뜻을 잘 살펴보면 예의의 시작이 곧 움직임을 정돈하고, 태도를 단정히 하며 대화를 공손히 하는 것에 있다는 것입니다. 행동거지를 단정히 하고, 태도를 단정히 하고 대화를 공손히 해야만 예의를 갖출 수 있습니다.

경혈 취혈법

하악각 아래쪽으로 1촌 지점.

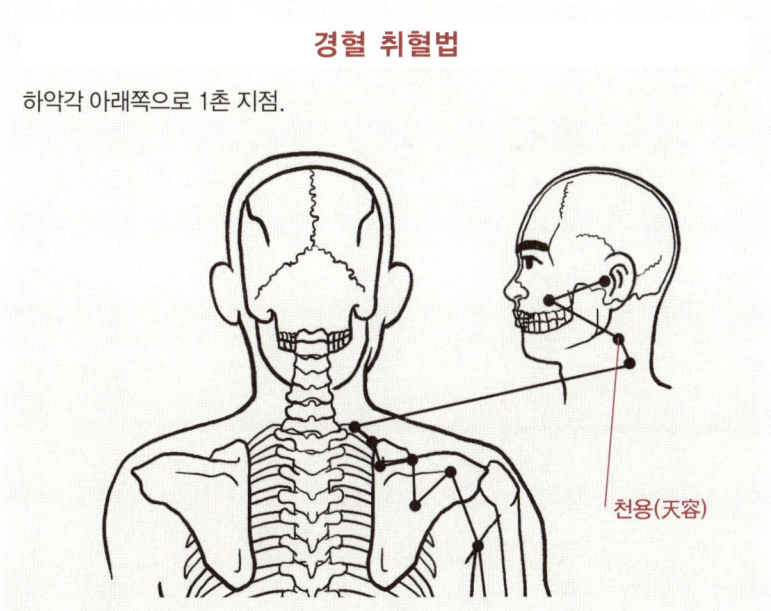

천용(天容)

9

족태양방광경

전신을 보호하는 효과를 지닌 통조대맥(通調大脈)

방광경은 눈의 안쪽 가장자리에 있는 정명혈에서 시작해서 새끼발가락의 지음혈로 이어지므로 머리에서 시작하여 발로 주행하며, 인체에서 경혈수가 가장 많은 경락입니다. 인체의 각 경혈은 하나하나의 약재와 같다고 보았을 때, 방광경은 약물 자원이 굉장히 풍부한 경락이라고 볼 수 있습니다. 따라서 방광경의 다양한 약재들이 눈 질환, 다리 질환, 척추부 질환 등에 모두 작용할 수 있습니다.

64
정명(睛明)

__근시를 예방하는 눈 보호혈

정명이 눈을 밝게 하고 좋은 시력을 갖게 한다.

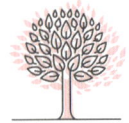

정명혈에 대해 이야기해 보고자 합니다. 먼저 손오공의 눈을 떠올려 봅시다. 세상에 손오공의 눈보다 더 밝은 눈이 있을까요? 태상노군이 손오공을 처벌하기 위해 화로에 집어넣었지만, 손오공은 상처 입지 않고 오히려 화안금정(火眼金睛)을 얻었고 그 결과, 보통 사람들에게 없는 예리한 안목을 갖게 되었다고 전해집니다.

정명혈이 이처럼 눈을 밝게 해주는 경혈이라는 것은 "정명(睛明)"이라는 경혈 이름을 구성하는 두 글자에서도 잘 나타납니다. 또한 오장육부의 정기가 모두 올라와 눈으로 흘러들어가므로, 한 사람의 시력이 좋고 나쁨은 그 사람의 기혈 성쇠를 반영한다고 볼 수 있습니다. 정명혈은 눈 안쪽 가장자리의 약간 위쪽에 위치한 움푹 팬 곳에 있습니다. 이곳은 수태양, 족태양, 족양명, 음교맥, 양교맥 총 5개 경맥이 모이는 곳으로 양기가 크게 모이므로 화열을 끄는 최고의 경혈에 해당합니다. 그래서 눈이 새빨갛게 변하고 부어 아픈 것, 바람을 맞으면 눈물이 흐르는 현상, 시야가 흐린 것, 근시, 야맹증 등에 쓸 수 있습니다.

사실 많은 사람들이 일상생활 속에서 스스로 무의식중에 정명혈을 자극하고 있습니다. 평소 책을 읽거나 문서 작업을 하다가 눈이 피로하다고 느끼면 손가락으로 콧날 양쪽을 눌러주고 있지는 않은가요? 더욱이 안경을 쓰는 경우, 안경이 닿는 부위를 주무르기도 합니다. 이때 주무르는 부위가 바로 정명혈입니다. 정명혈은 확실히 눈의 피로를 풀어주며, 근시를 예방해 주는 경혈입니다. 오랫동안 책을 보는 학생이나, 컴퓨터를 오래 보는 회사원들 모두에게 정명혈은 중요한 경혈입니다. 이 경혈은 눈 주변에 있으므로 당연히 눈의 문제를 맡고 있습니다. 평소 눈을 과도하게 사용해서 피로가 느껴진다면, 즉시 손끝을 이용해서 정명혈을 수 분간 부드럽게 눌러주어 보십시오. 단! 한 가지 주의사항이 있습니다. 지압 전에 손을 청결히 해야만 합니다. 정명혈은 눈과 가깝기 때문에 오염된 손으로 인해 결막염이 생기는 것을 방지해야 하기 때문입니다. 우리의 눈을 건강히 보존해야 인생의 긴 여정의 풍경을 똑똑히 볼 수 있지 않겠습니까?

■ **눈과 기혈**

한의학에서는 눈이 사물을 보고 오색을 구별할 수 있는 것은 오장육부의 정기가 위로 올라와 눈동자에 도달하기 때문이라고 봅니다. 심주혈(心主血, 심장이 혈을 주관한다)하고 간장혈(肝藏血, 간장이 혈을 저장한다)하는데 심혈이 충족하면 오장육부의 정기가 비폐지기(脾肺之氣, 비장과 폐장의 기운)의 운화 능력을 통해 상승하여 경락을 따라 눈에 도달할 수 있는 것이고, 이때 심신(心神)의 지휘에 따라 정상적인 생리 기능을 발휘하는 것입니다.

경혈 취혈법

정명혈은 눈의 내안각에 위치한다.

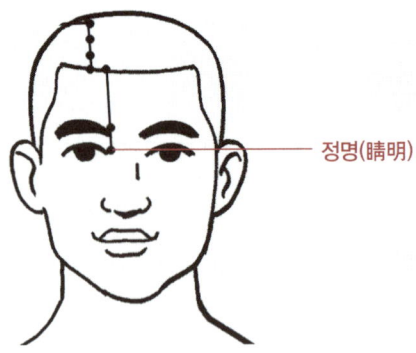
정명(睛明)

65
찬죽(攢竹)
_휴대용 지격혈(止膈穴, 딸꾹질을 멈추는 경혈)

대나무 잎자루 모양을 닮아, 기혈이 이곳에서 시작된다.

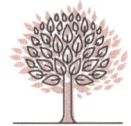

　찬죽혈에 대해 이야기하기 전에 옛이야기를 하나 먼저 언급하려 합니다. 소아 경련성 질환을 가지고 있었던 아이에게 경련이 나타나자, 한 늙은 의사가 찬죽혈에 침을 놓고 침을 약간 좌우로 돌려주자 아이의 눈이 바로 돌아와 정상으로 회복되어 주변에 있던 사람들이 깜짝 놀랐다는 경험담이 전해져 내려옵니다.
　찬죽혈은 우리 얼굴의 눈썹머리 움푹 팬 곳에 있습니다. 한의학에서는 어떤 경락이 눈과 매우 가까운 거리에 위치하면, 일반적으로 눈의 질환을 치료할 수 있다고 봅니다. 그래서 찬죽혈 역시 당연히 눈병을 치료할 수 있다고 보는 것이 이상한 일은 아닙니다. 찬죽이라는 이름에서 '찬(攢)'은 집중적으로 모여든다는 뜻입니다. 「홍루몽」이라는 소설을 읽어 본 사람들은 알 수도 있는데, 임대옥(홍루몽 속의 인물, 미인)의 첫 번째 인상을 "눈썹 머리를 올리고 있다"로 묘사하고 있습니다. 가보옥(임대옥의 연인)이 소설 속에서 그녀의 외모에 대해 "두 눈썹이 가지런한 듯 아닌 듯하며, 기쁜 듯 아닌 듯한 눈동자를 품고 있다"고 묘사하였습니다. 옛사람들은 눈썹이 가지런한 것을 좋게 보아 "찬미(攢眉)"라고 부르기도 했습니다. 바로 찬죽혈에서 이 '죽(竹)'은 바로 눈썹의 모양을 상징하는 말입니다. 과거에는 눈썹을 모양에 따라 다른 사물에 빗대어 분류하곤 했는데, 이 죽 역시 그렇게 분류한 눈썹 유형의 하나로서 앞은 두껍고 뒤는 좁아지는 대나무 잎의 모양을 취한 것입니다. 이와 관련된 이야기는 추후 사죽공혈을 설명할 때도 나올 예정입니다. 눈썹 머리 쪽에 위치한 찬죽혈은 대나무 잎의 자루 부분 모양처럼 보입니다. 눈썹 머리 쪽은 눈썹들이 특히 모여 있는 곳이다 보니 찬죽혈이라고 이름 지은 것입니다.

찬죽혈은 딸꾹질을 치료하는 효과가 아주 훌륭한 경혈입니다. 누구나 한 번쯤 딸꾹질을 해 본 경험이 있을 겁니다. 식사 후에 한두 번의 딸꾹질을 하는 것은 정상적입니다. 단, 딸꾹질을 쉬지 않고 한다면, 그것은 정상이라고 보기 어렵겠지요. 비록 딸꾹질이 병적인 반응은 아닐지라도, 일상생활과 업무에 큰 지장을 줄 뿐만 아니라 만약 중요한 모임이라도 있다면 매우 고통스러운 상황이 만들어질 수도 있습니다. 보통 일반인들이 딸꾹질을 멈추기 위해 사용하는 방법으로 냉수 마시는 방법이 있습니다.

그런데 사실, 이 딸꾹질을 멈추기 위해서는 눈썹 머리에 있는 찬죽혈을 이용하는 것이 가장 좋습니다. 딸꾹질이 멈추지 않을 때, 엄지손가락으로 양 눈썹 머리 부위의 찬죽혈을 지압해보세요. 살짝 힘을 주어 몇 초간 지그시 누른 후 힘을 풀고 다시 한 번 누르고 힘을 풀어줍니다. 이렇게 몇 번 반복하면 딸꾹질을 멈출 수 있는데, 이 방법이 앞서 이야기한 냉수를 마시는 방법보다 더 효과적이고 건강하며 무엇보다도 항상 주변에 찬물을 준비하는 것보다 효율적입니다.

■ 경락의 경로와 주치

경혈이 질병을 치료하는 방식에는 근치(近治)와 원치(遠治) 두 종류가 있습니다. 근치란, 경혈이 인접한 부위의 조직, 기관과 관련된 병증을 치료하는 것을 말하며 예를 들면 발바닥에 있는 용천혈로 발바닥의 열감을 치료하고, 발뒤꿈치 근처의 대종혈로 발뒤꿈치 통증을 치료하는 식입니다.

원치란 14경(12경락과 임맥, 독맥)의 경혈, 특히 12경맥에서의 팔꿈치, 무릎관절 이하에 있는 경혈을 활용할 때 해당 부위의 병증뿐 아니라 해당 경혈과 먼 거리에 있더라도 본 경락의 경로와 관련 있는 조직, 기관, 장부의 병증을 치료하는 것입니다. 다시 말하면 해당 경락이 지나는 모든 구역의 질병에 영향을 미칠 수 있으므로 한 경혈이 전신을 치료할 수 있다고도 말할 수 있습니다.

■ 영아 딸꾹질 해결의 묘수

갓난아기가 딸꾹질을 할 때 아기를 안고서 손가락으로 아기의 입가나 귀 옆을 가볍게 간지럽혀 보세요. 일반적으로 아기가 웃으면 딸꾹질이 멈춥니다. 이 방법은 입 주변의 비교적 민감한 감각을 이용하여 입가 간지럼을 통해 딸꾹질을 멈추는 방법입니다.

경혈 취혈법

찬죽혈은 매우 찾기 쉽습니다. 양쪽 눈썹이 각각 시작되는 부위에 있습니다.

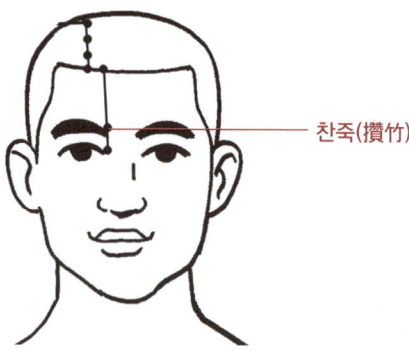
찬죽(攢竹)

66
옥침(玉枕)

__손가락으로 머리를 빗고 탈모를 예방하자

머리를 빗기만 해도 경락을 소통시킬 수 있고, 모발 생장을 촉진시킨다.

옥침은 말 그대로 옥으로 만든 베개입니다. 옥이 얼마나 매끄럽고 화려한 물건인지 한 번 생각해 보시죠. 그것을 베개로 쓰면, 특히 더운 여름이라면 정말 쾌적할 것 같군요. 옛사람들은 옥을 매우 좋아하여 부유한 집에는 전부 옥베개를 갖추고 있었습니다. 이청조(李淸照, 중국 송대 시인)가 「취화음」이란 시에서 "옥베개를 베고 비단 장막에 누우니 한밤중 서늘한 기운이 스며든다"라고 하기도 했습니다. 장막을 친 침소에 누워 옥으로 만든 베개를 베고 있으면 한밤중에도 간간히 차가운 감각을 느낄 수 있음을 표현한 것입니다.

실제 옥침혈은 후두부에서 뒤쪽 머리카락이 끝나는 부위를 기준으로 위쪽 2.5촌 높이(외후두융기와 같은 선상)에서 양쪽으로 각각 1.5촌 떨어진 곳에 있는 움푹 팬 부분입니다. 잘 때, 이 부위가 베개와 닿기 때문에 이 경혈을 옥침이라고 부르게 되었습니다.

옥침혈은 뒤통수에 있는 경혈로, 정수리 탈모 예방에 탁월한 효과를 갖고 있습니다. 탈모는 현대인들에서 쉽게 찾아볼 수 있는 질환으로 특히 스트레스 과다, 정신적 긴장 상태에 많이 놓이는 사회지도자나 고위간부 계층에서 많이 발생합니다. 정신적 스트레스는 모세혈관을 수축시키고 혈액순환이 나쁘게 만들어 쉽게 탈모가 발생하도록 합니다. 이렇게 열심히 일 해왔는데, 갓 중년이 되자마자 머리숱이 성글어지기 시작하면 상당히 신경 쓰이죠.

옥침혈은 이런 현상에 적용하기 가장 적합한 경혈인데, 눈에 보이지 않는 머리 뒤편에 위치하여 찾기 좀 어렵습니다. 그래서 탈모 방지를 위해 옥침혈을 이용하고자 하는 사람들에게 쉬운 안마 방법을 소개하고자 합니다. 먼저 다섯 손가락을 구부리고 살짝 벌려 "손가락빗"을 만듭니다. 이 손가락빗으로 이마에서부터 뒤통수까지 빗어 넘깁니다. 이때 지복부(손가락 끝의 지문이 있는 살이 도톰한 부위)를 이용하며 두피에 상처가 나지 않도록 주의해 주세요. 좌우 각각 50여 차례 자극하여 두피에 약간 얼얼한 듯한 느낌이 들면 마무리하도록 하세요.

사실 이 방법은 당(唐)대 "손사막(孫思邈)"이라는 의가가 추천한 방법입니다. 그는 건강을 위해 치아는 자주 마주쳐 소리 나게 하고, 모발은 자주 빗어주라고 하였습니다. 매일 아침 일어나서 손사막의 조언대로 머리를 백 회씩 빗어 내리면, 나이가 들더라도 어지럽거나 눈앞이 흐려지는 증상 없이 건강할 수 있다고 전해집니다. 원리는 간단합니다. 평소 일상생활에서도 신경 쓰이거나 복잡한 일에 마주하면 자연스레 손으로 머리를 긁적이곤 하지 않나요? 아마도 이 동작은 우리 몸이 스스로 방광경의 기혈을 소통시키기 위해 하던 동작일 것 같습니다. 무심코 습관적으로 하던 동작이라서 신경 쓰지 않았을 뿐이죠.

머리에는 다양한 경혈이 있기 때문에 머리 전체를 빗어 주게 되면 그 경혈들을 모두 안마하는 효과를 낼 수 있습니다. 이 방법을 통해 불면을 예방하고 수면의 질을 개선시키며 두부의 혈류를 소통시키며, 기억력 또한 향상시켜 대뇌의 피로를 예방할 수 있습니다. 또한 머리카락의 모근 주변 영양을 개선시켜서 탈모도 감소시킬 수 있습니다.

■ 탈모 방지를 위한 생활 수칙

① 채소를 많이 섭취하여 변비를 예방합니다. 변비와 치질은 머리카락 형성에 영향을 미칩니다.
② 철분을 알류, 갑각류, 익힌 땅콩, 흑두 등을 통해 섭취합니다. 탈모 경향이 있는 경우 보통 체내 철분이 부족합니다.
③ 식물성 단백질을 충분히 섭취합니다. 두발이 건조하고 특히 끝이 건조할 경우 대두, 검은깨, 옥수수 등이 좋습니다.
④ 알칼리성 물질을 많이 함유한 신선한 야채나 과일을 섭취하면 활력을 증강시킬 수 있습니다.
⑤ 요오드를 함유한 다시마, 김 등을 섭취합니다. 모발의 광택은 갑상선 기능과 관련이 있습니다. 요오드 섭취는 갑상선의 분비작용을 강화시켜 모발을 윤기 있게 해줍니다.
⑥ 상추, 양배추, 검은깨 등을 통해 비타민 E를 섭취합니다. 비타민 E는 세포분열을 촉진시켜 모발의 생장을 돕습니다.

경혈 취혈법

뒤통수에서 머리카락이 자라나는 경계인 후발제에서 위쪽으로 올라가다가 튀어나온 골두(외후두융기)에 도달한 후 양쪽으로 약 1.5촌 떨어진 곳의 움푹 팬 곳을 찾습니다.

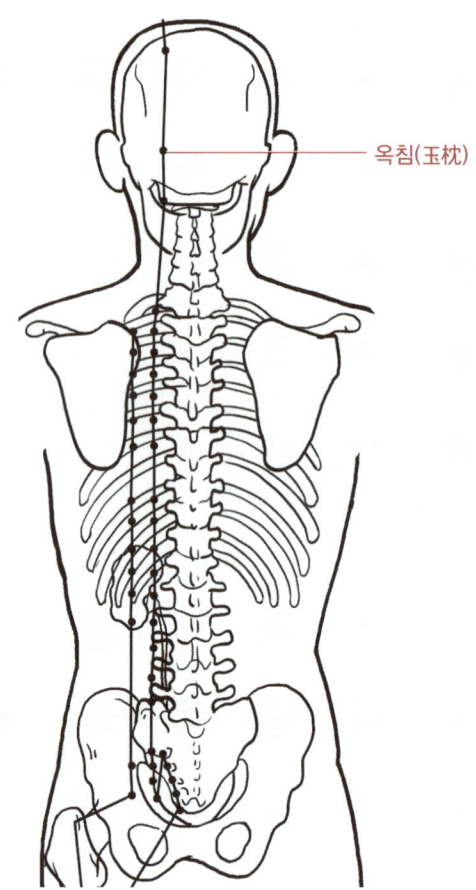

옥침(玉枕)

67
대저(大杼)

__골관절 질환 치료의 독보적인 비책

몸을 지탱하는 가장 중요한 척추의 한 축

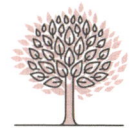

"철컥철컥, 목란이 문 앞에서 베를 짠다. 베틀소리는 들리지 않고 그녀의 탄식소리가 들리네. [唧唧復唧唧, 木蘭當戶織. 不聞機杼聲, 惟聞女嘆息.]" 과거 여성의 가장 중요한 집안일 중 하나는 베 짜기였다고 합니다. 이때 베를 짜는데 쓰이는 베틀을 '저(杼)'라 불렀습니다. 대저혈은 제1흉추 극돌기 밑 양쪽 옆 1.5촌에 위치합니다. '저'는 축의 의미도 가지고 있는데요. 인체 등에 있는 척추는 우리 몸을 지탱하는 가장 중요한 하나의 축에 해당합니다. 따라서 척추골은 '저골'이라고 불리며 가장 돌출된 척추뼈가 바로 대추입니다. 척추 양쪽으로 튀어나온 횡골의 모습은 베틀의 형상을 닮기도 했습니다. 그래서 대추 양쪽으로 튀어나온 횡골을 "대저"라고 부르게 된 것입니다.

우리 몸에서 '대(大)'라는 글자가 들어간 이름을 사용하는 경혈은 상당히 중요한 역할을 하는데, 대추혈 역시 독맥에서 매우 중요한 경혈입니다. 또한 대저혈은 베틀이라는 뜻을 갖는 중요한 경혈입니다. 이 경혈은 여러 회혈(會穴) 중 골회혈(骨會穴)에 해당하여, 뼈와 가장 관련 깊은 경혈입니다. 뼈는 가옥에 비유하면 가장 핵심 기초 토대와 같은 것으로 신체에서 매우 중요합니다. 따라서 대저혈은 대추혈이 유명한 만큼이나 중요한 경혈이겠죠.

대저가 골회혈이다 보니 뼈와 관련된 다양한 질환에 치료 효과가 있습니다. 예를 들어 퇴행성관절염, 류마티스성관절염 등은 모두 대저혈이 독보적인 효과를 가지고 있습니다.

앞서 장강혈을 소개하면서 날척법에 대해 설명했었죠? 이 날척법은 소아 질환뿐 아니라 성인에게도 좋습니다. 몸의 후면에는 독맥 외에도 다양한 경락이 자리 잡고 있습니다. 날척법을 시행할 때는 먼저 독맥을 자극한 후, 양옆의 협척혈을 자극합니다. 그 후 방광경을 자극하면 날척법 하나로 3개의 경락을 모두 자극할 수 있으니 일거삼득이라 할 수 있겠습니다. 앞서 언급했던 "손가락빗"의 원리와 비슷합니다. 다만 날척법을 시행할 때는 좀 더 센 힘을 이용하여 자극하는 것이 좋습니다.

부드럽게 자극하기 위해서 등에 약간의 마사지 오일을 바른 후 꼬리뼈 끝에서부터 일직선상으로 대추혈까지 훑어 눌러 준 후 멈추기를 3~5회 반복하면 등에서 발열감이 발생하는 것을 느낄 수 있을 것입니다. 이렇게 지압해 주면 방광경의 기혈을 추동(推動)시키고, 독맥의 양기를 상승시킬 수 있으며, 이를 통해 신체에 뭉쳐있는 풍습(風濕) 등의 사기를 서서히 흩어내어 몸에서 내보낼 수 있습니다.

■ 팔회혈(八會穴)

장(臟), 부(腑), 근(筋), 맥(脈), 기(氣), 혈(血), 골(骨), 수(髓) 여덟 가지 정기가 모이는 주요 경혈입니다. 각 경혈이 가진 고유의 기능 외에도 장, 부, 근, 맥, 기, 혈, 골, 수 각각의 생리 기능 현상과 특별한 관계가 있습니다.

- 장회(臟會)-장문(章門)
- 기회(氣會)-전중(膻中)
- 근회(筋會)-양릉천(陽陵泉)
- 골회(骨會)-대저(大杼)
- 부회(腑會)-중완(中脘)
- 혈회(血會)-격수(膈俞)
- 맥회(脈會)-태연(太淵)
- 수회(髓會)-현종(懸鍾, 절골)

■ 골회(骨會)

골회혈은 대저혈입니다. 대저는 제1흉추 극돌기 밑 양쪽 1.5촌에 위치합니다. 제1흉추의 또 다른 이름은 저골로, 머리와 몸통, 사지가 다 연결되는 축이라서 골회라고 부릅니다.

경혈 취혈법

제1흉추 극돌기 밑 양쪽 1.5촌에 있습니다. 독맥선상(극돌기 부위)과 견갑골 내측연의 거리가 3촌에 해당하므로 그 절반의 지점에서 취혈하면 됩니다.

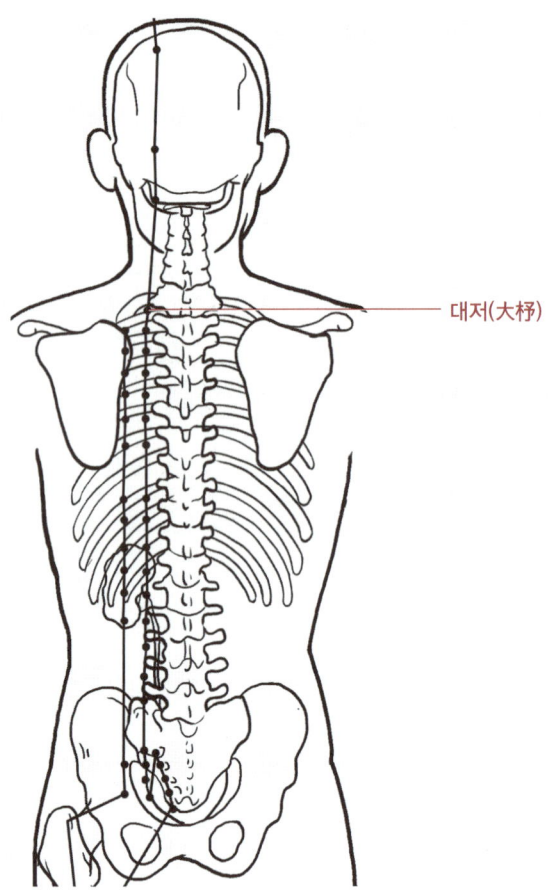

대저(大杼)

68
풍문(風門)
_천식을 예방하는 바람막이 문

> 숨이 항상 들락날락하는 도로

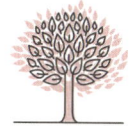

'풍(風)'이라는 용어가 뜻하는 것은 크게 두 가지입니다. 하나는 인체 외부인 자연계의 풍사를 뜻합니다. 풍문혈은 바로 아래 폐수혈로 이어지며 이는 폐기(肺氣)가 출입하는 장소입니다. 기의 승강 출입은 풍의 또 다른 의미인 "내풍(內風)"을 만들어냅니다. 한의학에서 흔히 이야기하는 "간풍상역(肝風上逆)"에서의 풍 또한 내풍입니다.

풍문혈은 등에 있습니다. 제2흉추의 극돌기 밑 양쪽 1.5촌에 위치하며 독맥의 도도혈과 매우 가깝습니다. 앞서 설명했듯 도도혈은 인체에서 도자기 돌림판같이 기혈의 대순환을 담당하는 경혈입니다. 그렇다보니 필연적으로 내풍을 생성하여 도도혈 주변에 풍문혈이 있을 수밖에 없는 것입니다. 한편 바람이 부는 곳의 날씨는 청량하죠. 따라서 바람이 통과하는 풍문혈의 안쪽에 청량함을 좋아하는 성격을 지닌 장기인 폐가 위치하고 있습니다. 또한 폐는 호흡을 주관하므로 풍문을 숨이 출입하는 도로라고도 볼 수 있습니다.

풍문혈의 최대 작용은 기관지 천식을 치료하는 것입니다. 풍문혈과 유사하게 천돌혈 또한 천식을 치료합니다. 얼핏 보면 멀리 떨어져 있는 두 경혈이 같은 작용을 하는 것이 의아하겠지만, 천돌혈은 흉부에 풍문혈은 등 부위에 위치하여 인체의 전, 후면에서 상응하여 함께 작용을 하는 것으로 전혀 이상하지 않습니다. 최근 많은 한방병원에서 삼복첩을 출시하여 많은 젊은이들에게 사용하고 있습니다. 삼복첩에서 가장 많이 사용하는 경혈은 천돌혈과 풍문혈입니다. 전면의 천돌혈에 하나를 붙여 기관을 보호하고 후면의 풍문에 붙여 풍사의 침입을 막는 것입니다. 전후방의 힘을 모두 모아 풍사가 침입하는 경로를 차단합니다. 기관지 천식을 치료할 때, 이 두 경혈을 함께 사용하면 한 경혈만으로 치료하는 것보다 효과가 좋은 것으로 알려져 있습니다.

위에서 이야기했던 천돌과 풍문 동시 치료에는 전후호응(前後呼應), 상하호응(上下呼應)이라는 한의학의 정체관이 구현되어 있습니다. 기관지가 좋지 않거나 이미 천식 증상이 있는 모든 사람들은 이 전후호응을 하는 두 경혈을 잘 기억해 두는 것이 좋습니다. 이 두 경혈은 기관지를 보호하기 위한 한 쌍의 앞문, 뒷문과 같은 것으로 어느 한쪽도 놓쳐서는 안 됩니다.

■내풍(內風)

외풍과 상대되는 단어로 간풍(肝風)을 의미합니다. 간은 풍장(風臟)으로 오행 중 목에 속합니다. 정혈이 소모되면 신수가 목을 자양하지 못해 간양이 상항(上亢)하여 내풍이 발생됩니다.

■ 삼복첩

삼복첩은 한의학에서 이야기하는 "동병하치(冬病夏治)"의 원리를 이용하여 여름 날씨의 열기를 이용해서 신체 내의 한기를 몰아내는 치료법입니다. 하지와 입추 사이 기간에 열흘 간격으로 약첩을 경혈에 붙이는데, 엄밀히 적용하면 초복, 중복, 말복에 시술합니다. 삼복첩의 효과는 장염, 기관지염 등 각종 감염성 질환에 대한 저항력을 키워주는 것으로 알려져 있습니다.

경혈 취혈법

풍문혈은 제2흉추 극돌기 밑의 정중앙 지점에서 양 측방으로 1.5촌 떨어진 지점에 있습니다.

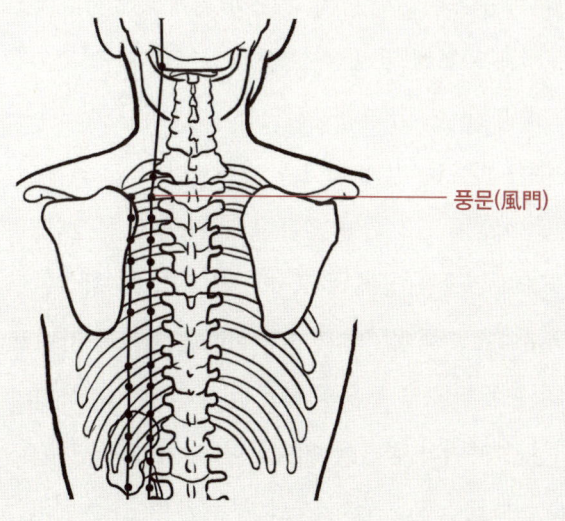

풍문(風門)

69
위중(委中)

__요배통증 구급혈

오금은 허리가 받는 힘 일부를 분담해 줄 수 있다.

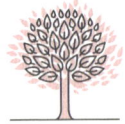

'위(委)'와 관련한 아주 감명 깊은 고사가 하나 있습니다. 춘추전국시대에 살았던 소진(蘇秦)이 자신을 등용해 줄 나라를 찾아 여기저기 찾아다녔으나 소득 없이 돌아와 집에서 멸시를 받았습니다. 그 후, 그는 성공을 위해 절치부심 밤낮으로 공부하였고, 다시 집을 떠나 마침내 중용된 후, 금의환향하였습니다. 이때 과거에는 냉담하게 대했던 형수가 엎드려 절하며 그를 맞이했다고 합니다. 이 상황이 담긴 원문에는 이렇게 묘사되어 있습니다. "형수가 몸을 수그려 기어와서 [嫂委蛇蒲服] 얼굴을 땅에 묻고서…"라고 하였는데 여기서의 '위사(委蛇)'는 '구부리고 나아감', '억지 순종'이라는 의미를 가지고 있습니다.

위중혈은 오금 부위의 횡문의 중간에 위치하며, 대퇴이두근건과 반건양근 사이의 공간에 위치합니다. 이 경혈을 잡을 때는 엎드린 상태에서 무릎관절을 굽혀 오금 부위의 횡문을 찾고, 그 횡문선 상에서 중점을 잡으면 됩니다.

　사총혈가(四總穴歌)에서는 "허리와 등은 위중이 구한다"고 기록합니다. 이 구절은 위중혈이 요배부의 질병을 치료하는 중요한 경혈이라는 뜻입니다. 이 구절은 한의학에서 상용되는 구절로 한의학에 대해 조금이라도 알고 있다면 요배의 질병에 위중을 이용하여 치료한다는 정도는 상식일 정도로 보편적인 정보입니다. 이미 위중을 이용한 치료가 요배 질환에 효과가 좋다는 것이 다년간의 임상 경험으로 입증되어 왔습니다. 또한 임상에서는 허리 근육 손상에 후계혈을 위중혈과 함께 사용하여 침치료 시 하나의 처방 세트로 활용합니다.

　급성 요통이 있을 때, 다리를 곧게 편 자세로 엄지손가락을 무릎뼈 위에 두고 손으로 다리를 감싸 쥐면 나머지 네 손가락이 모두 오금 부위에 닿는데 마사지 오일을 조금 발라 이런 자세로 오금 부위를 지압해 주면 좋습니다. 한의 의료기관에서는 위중혈에 미량의 출혈을 유발하는 사혈요법을 쓰기도 합니다. 속설에 "요배 통증을 견디기 어려워지면, 걷기 시작하는 것이 잘 안되고 걸음이 흐트러진다"라고도 합니다. 보통 요배통증은 노인들에게 흔히 나타나는 질환이지만, 요즘은 잦은 컴퓨터 사용, 운전과다 등으로 젊은이에서도 많이 발생합니다. 그러므로 평상시 생활 중에 항상 위중혈을 안마해 주거나, 부항을 하거나, 사혈요법 등을 활용하여 요배부의 기혈을 소통시켜 주면, 요배부 질환을 예방하고 치료하는데 큰 도움이 될 것입니다.

■ 소진(蘇秦)

자는 이자. 동주 낙양 마을 사람으로 전국시대의 유명한 종횡가입니다. 농가 출신이지만 여러해 공부한 끝에, 고대 중국 전국시대 중엽 정치가로 활약했습니다. 당시 강국이었던 진나라에 대적하기 위해 나머지 6국이 연합해야 한다는 합종설을 주장하였습니다.

■ 위중혈 안마 방법

① 양 엄지손가락 끝으로 위중혈을 눌러줍니다. 강도는 약간 시큰한 통증을 느낄 정도로 하고 한번 누르고 한번 쉬고를 1세트로 10~20회 반복합니다.

② 계란을 쥐듯 가볍게 주먹을 쥐고 손등 부위로 리듬감 있게 위중을 두드립니다. 약 20~40회 정도 반복합니다.

③ 양쪽 엄지 끝부분을 양쪽 위중혈에 대고 경락 방향 순방향과 역방향으로 각각 10회씩 문지릅니다.

④ 손바닥을 비벼 열을 낸 다음, 양 손바닥을 위중혈에 대고 문지르길 약 30회씩 반복합니다.

경혈 취혈법

측와위에서 무릎관절을 굽혔을 때, 오금에 나타나는 횡문의 중점이 위중혈입니다.

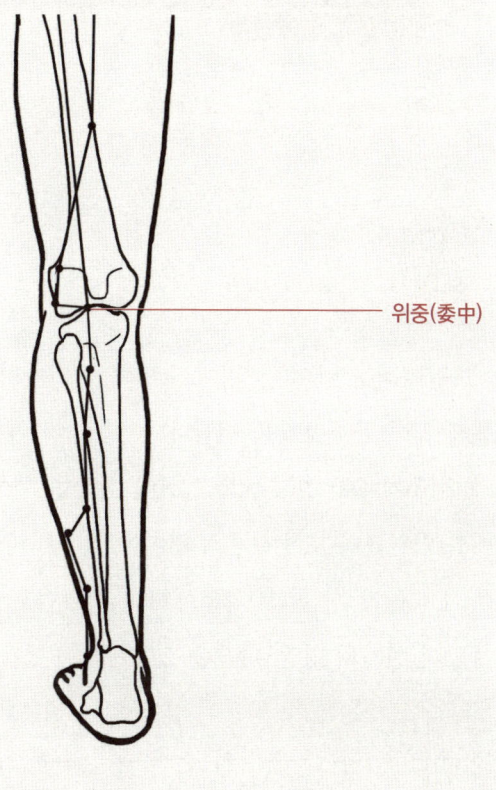

위중(委中)

9 **족태양방광경**-전신을 보호하는 효과를 지닌 통조대맥(通調大脈)

70
고황(膏肓)

__신체 건강 상태를 예보해 주는 "경보기"

피곤함을 느낀다는 것은 신체 내부 각 기관들이 지쳐있는 것이므로 충분한 휴식이 필요하다.

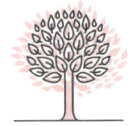

고황이라는 단어는 "병이 고황에 들어가면 고칠 수 없다"는 표현을 통해 많이 들어보셨을 것입니다. 이 단어 역시 관련된 고사가 있습니다. 춘추시대에 진경공(晉景公)이 위중한 병에 걸렸습니다. 그런데 국내외 의원들이 모두 속수무책이어서, 천하의 명의를 찾고 있었습니다. 이 소식을 들이 진(秦)나라에까지 이르렀고, 진백(秦伯, 진나라의 군주 애공)이 천하의 명의, 편작을 그에게 파견했습니다.

편작이 가는 도중 경공이 꿈을 하나 꿨는데 병변에 두 개의 작은 덩어리가 생기더니 그중 하나가 말을 하였습니다. "큰일 났다. 편작이 다 와간다. 그가 오면 우리는 버틸 곳이 없는데 도망가 버릴까?" 그러자 다른 하나가 말했습니다. "뭐가 무서운 거야? 우리는 고의 아래, 황의 위에 있어. 제 아무리 편작이라도 우릴 어떻게 할 수는 없어."

편작이 진(晉)나라에 도착하여 경공의 병을 진찰한 후에 "병이 이미 너무 중하여 치료할 방법이 없습니다. 지금 병이 두 곳에 있는데 하나는 고의 아래이고 하나는 황의 위입니다. 이 두 곳은 약물이 도달하지 않으므로 치료할 방법이 없습니다"라고 하였습니다. 경공이 이 말을 듣고서 꿈속 이야기와 똑같아 하늘의 운명을 따를 수밖에 없다고 생각하여 편작에게 후하게 사례하여 돌려보냈다고 합니다.

자, 그럼 고황이 대체 어떤 곳인데 약물이 도달하지 못할까요? 고황에서 '고(膏)'는 심하(心下, 심장 밑)의 어떤 부위이고, '황(肓)'은 심장과 횡격막 사이입니다. 따라서 고황은 심하, 횡격막 위의 지막(脂膜)에 해당합니다. 병이 고황에 들었다는 것은 병이 이미 매우 깊고 중하다는 뜻으로 치료가 어려운 상태를 이야기한 것입니다.

사실 고황혈은 신체 상태에 대한 경보를 주는 경혈입니다. 기력이 모자람을 느끼고 너무나 피곤함을 느낄 때면 사실 몸이 우리에게 경고를 하는 것입니다. 오장의 기운이 이미 허약해졌으니 충분한 휴식과 조리가 필요한 상태인 것입니다. 돌이킬 수 없는 상태가 되기 전에 이 신호를 무겁게 받아들여야 합니다. 만약 이미 피로함을 느끼고 있음에도 휴식을 취하지 않게 되면, 몸은 더욱더 쇠약해져 도한(盜汗, 야간 수면 중 흘리는 땀), 건망 등의 징후를 보일 것입니다. 이러한 징후들은 오장의 기운이 더욱더 쇠약해졌음을 의미합니다. 이때 하던 일을 잠시 내려놓고, 자신의 몸을 돌보아야 합니다. 고황을 자극하는 것은 몸을 돌보는 방법 중의 하나이며 정신부터 음식, 휴식 등 여러 방면으로 주의를 기울여 몸을 회복시킨 후에 일을 다시 시작해도 됩니다. 그렇게 하지 않으면 정말로 병이 고황에 들어간 상태가 되어 무엇을 해도 돌이킬 수 없게 됩니다.

■ **고황에 병이 들어간 것 [病入膏肓, 병입고황]**
병이 치료할 수 없는 부위에 들어가 버린 것이며 병이 너무 엄중하여 치료하기 늦은 상태입니다. 한의학에서 심하부위를 '고'라 하고 심장과 횡격막 사이를 '황'이라고 하는데, 이 두 부위는 약의 영향이 도달할 수 없는 부위로 치료가 불가능하다고 알려져 왔습니다.

경혈 취혈법

견갑골 내측연을 따라 수직선을 긋고, 제4흉추 극돌기 밑에서 양쪽으로 수평선을 그었을 때, 두 선이 만나는 점이 고황혈입니다.

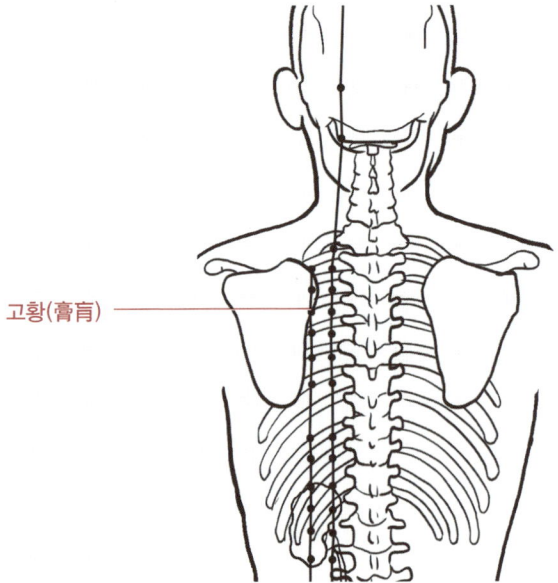

고황(膏肓)

71
질변(秩邊)

__좌골신경통을 치료하는 질서 유지 경혈

매우 아름다운 미소를 짓게 하는 경혈

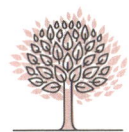

　질변에서 '질(秩)'은 질서를 의미하고 '변(邊)'은 변두리를 의미합니다. 이 이름이 어떻게 인체의 경혈에 붙게 된 것일까요? 방광경 경혈 배열에 대해 먼저 알아봅시다. 방광경 등 쪽에 위치한 경혈들은 두 줄로 질서 정연하며 규칙적인 모습을 보입니다. 질변은 여기서 등 제일 아래에 위치한 경혈로 엉덩이 부위에 있어 제4천골공 높이에 해당합니다. 독맥선 상에서 양쪽 측방 3촌 부위에 위치하며 방광경 상 등에 포함되는 마지막 경혈이다 보니 질변이라는 이름이 붙게 된 것입니다.

　비록 위치상으로는 등에서 최하단이 아닐 수도 있지만, 경락 배열 순서상으로는 체간부의 마지막 경혈입니다. 이 질변혈이 위치한 엉덩이에는 환도혈도 있는데, 이 두 경혈을 함께 사용하면 좌골신경통을 효과적으로 치료할 수 있습니다. 좌골신경통이 있을 때, 침상에 엎드려 가족들에게 질변혈과 환도혈을 각각 3~5분 동안 강하게 눌러달라고 부탁해보세요. 이렇게 하면 통증이 상당히 감소하는 것을 경험하실 수 있을 것입니다.

질변혈에는 한 가지 특별한 점이 있습니다. 질변혈을 지압할 때 시큰한 느낌을 느끼게 되면, 이 느낌이 엉덩이에서 시작하여 발가락 끝까지 죽 이어집니다. 그래서 이 경혈이 좌골신경통 치료에 좋다고 하는 것입니다.

질변혈은 비록 변두리에 위치하여 사람들의 주의를 잘 끌지 못하는 경혈일 수도 있겠지만 효과가 이처럼 중요하고 뛰어나 중요한 경혈이 아닐 수 없습니다. 마치 후방 지역의 장군이 명예를 다투지 않고 묵묵히 자리를 지키는 것처럼, 질변혈은 주목받지 않는 위치에서 인체의 건강을 지켜줍니다.

■ **좌골신경통**

전통 한의학의 비증(痺證) 범위에 속하며 일반적으로 한사(寒邪)의 침입이나 기체혈어(氣滯血瘀) 등으로 발생합니다. 치료 시에는 안마나 온습포를 활용할 수 있습니다. 일상생활에서는 딱딱한 침상을 이용하는 것이 좋습니다. 혹은 취침 전이나 기상 후 엎드린 상태에서 "소연비(小燕飛: 〈검은색〉 작은 제비가 나는 모습. 엎드려 취하는 동작 중 하나. 엎드려 차렷 자세에서 가슴과 다리를 바닥에서 띄우는 등의 일련의 과정)" 동작을 하면 도움이 됩니다. 또한 평소에 허리 주변을 따뜻하게 유지하여 풍한사(風寒邪)를 받지 않도록 주의하는 것이 좋습니다.

경혈 취혈법

질변혈은 엉덩이에 위치하며 미골에서 양쪽 측방으로 3촌만큼 떨어져 있습니다. 이 폭은 견갑골 내측연에서 수직으로 내려온 선상에 해당합니다. 견갑골 내측연에서 수직으로 그어 내린 선과 제4천골공에서 수평선을 그은 선이 서로 만나는 점이 바로 질변혈입니다.

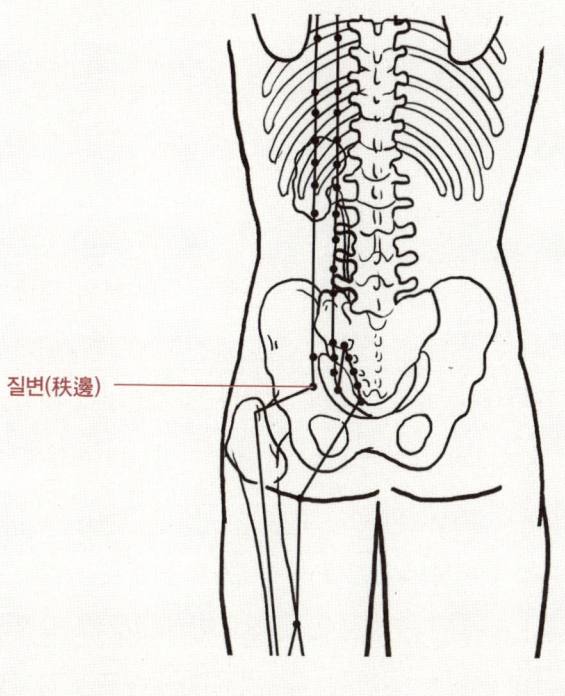

질변(秩邊)

72
승산(承山)

__종아리 쥐를 방지하는 운동 전 워밍업용 경혈

다리 근육을 더욱 튼튼하게 하고, 전신 중량을 지탱한다.

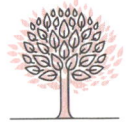

승산혈은 찾기 쉽습니다. 종아리 후면 정중앙에 위치하며 위중과 곤륜 사이에 있습니다. 이 경혈을 찾을 때는 다리를 곧게 편 상태에서 발끝을 멀리 뻗고, 발꿈치를 위로 올리는 까치발 자세를 하면 좋습니다. 이때, 비복근이 볼록 튀어나오는데, 이 근육의 근복부 아랫면에 생기는 작은 움푹 팬 부위가 승산의 위치입니다.

승산 위쪽에는 볼록 튀어나와 산봉우리에 비유되는 부위가 있는데, 이곳이 승근혈입니다. 승산혈은 승근혈 아래에 위치하며, 그 부분의 모양이 산봉우리 아래 산골짜기처럼 보여 승산이라고 부르게 되었습니다.

승산혈의 가장 큰 역할은 종아리 쥐나는 증상을 예방하고 치료하는 것입니다. 축구나 수영을 하다가 종아리에 쥐가 났을 때, 재빨리 몸을 숙여 승산혈을 수 분간 안마해 주면 좋아집니다. 운동을 안전하게 하기 위해, 특히 오랜만에 운동을 할 때는 워밍업이 필요합니다. 워밍업을 하지 않으면, 운동 후 심한 다리 근육통을 느낄 수 있겠지요. 운동 전 워밍업을 할 때 승산혈을 적당히 눌러주면 종아리 근육, 곧 비복근을 누르는 것과 같은 효과를 볼 수 있습니다. 발열감이 들 때까지 지압한 후에 운동을 시작하면 훨씬 안전하게 운동할 수 있습니다.

중노년기 사람들에게는 종아리에서 쥐가 나는 일이 매우 흔한데, 특히 야간 수면 중에 자주 발생합니다. 갑자기 이 증상을 겪게 되면 매우 괴롭겠죠. 또한 노인의 경우 골다공증을 방지하기 위해 칼슘 섭취를 보강하고 햇볕을 충분히 쬐면서 운동을 병행해야 하는데, 이렇게 운동을 할 때 승산혈 안마를 병행하면 노인 신체 건강을 유지하는데 매우 좋습니다. 고령자의 쇠약함은 보통 하체부터 시작되기 때문에 하체 건강을 지키면 신체 노화를 늦출 수 있습니다.

사무실에서도 승산혈을 잘 활용할 수 있습니다. 회의 도중 무료할 때 두 다리를 모아서 발뒤꿈치를 끌어올리면 승산혈을 자극할 수 있습니다. 승산혈은 종아리 근육 경련뿐 아니라, 허리를 보호하는 측면에서도 명성이 자자한 경혈입니다. 장시간 사무실에 앉아있으면 허리 근육이 손상되거나 군살이 생기기 쉬운데, 매일 발뒤꿈치를 끌어올리는 동작을 15분씩 반복하면 각선미가 좋아질 뿐만 아니라 허리 근육의 손상을 예방할 수도 있으니, 일석이조가 아닐까요?

■ 비복근

종아리 후면의 얕은 부위에 위치한 근육으로 종아리 부위 볼록하게 튀어나와 사람의 배 같이 보이는 부분입니다. 근육 하단에 위치한 단단한 힘줄은 발뒤꿈치뼈에 붙어 있어, 걸을 때 굉장히 중요한 작용을 합니다.

경혈 취혈법

종아리를 곧게 편 상태에서 발뒤꿈치를 오금 쪽으로 바짝 당기면 종아리 뒤쪽의 근육이 도드라지면서 비복근이 둘로 갈라집니다. 이 부분 중앙이 승산혈입니다.

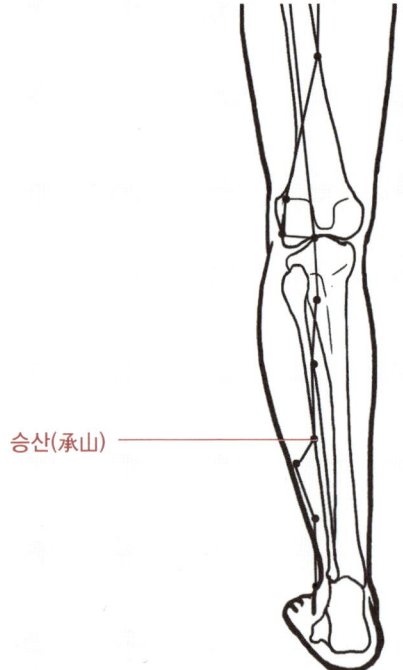

승산(承山)

73
비양(飛揚)

__장딴지를 두드려, 하반신을 가뿐하고 튼튼하게

가뿐한 몸놀림을 위해서는 비양혈을 기억하자.

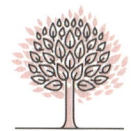

고문에서 '비(飛)'는 새의 날개를 의미하는 상형문자입니다. '양(揚)'은 날 듯이 일어나, 올라가는 것을 뜻합니다. 즉 비양은 날아오르는 것입니다. "큰 바람이 일어 구름을 날린다.[大風起今雲飛揚]"는 구절에서의 "비양"은 이처럼 거칠 것 없이 자유자재로 움직이는 형상을 그대로 표현하고 있습니다.

비양혈은 장딴지 뒷면에 있는데, 바깥쪽 복숭아뼈 근처의 곤륜혈에서 곧장 위로 7촌 부위이며 승산혈 외하방 1촌 부위입니다. 방광경 상에서 위양혈 이후의 경혈들의 배열을 살펴보면, 깊은 연못 같은 위중혈에 들어갔다가 합양혈을 지나 높은 산에 가듯 승근혈을 거쳐 산기슭으로 내려오는 듯한 모습이 떠오릅니다. 이런 상상 속의 모습은 매우 변화무쌍한 풍경 같은 이미지인데, 이런 풍경을 지날 때는 발걸음을 옮길 때마다 풍경이 바뀔 정도로 변화가 너무 빨라 다 볼 수 없는 지경에 이르곤 합니다. 한편 승산혈에서 비양혈으로 이동할 때는 일직선으로 이동하지 않고, 비스듬히 바깥쪽을 향해 이동합니다. 산기슭에서 평야로 훌쩍 뛰어 이동하는 호랑이 한 마리를 상상하면 비양의 역동적인 감각을 느낄 수 있지 않을까 합니다.

또한 비양혈은 기존 방광경 궤도에서 약간 벗어나 비스듬히 주행하면서 족소음신경과 연결되고 동시에 이곳에서 기경팔맥 중 음교맥과 양교맥이 만나는데 여기서의 '교(蹻)'는 가볍고 민첩하다는 뜻입니다. 음교맥과 양교맥은 인체의 균형을 잡는 작용을 합니다. 나는 듯한 민첩한 걸음을 위해서는 이 경혈이 아주 중요하며, 그래서 비양이라고 부르고 있습니다.

비양혈과 승산혈 모두 종아리의 경련, 쥐나는 것을 치료합니다. 이 두 경혈은 장딴지 후면에 위치하며 비복근 위에 있습니다. 근육이 매우 두터워서 손가락으로 집어 올리기에는 상당히 어렵습니다. 그러므로 다리를 들어 올려 주먹 쥔 손으로 장딴지를 두드리는 방법을 추천합니다. 실제로 사람들이 많이 걷고 다리에 피로가 쌓일 때면 자연스럽게 이렇게 두드리는 동작을 하곤 합니다. 이 방법을 일상생활 속에서도 수시로 해준다면, 다리를 건강하게 단련시킬 수 있을 뿐 아니라 전신 건강을 지킬 수도 있을 것입니다.

■ 기경팔맥(奇經八脈)

기경팔맥은 십이경락과는 다른 독특한 경락입니다. 장부에 직접 배속되지 않고 표리배합관계도 갖지 않아서 "별도로 기행"한다고 하여 "기경(奇經)"이라고 부릅니다. 독맥, 임맥, 충맥, 대맥, 음유맥, 양유맥, 음교맥, 양교맥 총 여덟 가지가 있어 기경팔맥(奇經八脈)이라고 합니다.

경혈 취혈법

비양혈은 승산혈과 매우 가까워, 비양혈의 바깥쪽 약 1촌 부위에 위치합니다. 주먹으로 이 부위를 두드려 주세요.

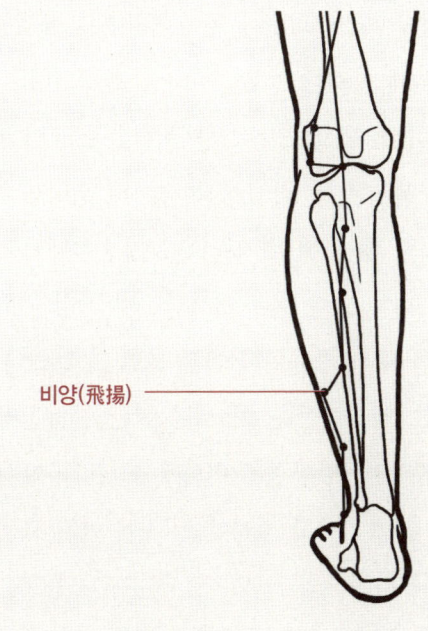

비양(飛揚)

74
곤륜(崑崙)
_척추의 균형을 잡아주는 경혈

집이 밑바닥에 꽂혀있는 지주에 지탱하듯, 사람은 척추의 도움을 받아 서 있다.

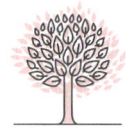

　제1장에서 백회혈을 설명할 때, 백회혈이 곤륜이라고도 불렸으며, 높고 큰 산을 비유하여 그렇게 불렸다고 했습니다. 그런데 그럼 지금 이야기하려는 곤륜혈과 이름이 같죠? 그래서 백회혈은 그동안 백회혈로 불려왔습니다. 진짜 곤륜혈은 발 바깥쪽 복숭아뼈 뒤쪽의 복숭아뼈와 아킬레스건 사이 움푹 팬 곳에 위치합니다. 복숭아뼈가 발목관절 내에서 가장 높이 튀어나와 있다 보니 옛사람들이 가장 높고 큰 산이었던 곤륜산에서 이름을 따와 곤륜이라 이름 붙인 것 같습니다.

　그리고 앞서도 설명했지만, 옛사람들은 이 세상 모든 산하천의 원류가 곤륜산이라고 생각했습니다. 방광경은 머리에서 시작하여 자연스럽게 아래로 내려오는 모습을 가지고 있는데, 이것이 마치 모든 하천이 곤륜에서부터 아래로 흘러내려오는 모습 같습니다. 곤륜혈은 족태양방광경의 경혈로 방광경이 머리에서 다리까지 주행하며, 그 내려오는 과정에서 척추 양측 변도 따라 내려오게 됩니다. 한의학 이론 중 "경락은 그 경락이 지나는 곳을 치료한다. [經絡所過, 主治所及]"는 것이 있는데, 이에 따라 곤륜혈은 두통, 요통, 발바닥 통증 등에 좋은 효과를 보입니다.

우리가 일상생활에서 쉽게 겪는 현상 중 하나가 새 신발을 산 후, 어느 정도 시간이 지나면 좌우 신발 바닥의 마모 정도가 차이가 나는 것입니다. 동시에 마모가 많이 생긴 쪽 발바닥의 각질도 두꺼워지곤 합니다. 사실 이런 일들을 대부분 대수롭지 않게 생각하여 신경 쓰지 않습니다. 이런 현상은 척추가 좌우 균형을 잃어 걸을 때 우리 몸이 한 쪽으로 쏠리기 때문에 생깁니다. 하지만 우리는 무의식적으로 걷기 때문에, 보행 자세를 바로 잡기란 좀처럼 쉬운 일이 아닙니다.

척추가 균형을 잃었더라도 젊을 때는 별 느낌이 없습니다. 다만, 오랫동안 지속되면 우리 몸은 큰 영향을 받을 수밖에 없습니다. 천리걸음도 한걸음부터입니다. 척추는 비유하자면 우리가 집을 지을 때 닦는 기본 터와 기둥에 해당하는데, 이런 집의 기본 터와 기둥이 균형을 잃고 튼실하지 못하다면 그 집이 어떻게 될까요? 이렇게 척추가 균형을 잃었을 때, 발에 위치한 두 경혈, 태계혈과 곤륜혈을 함께 문질러주면 문제가 해결될 수 있습니다. 태계혈은 족소음신경의 원혈(原穴)입니다. 태계혈에 대해서는 앞으로 이야기할 것입니다. 이 태계혈은 곤륜혈과 서로 상대를 이루고 있는데, 하나는 바깥쪽 복숭아뼈, 다른 하나는 안쪽 복숭아뼈 쪽에 위치하고 있습니다. 곤륜혈은 족태양방광경의 경혈입니다. 신(腎)과 방광(膀胱)은 서로 표리를 이루며 신장은 음경, 방광은 양경으로 이 두 경락은 한 쌍의 부부 같은 관계입니다. 따라서 이 두 경혈을 동시에 안마하면 인체의 균형을 조정할 수 있으며, 척추의 휘어짐도 바로 잡아 인체의 평형 상태를 향상시켜줄 수 있습니다.

경혈 취혈법

곤륜혈은 바깥쪽 복숭아뼈와 아킬레스건 사이 중간에 위치합니다.

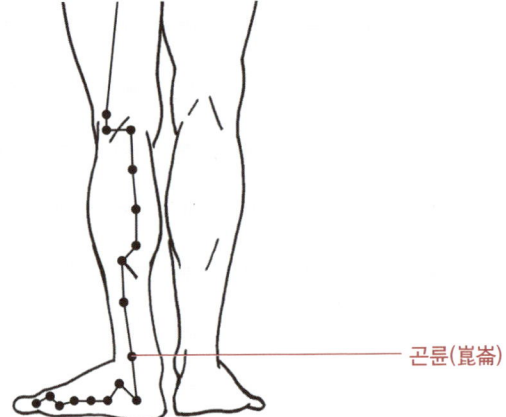

곤륜(崑崙)

75
신맥(申脈)

__엎치락뒤치락 잠에 들기 어려울 때 사용할 수 있는 "수면제"

신수(腎水)가 여기에 도달하면, 상승하여 심화(心火)를 만난다.

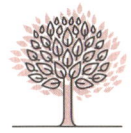

신맥이라는 이름에서 '신(申)'에는 여러 의미가 담겨 있습니다. 먼저 하루를 12시진으로 나눌 때 신시는 오후 3시에서 5시까지이며, 이 시간은 족태양방광경이 활동하는 시간입니다. 따라서 방광경을 신맥이라고도 부릅니다. 또한 신맥혈은 방광경의 경혈이기도 합니다.

두 번째 의미로 '펼치다'라는 의미도 있습니다. 신맥혈은 발 바깥쪽 복숭아뼈 아래 오목하게 패인 부분에 있는데, 이 부위는 발목관절을 굽히거나 펼 때 힘을 쓰는 곳입니다. 그리고 이 경혈은 양교맥이 시작되는 곳이기도 합니다. 양교맥은 앞서 설명했듯 인체의 다리를 지탱하는 역할을 하여 이곳에 문제가 생기면 제대로 걸어 다닐 수가 없습니다. 날을 듯 빠르게 걷는 것도 이 양교맥이 큰 역할을 합니다. 따라서 이 부위를 신맥이라고 합니다.

곤륜혈과 태계혈은 안쪽과 바깥쪽에서 서로 상응해 마치 부부와 같다고 말했습니다. 마찬가지로 신맥혈과 족소음신경의 조해혈도 안과 밖으로 상응하는 경혈로 안쪽, 바깥쪽 복숭아뼈 밑에서 서로 상응합니다. 이 두 경혈을 함께 사용하면, 현대인들이 많이 겪고 있는 불면증에 좋습니다.

불면증은 성인 누구에게나 쉽게 발생할 수 있는 증상입니다. 한두 번은 어떻게든 해결할 수 있겠지만, 병의 경과가 길어질수록 엄청 큰 고통으로 다가옵니다. 불면증의 원인은 다양한데, 가장 흔한 원인은 심장과 신장이 서로 잘 통하지 못하는 것입니다. 신장의 물이 위로 올라가고 심장의 불기운이 아래로 내려오지 못해, 가슴이 갑갑하고 편하게 잠을 이루지 못하게 되는 것입니다. 이때, 신맥혈과 조해혈을 자극해 주면 좋습니다. 엄지와 검지를 동시에 사용해서 두 경혈을 눌러 주십시오. 매번 3~5분 정도 매일 지압하면 신장의 수기(水氣)를 심장으로 보내어 심장의 화기(火氣)가 지나치게 커지는 것을 막아줄 수 있습니다.

십이시진기혈류주도(十二時辰氣血流注圖)

시간	시진(時辰)	경락
23~1	자시(子時)	담경
1~3	축시(丑時)	간경
3~5	인시(寅時)	폐경
5~7	묘시(卯時)	대장경
7~9	진시(辰時)	위경

9~11	사시(巳時)	비경
11~13	오시(午時)	심경
13~15	미시(未時)	소장경
15~17	신시(辛時)	방광경
17~19	유시(酉時)	신경
19~21	술시(戌時)	심포경
21~23	해시(亥時)	삼초경

　불면증 외에도 신맥혈과 조해혈은 심장 관련된 증상에 좋은 효과를 가지고 있습니다. 예를 들면 뇌전증에도 좋은 효과를 보입니다. 뇌전증은 오래된 만성병인데, 신맥혈과 조해혈을 안마해 주면 보조적인 요법으로 치료 효과를 낼 수 있습니다. 물론 꽤 오랜 시간을 가지고 치료를 지속해야 하는데, 하루 3~5분 정도의 시간만 들여도 효과를 볼 수 있을 것입니다. 자기 건강을 지키는데 이 정도 시간은 들일 수 있지 않을까요?

경혈 취혈법

바깥쪽 복숭아뼈 아랫부분의 오목하게 패인 부분입니다.

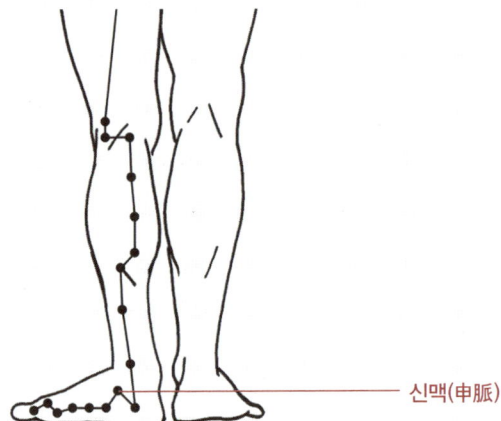

신맥(申脈)

76
지음(至陰)

__새끼발가락에 위치한 태아의 태위(胎位)를 교정하는 묘약!

음기는 올리고 양기는 내려 질서 있는 기혈 순환을 만든다!

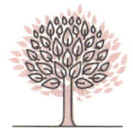

　방광경은 신체를 굽이굽이 돌고 돌아 새끼발가락 외측, 발톱 바깥쪽 0.1촌에 위치한 마지막 경혈인 지음에 도달합니다.

　지음은 '음이 극에 달함'이라는 의미를 가지고 있으며, '양이 극에 달함(지양)'과 상대적인 의미를 가지고 있습니다. 옛사람들은 "지음은 엄숙하고[肅肅], 지양은 혁혁하다[赫赫]. 엄숙함은 하늘에서 나오고, 혁혁함은 땅에서 나온다"고 했습니다. 인체에서 머리가 하늘이고 배는 땅에 해당합니다. 머리는 본디 청량하고, 청숙(淸肅)하므로 엄숙하며[肅肅], 배는 따뜻하게 햇빛을 받으므로 혁혁(赫赫)하다고 비유합니다.

　족태양방광경의 기혈은 머리 꼭대기에서 아래로 내려와 발바닥에 도달하는데, 음기가 하늘에서 땅으로 내려오는 모습과 비슷합니다. (옛사람들은 음〈陰〉은 하늘의 기로서 하늘에서 나오고, 양〈陽〉은 땅의 기로 땅에서 나온다고 했습니다.) 이후 족소음신경으로 이어져 용천혈에서 상승하여 다시 복부로 올라가 대혁혈에까지 이릅니다. 이때 용천혈은 원양(元陽)이 위로 올라가는 곳으로 양기가 땅에서 위로 올라가는 모습과 비슷합니다. 이렇게 음이 내려오고 양이 올라가면, 음평양비(陰平陽秘)하여 인체가 건강해집니다.

태아의 자궁 내 위치를 태위(胎位)라고 합니다. 임신 중기에는 태위가 이상할 수 있는데, 시간이 지나면서 자연스레 정상 위치를 찾아갑니다. 만약 임신 후기에 태위가 이상하면 이것을 "태위부정(胎位不正)"이라고 부릅니다. 이것을 교정하기 위해 예로부터 이어져 내려온 체조가 있는데, 아침, 저녁으로 한 번씩, 회당 15분씩 옆으로 웅크려 눕는 자세를 취하게 하곤 했습니다. 이 방법 외에 지음혈에 뜸을 뜨는 방법을 사용하기도 했습니다.

지음혈은 새끼발가락 위에 위치하는데, 이 작은 경혈을 자극하는 것만으로 뱃속 태아의 태위가 교정된다는 것은 이미 논쟁도 필요 없이 널리 알려진 사실입니다. 임산부는 출산에 앞서 정기적인 검사를 진행하는데, 검사 결과, 태위부정이 발견되면 바로 새끼발가락 끝에 있는 지음혈에 뜸을 떠 주세요. 매일 10분 정도 뜸을 뜨고, 다음 정기 검진 때, 재검을 받아보세요. 아마 태아의 위치가 정상화되어 있을 것입니다. 이런 것을 보면 경혈이란 것이 참으로 신묘하게 느껴집니다. 한의학의 신묘함이 어디 이 뿐이겠습니까?

경혈 취혈법

새끼발가락 발톱 부분에서 수평으로 그은 선과 발톱 바깥쪽 변에서 수직으로 그은 두 선이 만나는 지점이 지음혈입니다.

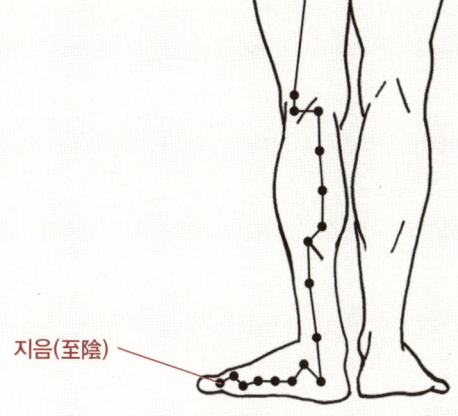

지음(至陰)

10

족소음신경

장부를 자양하는 보수(補水)의 경맥

한의학에서 신(腎)은 선천의 근본이라고 하며 생명의 원동력을 가지고 있다고 봅니다. 족소음신경은 발바닥 용천혈에서 시작되어, 하지 내측과 몸통 전면을 지나 흉부의 수부혈까지 이어집니다. 족소음신경의 기운이 충족되는지 여부에 따라 인체의 건강, 질병, 노화, 용모의 변화가 결정됩니다. 따라서 정력을 보충하여 행복한 생활과 건강을 유지하는 것은 신경의 경혈과 매우 밀접한 관계를 맺고 있습니다. 본 경락의 경혈에 뜸 치료를 시행하는 것은 건강을 유지하는 한 방법으로 많이 활용되고 있습니다.

77
용천(湧泉)

__인체, 장부에 물을 대는 제1원천!

발바닥에 있는 샘에서 물이 솟구쳐 나와 장부를 적신다.

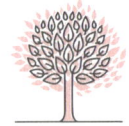

용천에서 '용(湧)'은 물이 솟구쳐 오르는 모습이며, '천(泉)'은 땅 밑에서 물이 흘러나오는 샘물, 곧 물의 근원을 의미합니다.

용천혈은 발바닥에 있는데, 발바닥을 오므렸을 때, 움푹 들어가는 곳에 위치하며 두 번째 세 번째 발가락 뿌리 부분에서 발뒤꿈치를 연결한 선의 앞에서 1/3, 뒤에서 2/3 지점에 위치합니다. 신체에 위치한 모든 경혈 중 가장 낮은 곳에 있습니다.

예로부터 "천일생수(天一生水)"라는 유명한 구절이 있는데, 이 구절의 의미를 아시나요? 인체에서 물은 신수(腎水)를 지칭합니다. 신(腎)은 선천의 근본[先天之本, 선천지본]이며, 오행 중 수(水)에 속하며 음(陰)에 해당하며, 인체 오장의 양기는 모두 이 신음(腎陰)의 자윤(滋潤)에 영향을 받습니다. 용천혈은 족소음신경이 시작되는 경혈입니다. 족소음신경의 기운은 족태양방광경의 양기를 받아 생겨난 것으로 하늘의 기운을 받아 물이 생겼다는 천일생수라는 구절처럼 태양경의 양기를 받아 물을 뿜어내 전신을 적시게 됩니다.

용천혈은 다양한 질환을 치료합니다. 신음부족(腎陰不足)에 의해 발생된 모든 문제를 해결할 때는 용천혈을 빼놓을 수 없습니다. 이것은 옛사람들이 집에 물이 부족해지면 제일 먼저 우물에 가서 물을 길어 왔던 것과 비슷합니다.

가장 효과적인 용천혈 자극법은 뜸입니다. 생강 한 편을 얇게 썰고, 그 위에 작은 구멍을 내고 용천혈에 붙입니다. 그 위에 쑥뜸을 올려놓고 한 번에 15분 정도씩 뜸을 떠 발바닥에 따뜻한 느낌이 들면 뜸을 뗍니다. 이렇게 뜸을 뜨면, 신수(腎水)를 상승시켜 인체의 한기를 없애는데 매우 좋습니다. 특히 겨울철 손발이 차가워졌을 때, 친구들끼리 이런 방법으로 발바닥을 따듯하게 해주면 건강을 지킬 수 있습니다. 만약 뜸을 뜨기 어렵다면, 매일 뜨거운 물을 받아 발을 담그고, 용천혈을 안마해 주면 매우 효과가 좋습니다.

용천혈은 발바닥 곧, 인체에서 가장 낮은 곳에 위치합니다. 한의학에서 "위는 하늘, 아래는 땅"이라고 하는데, 이 이론에 따르면 용천혈은 땅바닥 주춧돌, 곧 '하늘을 떠받치는 주춧돌'이 됩니다. 이 주춧돌을 튼튼히 하면, 신체 건강의 기초를 튼튼히 할 수 있을 것입니다.

■ **천일생수(天一生水)**

이 말은 고대에 하늘을 관찰하여 작성한 하도와 낙서에서 나온 용어입니다. 하도와 낙서는 매우 간명한데 동아시아 문화의 기초를 제공했습니다. 하도는 다섯 개의 별[五星, 오성]의 출몰 시기에 근거해서 작성되었습니다. 『주역(周易)』에서는 "천일생수(天一生水), 지육성지(地六成之)"라고 하였는데, 여기서 각 숫자는 1에서부터 10까지 순서대로 배열한 것이며, 오방(五方), 오행(五行), 천지(天地), 음양(陰陽) 등의 의미를 모두 포괄하고 있습니다. 이 중에서 "천일생수"는 동지 전, 수성(水星)이 북쪽에서 나타나며, 이때 지면이 꽁꽁 얼어있어 오행 상 수(水)에 속하는 상황을 일컫는 말입니다. 동지가 지나면 양기가 피어오르기 시작하여, 만물이 다시 깨어나는데, 바로 이 시점을 이야기합니다.

경혈 취혈법

이 경혈을 찾을 때는 발바닥을 오므려서 발바닥 중앙에 드러나는 움푹 팬 지점을 찾으면 됩니다. 그 부위가 바로 용천혈입니다.

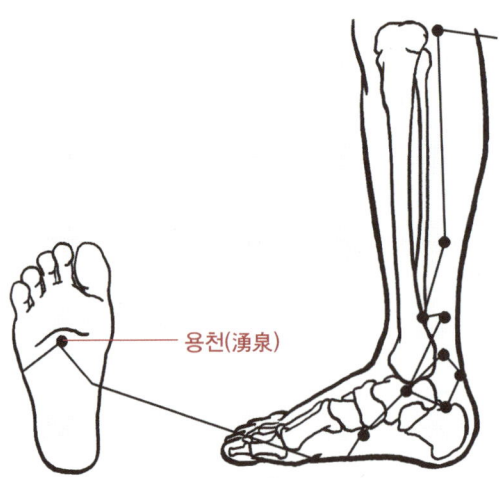

78
태계(太溪)
__원음원양(元陰元陽)이 저장된 인체의 모친에 해당하는 하천

신경(腎經) 중 원기(元氣)가 모이는 인체의 원천

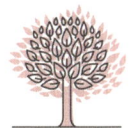

　태계혈에 대해 이야기하기 전, 침구 경혈과 관련된 3대 고사에 대해 이야기하고자 합니다. 침구 역사 상 3대 기적이 있는데, 편작이 괵나라 태자를 고친 "기사회생", 관우와 관련된 화타의 "괄골요독(刮骨療毒, 뼈를 갈라 독을 치료)", 그리고 장사걸(張士杰)이 은침을 이용하여 마차로 인한 사고 이후 대소변을 가리지 못하는 34세 청년을 치료한 일이 여기에 해당합니다. 앞서 두 이야기는 많은 사람들이 이미 알고 있을 것인데, 이 이야기들은 단순한 치료를 넘어서 신화가 되어 있습니다.

　그런데 마지막 이야기는 조금 생소할 수도 있습니다. 장사걸은 당대의 명의로 사람들은 그를 "장태계(張太溪)"라고 불렀습니다. 사람들을 치료하면서 그는 우리 인체에는 매우 많은 경혈이 오밀조밀하게 있다는 것과 질병 또한 매우 복잡하다는 것을 알게 되었습니다. 이런 저런

10 **족소음신경**-장부를 자양하는 보수(補水)의 경맥

시도를 지속적으로 해보았으나, 좋은 효과를 얻기 어려웠습니다. 그렇게 오랜 기간 치료를 위한 탐색을 시도한 끝에, 그는 태계혈 하나 또는 태계혈에 또 다른 경혈 하나를 배합하여 사용하게 되면 모두 좋은 효과를 볼 수 있음을 알게 되었습니다. 그래서 그는 병을 치료할 때, 대부분의 경우 태계혈을 사용했습니다. 이 모습을 보고 사람들은 그에게 "장태계"라는 별명을 붙여준 것입니다.

그렇다면 태계혈이 어떻게 이런 좋은 효과를 가질 수 있고, 다양한 질환 치료에 사용될 수 있었을까요? 태계혈은 족소음신경의 원혈(原穴)이며, 신경(腎經)의 원기가 여기에 모여 있어, 인체의 원기가 왕성하고 다른 부위에 비해 존귀한 것으로 여겨집니다. 신(腎)은 인체 선천의 근본[先天之本]에 대항합니다. 한의학에서는 신음(腎陰)과 신양(腎陽)이 생장발육의 근본이라고 하며, 오장육부, 사지 모든 관절이 다 신(腎)에 뿌리를 두고 있다고 보고 있습니다. 따라서 신에 일단 문제가 생기면 우리 몸에는 여러 병이 생기게 됩니다.

태계가 신경의 원혈이라는 것에 대해 다시 조금 더 말씀드리면, 태계는 인체의 제1대 공신에 해당합니다. 태계에서 '태(太)'는 크다, '계(溪)'는 계곡물을 의미합니다. 족소음신경의 경수(經水)가 용천혈에서 나와서 연곡혈이라는 계곡을 거쳐 태계로 흘러 들어옵니다. 여기서 다시 위로 올라가 오장육부를 자윤(滋潤)하여 인체에 필요한 영양을 공급해줍니다.

■ 연곡(然谷)

족소음신경의 경혈로, 형혈(滎穴)이며, 오행 상 화(火)에 속하고, 태계혈 바로 앞에 위치합니다. 별명은 용연(龍淵)인데, "잠룡이 연못에 있음[潛龍在淵, 잠룡재연]"의 의미이고, 용뢰(龍雷)의 화가 연못에서 나오는 것을 형상화한 이름입니다.

경혈 취혈법

태계혈은 발목 복숭아뼈와 아킬레스건 사이의 중간 부위에 위치합니다.

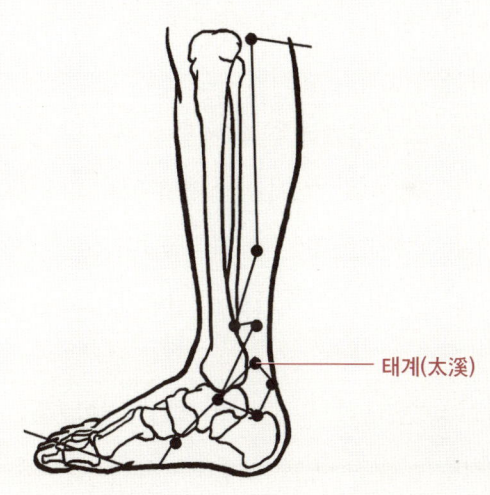

태계(太溪)

79
조해(照海)
_신수(腎水)를 상승시키는 자음보신혈(滋陰補腎穴)

물속에 있는 하나의 불로 수기(水氣)를 상승시킨다.

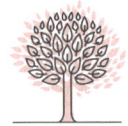

'조(照)'는 밝게 비치어서 빛남, 광명을 의미하며, '해(海)'는 깊은 웅덩이 같은 장소라는 의미입니다. 조해혈은 다리 내측, 안쪽 복숭아뼈 제일 높은 부분 아래에 위치한 움푹 팬 곳에 있습니다. 족소음신경은 용천에서 시작되며, 그 경로의 경혈들은 모두 물과 관계가 있다고 알려져 있습니다. 모든 하천은 결국 바다로 돌아가는데, 이 앞에 위치한 수천혈에서는 비록 막혀있으나, 결국 큰 바다 속으로 흘러 들어가게 되는 것입니다.

그렇다면 '조해'란 무엇을 의미하는 것일까요? 앞서 이미 설명했었는데, 신수는 음(陰)에 속하며, 음기의 운행은 양기의 추동(推動)이 필요합니다. 조해는 글자 뜻 그대로 풀어보면 밝게 비치어 빛나는 빛이 큰 바다에 도달한다는 의미입니다. 이것은 깊은 물속에 한 가닥의 불이 있는 것으로 바로 수중의 진양(眞陽)이라 할 수 있습니다. 조해혈은 바로 이러한 진양이 숨어있는 곳이며, 비록 바다 같이 깊은 곳에 있어도, 전신을 한결같이 밝게 비출 수 있습니다.

  자, 그럼 조해혈 앞뒤에 위치한 경혈 이름을 조금 살펴보기로 하죠. 신수(腎水)는 용천에서 나와 연곡을 통과하며 열기에 의해 훈증되어 오르기 시작한 후, 다시 태계를 통과하며 이것은 큰 계곡에 모여 쌓이게 되고, 그 후 조해의 양기가 밝게 비춰지게 되면 기화하여 날아오르게 되는데, 이것은 음양이 서로 교차되어 소장(消長)함이 상호 변화하는 모습을 보여줍니다.

  조해와 태계는 모두 신경(腎經)에서 발 위에 있는 경혈인데, 신은 음(陰)에 속하고, 내측에서 운행하며, 방광은 양(陽)이 되며, 외측에서 운행합니다. 그러므로 신경 상의 경혈과 방광경 상의 경혈을 배합하면 여러 질병을 치료할 수 있으며, 한 가지 경혈만을 단독 사용하는 것보다 훨씬 더 효과적입니다. 조해와 신맥, 태계와 곤륜은 모두 서로 보완 협력하는 "부부혈"이며, 우리가 겪는 여러 질병에 대하여 안팎으로 상호 작용한다는 특장점이 있습니다. 뿐만 아니라 인체에 이러한 방식의 배합혈은 매우 많은데, 내외의 배합, 상하의 배합, 또한 좌우의 배합이 있습니다. 이 중 각 질병에 맞게 적절한 배합을 선택하는 것이 인체를 돕는 최고의 묘법이 될 것입니다.

■배혈(配穴)

치료 시 경혈 선택의 기초는 다음과 같습니다. 경혈을 2개 혹은 그 이상 선택하는데, 주요 효과가 비슷한 치료 효과를 나타낼 경혈과 그 치료 효과를 강화할 경혈을 조합합니다. 일반적으로 사용하는 배합 방식을 배혈이라고 합니다. 종류로는 본경 배합, 표리 배합, 상하 배합, 전후 배합, 좌우 배합 등이 있습니다. 이런 배혈을 할 때는 주혈과 배합된 경혈 사이에 구분이 분명하므로, 배혈은 되도록 적고 자세하게 하여야 합니다. 무분별하게 아무렇게나 배합해서는 안 됩니다.

경혈 취혈법

우선 발의 안쪽 복숭아뼈를 찾습니다. 안쪽 복숭아뼈 아래에 움푹 팬 부위가 있는데, 이곳이 바로 조해혈입니다.

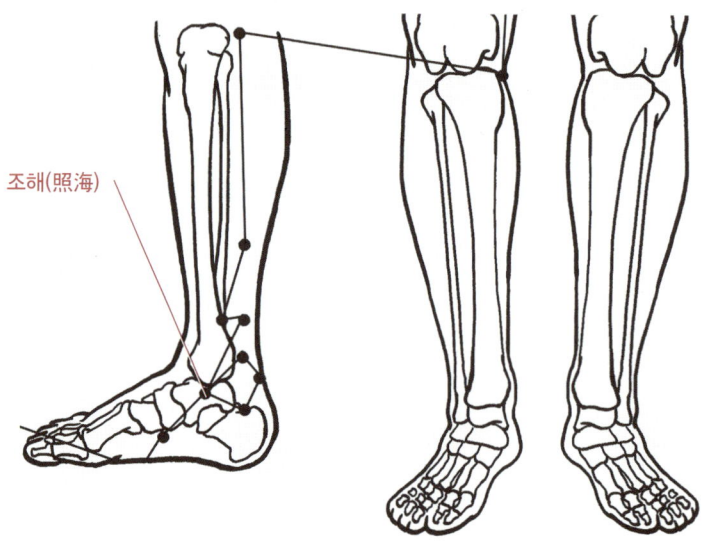

조해(照海)

11

수궐음심포경

심주(心主)를 편안하게 보호하는 경맥

심포경은 가슴 가운데에서 시작하며, 그중 한 경맥은 옆구리를 따라 겨드랑이 아래 3촌의 부위에 도착하며 위로 향하여 겨드랑이 밑에 이르고, 그 후에 위팔 내측을 따라서 팔꿈치 가운데로 들어가서 손목을 지난 후에 가운데 손가락의 끝으로 나아가게 됩니다. 한의학에서 심포는 심장의 바깥쪽의 포막으로 심장의 작용을 보호하는 것으로 인식합니다. 심장은 군주이며, 어떠한 사기(邪氣)도 몸에 가까이 하지 못하도록 하는 임무를 맡고 있으며, 심포는 바로 심장을 대신하여 사기의 공격을 받는 "수기포(受氣包, 천덕꾸러기, 화풀이 대상)" 역할이라 할 수 있습니다. 심장이 불편할 때 발생하는 가슴 답답하고 의식이 어지러운 증상을 혹자는 심장의 병이라 하는데, 이때 심포경의 경혈을 이용해 치료하면 심신의 편안함과 마음의 안정을 찾을 수 있습니다.

80
내관(內關)

_멀미날 때 눈을 감고 지압하면 어지러움이 사라진다

심(心)과 관계된 문제가 있을 때는 대부분 내관을 찾으면 된다.

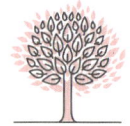

경락과 침 치료에 대해 조금이나마 알고 있는 사람이라면 "사총혈가(四總穴歌)"를 알고 있을 텐데, 이 사총혈가란 바로 족삼리(足三里), 합곡(合谷), 열결(列缺), 위중(委中) 총 네 개의 경혈의 치료 효과와 다른 경혈에 비해 특출한 효과에 대한 내용으로 구성되어 있습니다. 후대 사람들이 사총혈이라는 개념의 기초 위에 "시리고 아픈 데는 아시혈, 흉협부의 증상에는 내관혈을 사용한다. [酸痛取阿是, 胸胁內關謀]"라는 두 구절을 더했습니다.

이것 말고도 내관혈과 관계되어 오랫동안 전해져 내려온 고사가 하나 있습니다. 한 귀부인이 어디가 아픈지 알 수가 없었는데, 보름이 넘도록 침상에 누워서, 식사도 할 수 없고, 눈도 뜰 수 없었습니다. 가족들과 의사가 해결 방법을 강구하였으나 문제를 해결하지 못하고 있었습니다. 얼마 지난 후 명의가 그 여성의 내관혈에 침을 놓고, 오래 지나지 않아, 귀부인은 눈을 뜰 수 있었고, 식사도 할 수 있게 되었다고 합니다.

내관혈은 아래팔 위, 손바닥 쪽에서 곡택과 대릉의 연장선 상에 위치하는데, 손목의 횡문에서 위쪽 2촌, 수장근건과 요측 완굴곡근건 사이에 위치합니다. '내(內)'라는 것은 내장(內臟)을 의미하며, '관(關)'은 중요하고 요긴한 길목을 의미하는데, 곧 나가고 들어가는 주요 길목이란 의미입니다. 이 경혈은 심포경 위에 있으며, 심포경은 심장의 업무를 대신하는 책임을 지고 있으므로, 심장을 보호하며 심장과 관계된 질병을 치료하는 것으로 알려져 있습니다. 그래서 심장과 관계된 주요 경혈로 손꼽히며, 관상동맥 질환, 협심증, 심장 관련 문제 등에 모두 내관혈을 찾아 치료 방법을 살피게 됩니다.

이외, 우리가 생활하며 겪는 약간의 불편한 증상들도 내관혈을 사용하여 응급처치를 할 수 있는데, 높은 빈도로 사용되는 증상이 차멀미와 뱃멀미, 구토 등의 증상에 대한 치료입니다. 옛사람들은 한 지방에서만 지내는 경우가 보통이었으므로 별로 중요하지 않았지만, 현대 사회에서는 교통수단이 상상할 수 없을 정도로 다양해졌습니다. 그렇다보니 많은 사람들이 자동차 멀미로 여행을 다니기 어려워졌고, 매번 고문 받는 느낌으로 외출하곤 합니다. 이때 내관혈을 자극하면 증상이 멈춥니다. 한 손으로 가볍게 다른 쪽 손목 위 내관혈을 지압하거나 동전을 이용하여 할 수 있습니다. 내관은 두 갈래의 근건 사이에 위치하여 힘껏 누르는 것이 쉽지 않습니다. 그때는 동전을 잡고 힘줄 사이를 지나다니게 지압하면 자극 효과가 매우 뛰어나 최고의 응급처치가 될 수 있습니다.

당연히, 소화기 질환 또한 내관혈을 통해 다스릴 수 있습니다. 이렇게 심장 질환 외에도 매우 다양한 문제에서 내관혈이 해결책이 될 수 있습니다.

■ **아시혈**

통증이 있는 부위를 누르면, 환자는 '아(阿)'하는 소리를 내는데, 통증을 호소할 때 의사가 "이곳이 아프신가요?"라고 묻게 되면, 환자는 "맞습니다. [是]"라고 바로 대답하는데, 이 두 가지 글자를 합쳐 "아시(阿是)"라고 부르고 있습니다. 이 이론은 『영추 경근(靈樞 經筋)』에 "아픈 곳이 바로 경혈이다. [以痛爲輸]"라는 문헌에 근거합니다. 이것이 바로 온몸 어디든 경혈로 삼을 수 있는 근거가 되며, 이를 기본으로 가까운 곳에 위치하는 경혈을 이용하거나, 교차, 평행하게 위치한 경혈을 사용하는 방법으로 치료를 진행할 수도 있습니다.

경혈 취혈법

주먹을 힘껏 쥐면, 손목 안쪽에 나타나는 두 갈래의 힘줄이 나타납니다. 손목의 횡문을 시작점으로 하여, 두 번째, 세 번째, 네 번째 손가락을 나란히 놓는데, 네 번째 손가락의 바깥쪽 경계가 손목의 횡문에 놓이도록 하면, 두 번째 손가락의 경계의 가운데 점이 바로 내관혈이 됩니다.

내관(內關)

81
대릉(大陵)
_뇌전증 발작 시 구급혈

감정적으로 화가 날 때 잠시 대릉혈을 자극하면, 묘지에 앉아있듯 마음이 고요해 진다.

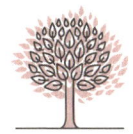

　베이징 외곽에 유명한 황제 묘가 있는데 바로 13릉입니다. 이곳은 명나라 13명 황제의 웅장한 무덤[陵寢,능침]이며, 이 무덤은 과거에 황제가 장례를 치른 곳을 의미합니다. 하늘에는 또 대릉성(大陵星)이라는 별이 있는데, 장례와 묘를 관리하는 역할을 하는 것으로 알려져 있습니다.

　대릉혈은 손바닥 쪽 횡문의 가운데에 위치하는데, 무덤처럼 돌출되어 있는 곳이어서 대릉이라고 불려 왔습니다. 대릉은 심포경의 경혈로, 불[火]에 속합니다. 오행 가운데 화(火)는 토(土)를 생(生)하는데, 특히 토(土)를 특별히 많이 생(生)하는 경혈 중 하나이므로, 큰 흙무덤, 곧 대릉이라는 이름으로 불려왔습니다.

　대릉혈의 대표적인 작용은 뇌전증을 치료하는 것인데, 옛말에서는 양각풍(羊角風)으로 비유하였습니다. 뇌전증의 원인은 매우 다양한데,

그 증상을 치료하고 뿌리를 끊어줄 좋은 치료 약물이 없습니다. 한의학에서는 간질의 발작 원인을 두뇌 및 심장과 매우 깊은 관계가 있다고 보는데, 많은 사람들이 이 병을 어찌할 도리가 없었습니다. 또한 발작이 매우 돌발적으로 나타나서 완전히 제어할 방법이 없었습니다.

발작이 돌발적으로 발생할 때, 우리 손바닥에 있는 대릉혈을 빠르게 자극하는데, 힘을 주어 누르면, 발작의 정도를 억제하는 데 충분히 좋은 효과를 볼 수 있습니다. 환자의 상태가 안정된 후에는 다시 그 다음 단계 치료를 해야 합니다. 따라서 대릉혈은 우리 몸의 휴대용 응급처치혈이라고 할 수 있으며, 발작을 경험한 적 있는 사람이 안 좋은 감각이 느껴질 때는 바로 앉아서 대릉혈을 자극하면 증상이 발생하기 전에 예방할 수 있을 것입니다.

■13릉
베이징 주변, 허베이성 창평에 있는 명나라 황제의 능입니다. 명나라 북경 천도 후의 13황제 능묘군을 말합니다.

경혈 취혈법

대릉혈은 찾기 매우 쉽습니다. 바로 손바닥 횡문의 가운데에 있습니다.

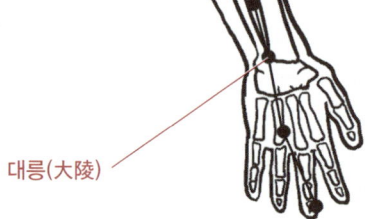

대릉(大陵)

82
노궁(勞宮)
_긴장되면 노궁을 찾아라!

> 매우 바쁜 업무로 인한 마음을 진정시키고 싶을 때 궁전으로 돌아와 휴식을 취한다.

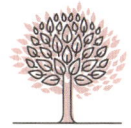

노궁혈은 손바닥 가운데에 있으며, 2-3번째 중수골 사이에서 3지 중수골 쪽에 위치하는데, 주먹을 쥐었을 때, 세 번째 손가락 끝이 닿는 곳입니다. '노(勞)'는 운동과 업무로 피로한 것을 의미합니다. '궁(宮)'은 가운데, 궁전을 가리킵니다. 손은 신체에서 가장 많은 활동을 하는 기관으로, 다양한 동작을 하는데, 경혈이 바로 그 가운데에 있어, 노궁이라고 불리게 된 것입니다.

노궁은 피곤할 때에 마음을 휴식시키는 궁전으로 알려져 있습니다. 드라마를 보다보면, 등장인물들이 큰 힘이 들어갈 일을 해야 할 때, 혹은 두 사람이 싸움을 할 상황에 마주쳤을 때 손바닥 가운데에 침을 뱉고 주먹을 쥐는 것을 볼 수 있습니다. 바로 양쪽 노궁혈을 자극해서 심장이 요동을 칠 때 스스로 힘을 내도록 유도하는 방법입니다.

또한 사당에서 참배를 할 때도 두 손을 모아 눈을 감고 참배합니다.

중요한 선택을 앞두고 있을 때도 두 손을 모으고 부처님의 축복을 구하곤 합니다. 사실 부처님에게 참배하는 것 또한 스스로에게 참배하는 것으로, 두 손을 모아서 두 손 가운데의 노궁혈을 하나로 합쳐 마음을 더욱 안정시키기 위한 한 방법이며, 문제를 더 집중해서 생각하도록 하는 방법이 됩니다. 형식적으로 참배는 부처님에게 하는 것처럼 보이지만 실은 자기 내면의 부처님, 바로 마음의 군주에게 하는 것이죠.

따라서 이 경혈은 마음을 안정시키는 작용이 큽니다. 면접을 봐야 할 때나, 시험을 봐야 할 때 자신도 모르게 손바닥에서 땀이 나고 긴장되어서 말이 안 나올 때가 있죠. 이런 상황에 놓이면 심호흡을 해서 마음을 안정시키라고들 합니다. 심호흡의 작용은 우리의 마음을 안정시키도록 하는 작용이 있지만, 대다수의 사람들은 심호흡을 할수록 더욱 긴장합니다. 이럴 때 가장 좋은 방법이 노궁혈을 자극하는 것인데, 두 손을 서로 마주보게 하여 힘을 주고 3~5분가량 압박하면, 마음이 점차 이완되어 편안한 상태로 일을 맞이할 수 있는데, 다른 어떤 방법보다도 효과적입니다.

■ 손바닥의 발한

긴장을 했을 때 손바닥에 땀이 납니다. 이 증상은 심(心)과 큰 관계가 있습니다. 땀은 심의 액(液)이며, 손바닥은 심포경(心包經)이 지나가는 곳으로, 마음이 일단 압박을 받게 되면 빠르게 심포에 전달되어, 땀이 나는 현상으로 나타납니다.

경혈 취혈법

엄지손가락 외에 네 손가락을 모아 천천히 주먹을 말아 쥐면, 가운데 손가락이 가리키는 곳이 바로 노궁혈입니다. 노궁혈을 누르면 옆에 있는 두 힘줄에 느낌이 느껴지며, 또한 동시에 양쪽으로 팽창감이 전달되는데, 이러한 감각을 이용해서 경혈을 명확하게 찾을 수 있습니다.

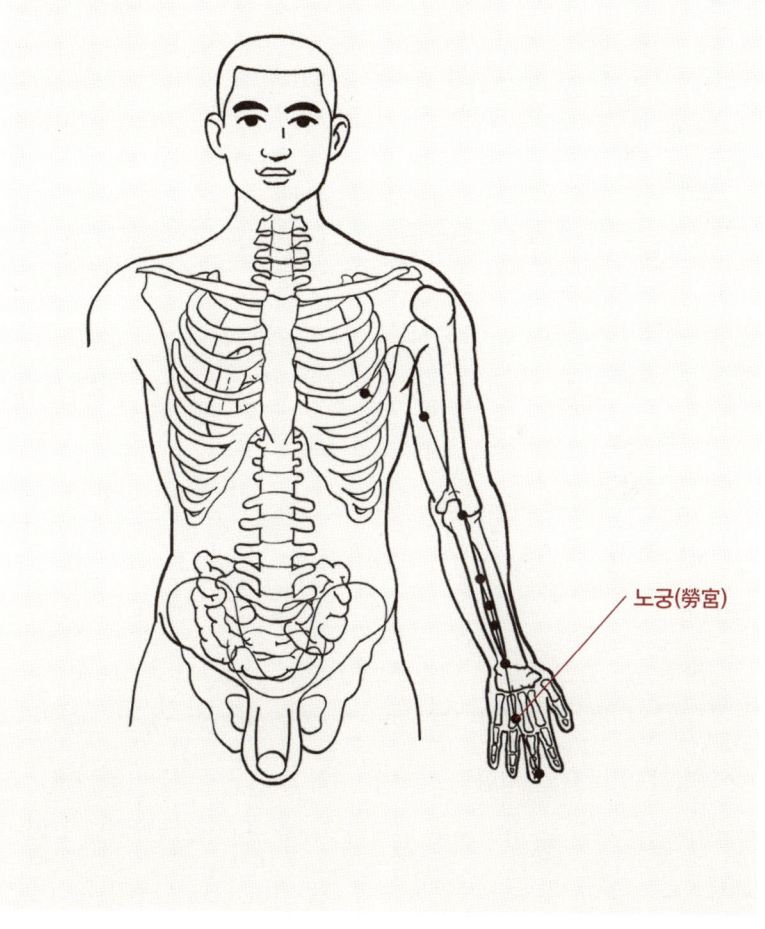

노궁(勞宮)

83
중충(中衝)

__다래끼를 없애 눈을 건강하게 하는 경혈

필요시, 조금 피를 내주면 안구 문제가 더욱 쉽게 사라진다.

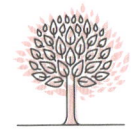

'중(中)'은 방위를 의미하는데, 이 경혈이 중지 가운데에 위치하는 것을 의미합니다. '충(衝)'은 요충지를 의미하는데, 확장해서 생각해 보면 위로 솟구쳐 오르는 힘이 있는 것을 의미합니다. 중충은 수궐음심포경의 정혈(井穴)이고, 소충, 관충 등은 경락 끝에 있는 경혈로, 모두 기가 흘러나오는 우물[井]에 해당하는 경혈입니다. 이런 위치들은 주로 기혈이 충만하고 작용이 매우 빨라서 충(衝)이라는 글자를 이용해 불렸습니다.

민간에서는 방혈요법을 사용할 때 흔히 열 손가락 끝을 찔러서 출혈을 시키곤 합니다. 한의사들 또한 "정혈은 사한다. [井穴主瀉]"는 개념에 입각해 손끝의 경혈을 이용합니다. 중충혈 역시 다래끼를 치료할 때 방혈요법으로 많이 이용됩니다. 눈에 작은 다래끼라도 나면 미관상으로도 좋지 않지만 생활하는데 불편이 생기는 경우가 많이 있습니다.

사실, 이런 경우에 중충혈 방혈요법은 매우 간단하고 안전한 치료 방법입니다. 중충혈 부위를 꽉 쥐고 소독한 후에, 소독한 삼릉침 또는 일회용 주사 바늘을 이용하여 빠르게 찔러서 3~5방울의 피가 나게 하고 빠르게 압박하여 지혈하면 됩니다. 일반적으로 1~3차례 방혈하면 거의 효과를 봅니다. (이 치료는 꼭 한의사 지도 아래에 시행 해주세요.)

■ **방혈요법(放血療法)**
또는 "자혈요법(刺血療法)"이라고 하는데, 침구 혹은 칼을 이용하여 신체의 특정 경혈 혹은 부위를 찌르거나 절개하여, 소량의 출혈을 일으켜 병을 치료하는 방법입니다. 근원을 따라가면 석기시대까지 거슬러 올라갑니다. 그 시대 사람들이 우연히 날카로운 돌[폄석, 砭石]이 아픈 부위를 찔러 피가 난 후 질병이 낫는 것을 발견하였고, 점차 후대로 이어져 현재의 방혈요법이 된 것입니다.

경혈 취혈법

양손 중지 끝에 중충혈이 위치합니다.

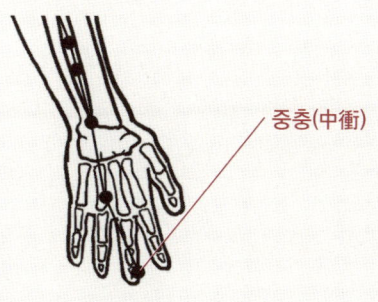

12

수소양삼초경

귀 주변을 지나면서 잘 들리게 해주는 경맥

삼초경은 인체의 양 측면에 위치하며 네 번째 손가락 관충혈에서부터 팔의 바깥쪽 측면을 지나 어깨와 머리 측면으로 이어지며, 귀 주변을 감싸며 큰 영역에 걸쳐 분포하고 있습니다. 따라서 "귀의 맥"이라고 할 수 있습니다. 이러한 까닭에 귀가 들리지 않거나, 이명 같은 귀의 문제가 있는 경우 삼초경의 많은 경혈들을 찾아 치료를 하는 경우가 많습니다. 삼초는 어떤 장부에도 속하지 않으며, 하나의 공간을 의미하여서, 장부가 모두 그 안에 들어가 있으므로 그 장부들을 품고 보살피는 역할을 합니다.

84
중저(中渚)

__엄지손가락으로 눌러 이명을 치료한다

모래가 모여 언덕을 이루듯이, 기혈이 한 점에 모여 나타난다.

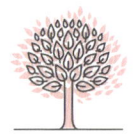

 '저(渚, 모래섬)'를 설명할 때, 이해하기 쉽도록 두보의 유명한 시 「등고(登高)」를 먼저 살펴보면, 그 중간에 "말간 물가, 하얀 모래, 빙그르르 나는 새 [渚淸沙白鳥飛廻]"라는 구절이 있습니다. 이 구절은 푸른 물에 둘러싸인 가운데 나는 새들이 그 위를 빙빙 돌며 머무는 모습을 묘사한 것입니다. 그 정취가 꽤 고요하고 아름답게 느껴지지 않나요?

 위 문장에 등장하는 '저(渚)'는 물 가운데에 있는 모래섬을 말합니다. 앞서 설명한 것처럼 삼초는 결독지관(決瀆之官)이라 하여 몸속 물길을 다스리는 역할을 하는데, 쉬지 않고 거세게 흘러가는 강물을 떠올리면 될 것입니다. 중저혈은 가운데에 위치하는데, 바로 모래섬의 가운데를 의미합니다. 『시경(詩經)』에는 "소회를 따라 내려가 따르려 하니 완연히 물 한 가운데에 있도다. [溯洄從之, 宛在水中央]"라는 말이 있습니다. 여기서 '중(中)'은 바로 원기의 근본을 말합니다.

물살이 모래섬을 만들 정도가 되려면 필연적으로 물살이 지나치게 크지 않아서 모래와 흙을 천천히 날라야 할 것이고, 이런 곳은 어느 정도 물이 머물러 있을 것입니다. 또한 이 경혈은 원기가 모여드는 곳입니다. 따라서 마음이 스트레스를 지나치게 받아 원기가 소모되고, 중기(中氣)가 부족해진 질병에는 언제나 중저혈을 선택하면 됩니다.

한의학에서는 신(腎)은 귀로 통한다고 합니다. [腎開竅于耳] 따라서 신기가 약간 부족할 경우 이명 같은 증상이 있고, 심하게 부족할 경우에는 귀가 잘 들리지 않게 되어 이롱(耳聾)에 이를 수 있습니다. 이러한 증상이 있는 경우 중저혈을 자극하여 치료할 수 있습니다. 반대 쪽 엄지로 손가락 관절의 바깥쪽을 따라와 손등 쪽에서 누르면 되는데, 너무 아프면 오일을 조금 발라 한번에 50~100번 정도 문지르면, 이롱과 이명 같은 증상이 매우 크게 완화되는 효과를 볼 수 있습니다. 임상적으로 이명과 이롱을 치료할 때도 중저혈에 침을 놓은 방법을 이용합니다. 중저혈을 자극하면 중기가 모여든 후, 사방으로 흩어지게 되어 필요한 부위에 공급되게 됩니다. 힘을 집중해서 하면, 물론 더욱 좋은 효과를 볼 수 있습니다.

■ 등고(登高)
세찬 바람, 높은 하늘, 슬피 우는 원숭이,
말간 물가, 하얀 모래, 빙그르르 나는 새.
가없는 수풀엔 낙엽이 우수수 떨어지고,
끝없는 장강엔 강물이 넘실넘실 흐른다.

만리에 슬픈 가을, 항상 나그네 몸이요,
백년에 많은 질병, 혼자 오르는 산이로다.
가난한 삶이라, 흰 살쩍이 몹시 한스럽고,
노쇠한 몸이라, 탁주잔을 새로 멈춘다.

■ **신개규어이(腎開竅於耳)**

한의학에서 오장은 인체 내 하나씩 투사되는 곳이 있다고 봅니다. 신은 귀에 개규(開竅)하고, 간(肝)은 눈에 개규하며, 폐(肺)는 코에 개규하고, 비(脾)는 입술에 개규하며, 심(心)은 혀에 개규합니다.

신이 귀에 개규하므로, 신기(腎氣)가 충만하여야 청력이 원활하다고 설명합니다. 결국 귀와 청각의 상태 역시 신기의 충분 여부에 따라서 나타나게 됩니다. 다른 장부와 기관들 사이에도 이와 같은 상호 작용이 나타납니다.

경혈 취혈법

손등에서, 새끼손가락과 네 번째 손가락의 수근골 사이 움푹 팬 곳입니다.

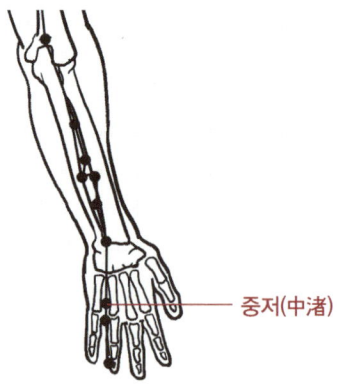
중저(中渚)

85
양지(陽池)

__전화 받으면서 손목 보호 운동을 할 수 있다

이곳을 주물러 주면, 머물러 있던 양기가 바로 흐르게 된다.

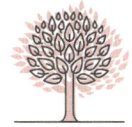

　양지(陽池)에 대해서는 앞서 설명했던 양계를 떠올리면 보다 이해가 쉽습니다. 이 두 경혈은 이름도 비슷하여, 마치 형제 경혈 같은 느낌을 줍니다. 확실히 옛사람들의 생각도 비슷하여 크게 다르지 않았는데, '양(陽)'은 바로 양기를 말하는 것이고 '지(池)'는 연못처럼 물이 모여 있는 곳을 가리킵니다.

　앞서 설명한 것처럼, 등은 양(陽), 배는 음(陰)에 속하며, 연못은 기운이 모여 있는 곳을 의미하기 때문에 당연히 움푹 팬 곳에 위치합니다.

　따라서 이 경혈은 손등의 움푹 팬 곳에 위치할 것이라고 추측할 수 있습니다. 그리고 확실히 양지혈은 손등 쪽 손목횡문 가운데에 있으며, 척측총지신근건 사이의 움푹 팬 곳에 위치하며, 삼초경의 원혈(原穴)이고, 수소양삼초경의 맥기(脈氣)가 모여 지나가는 곳으로 마치 물이 머물러 있는 연못처럼 양기가 머물러 있는 장소가 됩니다.

  한의학에서 많은 경혈은 상대적이며, 상호 돕는 작용을 합니다. 양지혈과 앞서 소개하였던 대릉혈은 서로 마주보는 경혈들로, 모두 손목 위에 있으며 방광경에 있는 곤륜혈과 신경의 태계혈도 서로 앞뒤로 위치하여 발목 관절을 보호합니다.

  관절은 우리 몸에서 가장 많은 움직임이 있는 곳으로 쉽게 마모되는데 특히 손목이 그렇습니다. 학생들은 필기도구를 쥐고 직장인들은 키보드를 두드리는데, 이런 움직임을 하다보면 크고 작게 손목이 긴장됩니다. 따라서 관절에 만성적 손상이 가해집니다. 그래서 우리는 양지와 대릉 두 경혈을 기억해 두어야 합니다. 업무를 마치고 피곤할 때, 만약 건강유지를 실천할 뜻이 있다면, 심지어 전화를 하는 중에도 지압을 할 수 있습니다. 귀에 수화기를 대고 일어서서 한손으로 다른 손의 양지혈을 자극하면 오랫동안 앉아있는 나쁜 습관을 없애고 동시에 손목을 보호하여 일거양득이 될 것입니다.

  사실, 이런 방법은 특별히 시간과 에너지를 들일 필요가 없는 방법이겠죠. 조금만 기억해 두었다가 실천한다면, 건강이 좋아지는 것이 마치 저축을 계속한 통장처럼 쌓여서 두둑해진 돈 봉투를 보고 놀라는 것 같은 경험을 하게 될 것입니다.

경혈 취혈법

양지혈과 대릉혈은 손목 손등 쪽과 손바닥 쪽에 마주하며, 손등의 손목횡문 가운데에 양지혈이 위치합니다.

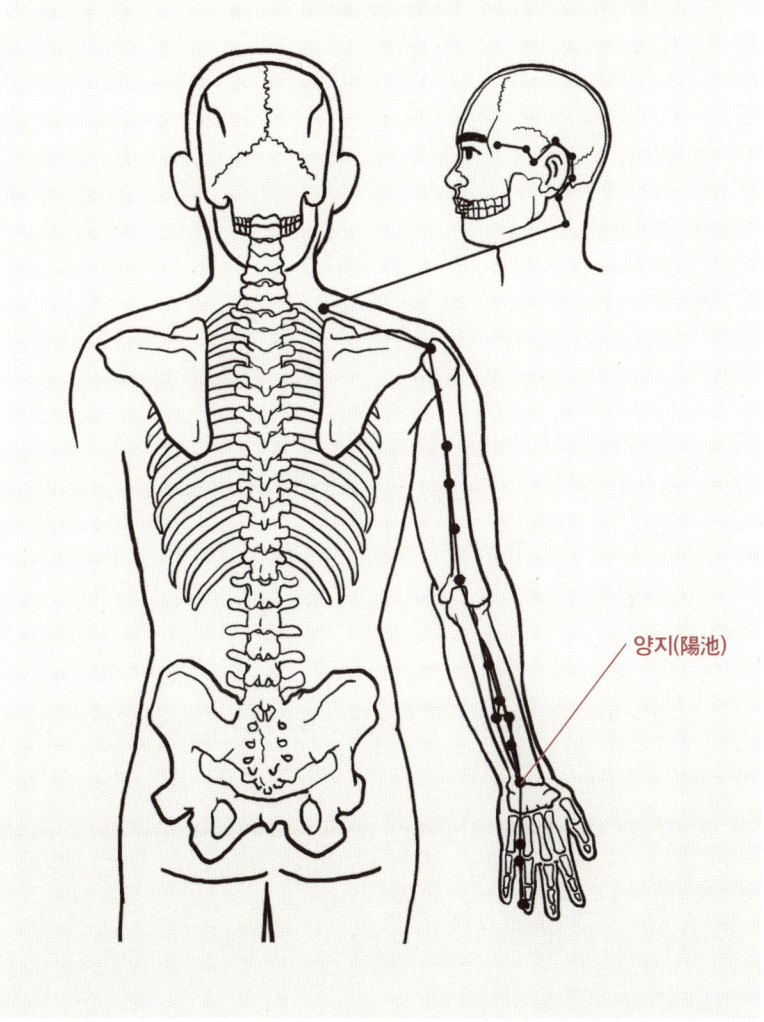

양지(陽池)

86
외관(外關)
_내관과 함께 기혈을 조절한다

심장의 관문이며, 사자(使者)가 오가는 곳이다.

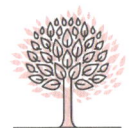

앞에서 수궐음심포경을 설명할 때, 손목 위쪽에 내관혈이 있으며, 심포는 심장의 보호막이 되며 심신(心神)이 지나가는 곳이라고 언급했습니다. 그렇다면 이번에 이야기 나눌 외관혈은 어떨까요? 외관혈은 내관혈과 서로 상응하는 관계로, 이름만 보아도 그렇다는 것을 알 수 있습니다. 외관혈은 아래팔의 바깥쪽에 있고, 양지혈과 팔꿈치 끝점 사이 연결선 상에 있는데, 손등의 완횡문에서 2촌 올라간 곳, 척골과 요골 사이에 움푹 팬 곳에 위치하는데, 삼초경과 심포경이 연결되는 곳입니다. 내-외관으로 나누어서 이름을 지은 것은 바로 두 나라의 사자(使者)처럼 모든 것이 서로 통하는 [有無相通, 유무상통] 관계임을 보여주는 것입니다.

내관과 외관은 안과 밖으로 상응하며, 여기에는 많은 사람들이 미처 생각지도 못했을 특별한 효능이 한 가지 있는데, 바로 손 부위의 균형을 조절하는 것입니다. 마치 다리의 평형을 태계와 곤륜혈이 조절하는 것과 비슷한 원리입니다. 균형은 바로 한의학에서 가장 강조하는 것 중 하나인데, 조화와 균형을 이루어야만 최고의 경지에 이르는 것입니다. 심포경과 삼초경은 바로 상호 표리(表裏)관계에 있는 두 경맥으로, 내관과 외관은 질병을 치료할 때 서로 도와 더욱 뛰어나며, 서로 보완하여 이루어지도록 합니다. 두 경혈을 서로 배합하면, 하나는 음(陰)이고 하나는 양(陽)이므로, 단지 두 경맥이 소통되는 것뿐 아니라, 인체의 음양(陰陽), 기혈(氣血)의 작용을 조절하기에까지 이르게 됩니다. 다양한 질병을 치료할 때, 이 두 가지 관(關)을 취하면, 비교적 좋은 효과를 볼 수 있습니다. 예를 들어, 심장이 두근거리고, 가슴이 답답하고, 숨이 차고, 구토를 하거나, 불면증, 딸꾹질이 있는 등의 증상이 있을 때 내관혈과 외관혈을 눌러 압박하면 잘 치료될 것입니다. 한쪽 엄지손가락을 다른 쪽 내관혈에 대어두고, 중지와 검지를 함께 외관혈 위에 놓고 동시에 누르면, 시리고 창만된 느낌이 아래팔에서 손목 쪽을 향해 느껴집니다. 이때, 이러한 느낌이 동시에 위아래 방향으로 이어지면 효과가 가장 좋습니다. 경혈을 누를 때 전신을 이완시키며, 호흡을 안정적으로 유지해야 하며, 그렇게 일반적으로 3~5분 정도를 지압하면 증상은 해소될 것입니다.

경혈 취혈법

외관과 내관은 서로 마주보는데, 외관은 손등의 손목횡문의 가운데 점에서 위쪽으로 2촌 떨어져 있습니다.

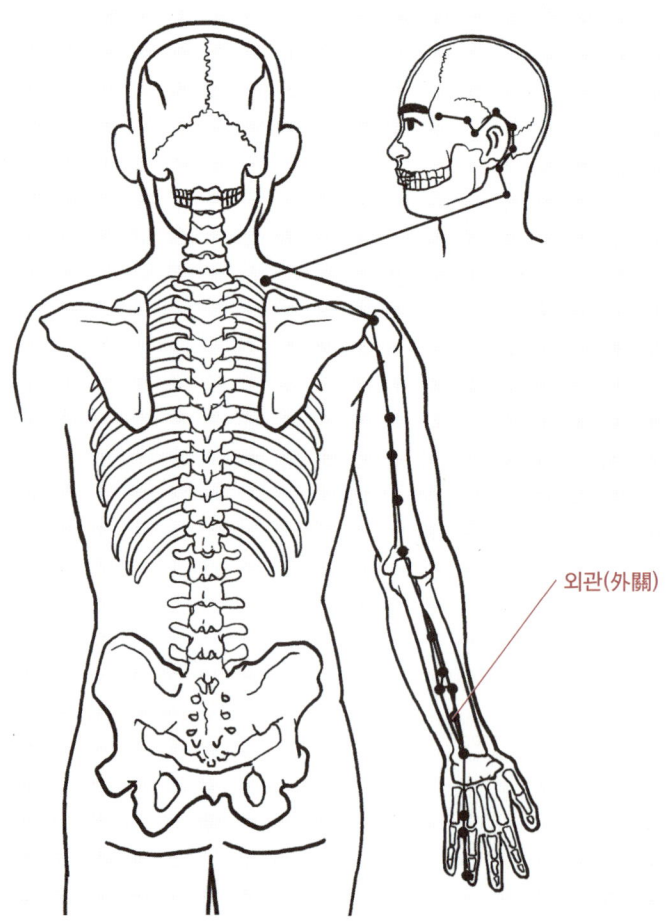

87
지구(支溝)

_장이 건조한 형태의 변비에 작용하는 윤활제

가느다란 기혈이 통과하는 도랑

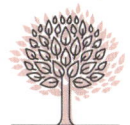

　지구혈은 비호혈(飛虎穴)이라고도 불리는데, 수소양삼초경의 경혈이며, 삼초경의 기를 소통시키는 작용이 가장 뛰어난 경혈입니다. 변비를 치료하는데 매우 뛰어난 효과를 보이는 경혈이 몇 가지 있는데, 그 중 하나가 지구혈입니다. 「옥룡가(玉龍歌)」에는 다음과 같은 문구가 있습니다. "대변이 막히고 통하지 않으면, 다리에서는 조해가 좋은 효과를 보이고, 또한 지구혈을 사용하면 사하(瀉下)가 되는데, 한번 사용해 보면 매우 신묘한 작용을 하는 묘혈이라는 것을 알게 될 것이다." 이런 구절을 통해 지구혈을 이용한 변비 치료는 아주 예전부터 있었다는 것을 알 수 있습니다.
　그럼 이 경혈을 왜 지구혈이라고 부르는 것일까요? 지구라는 이름은 형상을 비유하여 붙은 것인데, '지(支)'는 지(肢)에 해당하며, 상지를 뜻하는데, 곧 아래팔을 의미합니다. '구(溝)'는 물도랑을 이르는 것인데, 물도랑은 폭이 좁고 긴 물이 지나는 통로를 의미합니다. 지구혈은 아래팔의 척골과 요골 사이 좁은 틈으로, 바로 아래팔 부분에 물도랑과 같은 형상을 취하고 있어서 지구라는 이름이 붙여진 것입니다.

지구혈과 천추혈은 변비를 치료하는 좋은 경혈이라는 점에서 비슷하며, 그것은 삼초경의 화혈(火穴)로서 삼초의 화기(火氣)를 흩어 장이 말라 변비가 발생한 것을 막아 변비를 치료합니다. 지구혈을 사용할지 천추혈을 사용할지는 단지 개인의 선호에 따라 달라집니다. 당연히 지구혈은 팔위에 있다 보니 지압을 하기에는 훨씬 편리합니다. 만일 저녁에 시간을 내기 어렵다면, 잠깐이라도 한가해지는 시간을 선택해서 지구혈을 지압하면 됩니다. 가장 좋은 방법은 두 경혈을 함께 사용하여 위-아래를 지압하는 것입니다. 비위의 운동 소화 능력을 촉진시킬 뿐만 아니라, 삼초 기혈 운동이 더욱 원활히 소통되도록 충분히 보호해 주어서 내부의 숨은 질환을 없애줄 수 있습니다.

■ 동신촌(同身寸)

침구치료를 위해 경혈을 찾을 때 사용되는 거리 측정 방법으로, 환자 본인의 신체 표면 특정 부위를 이용하여 길이의 기준 단위를 세워 경혈을 찾는 것입니다. 현재 일반적으로 손가락의 동신촌은 엄지손가락의 관절을 1촌으로 설정하는 방법, 엄지 이외의 나머지 4손가락을 모으고 가운데 손가락의 가운데 마디 횡문을 기준으로 한 네 손가락의 너비를 3촌으로 설정하는 방법이 있습니다.

경혈 취혈법

지구혈은 외관혈로부터 1촌 위에 위치하며, 또한 손등 손목횡문에서 3촌 위에 떨어져 있습니다.

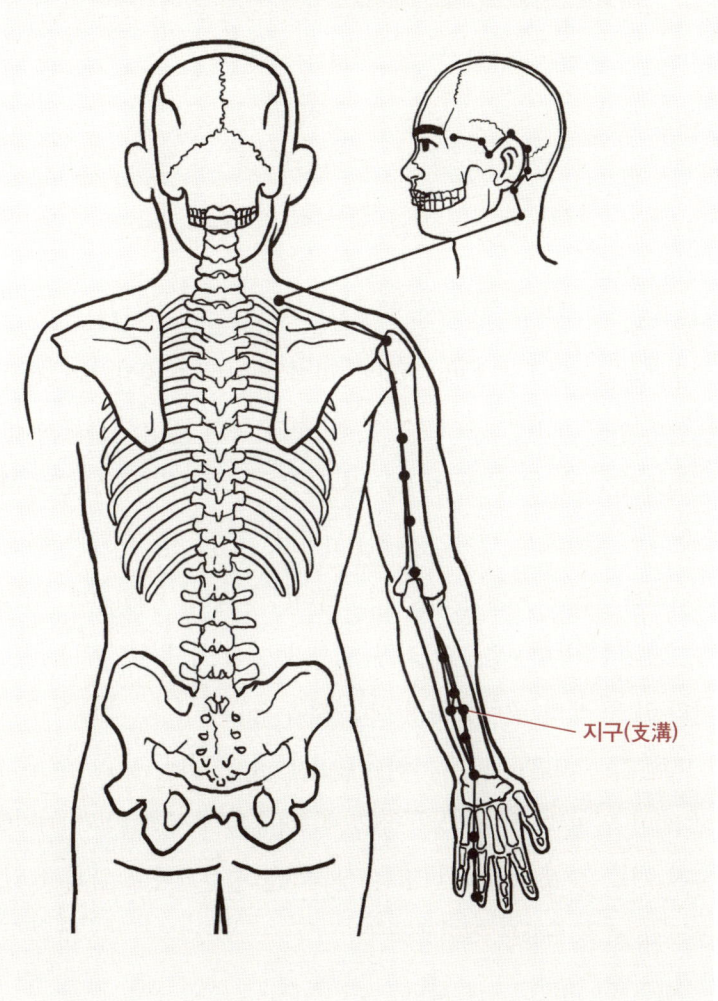

지구(支溝)

88
각손(角孫)

__편두통이 있으면 이첨 높이에 있는 각손혈을 찾자

소양(少陽)이 처음 나타나, 얼음이 사라지고 눈이 녹으면, 봄이 온다.

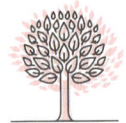

각손은 두부에 있으며, 이첨 높이에 위치한 머리카락이 자라있는 부위에 위치합니다. '각(角)'은 일반적으로 동물 머리의 뾰족한 골두가 돌출되어 나온 것을 말합니다. 별자리를 이야기할 때 나오는 이십팔숙(二十八宿) 중 한 별자리가 각(角)이며, 동방 청룡의 우두머리로 여겨집니다. 각은 두 개의 별로 구성됩니다. 각숙일(角宿一)과 각숙이(角宿二)로 나뉘는데, 천문의 좌우 양옆에 나누어져 있어서, 마치 동물 머리 위 두 개의 골두 모양을 보는 것 같습니다.

또한 각은 오음(五音) 중 하나로 알려져 있는데, 길고 곧아서 목음(木音)이 되며 간(肝)에 상응하고, 봄 하늘의 음조(音調)가 됩니다. 동쪽은 바람을 생성하며, 바람은 목(木)을 생성한다고 알려져 있으니, 곧 동방에 상응하는 것이겠죠.

'손(孫)'은 어리고 미약하다는 의미입니다. 또한 귀를 가리킵니다. 옛사람들은 코는 조(祖)가 되고, 귀는 손(孫)이 된다고 하였으며, 동시에 손락(孫絡)을 의미한다고 했습니다. 이 경혈은 귓바퀴 위쪽 모서리에 있고, 주변에는 미세한 낙맥들이 많이 지나고 있습니다. 이것은 소양(少陽)의 기가 막 생겨나서 아직은 매우 미약한 형상과 비슷하며, 봄 날씨에 얼음과 눈이 녹고, 만물이 길러지고 생겨나서 자라지만 단지 아직 완전히 왕성해진 상태는 아닌 것을 형상하기 때문에 각손이라고 불리게 된 것입니다.

각손과 족소양담경의 솔곡(率谷)을 같이 사용하면 많은 사람들이 겪고 있는 편두통을 치료하는데 효과적입니다. 두통은 매우 다양한 원인으로 발생하는 증상입니다. 한의학에서는 이마의 양명경 두통, 뒷머리의 방광경 두통, 머리꼭대기의 간경 두통, 양측면의 소양경 두통 그리고 태양혈 두통처럼 두통 부위에 따라 나누어 설명하기도 합니다. 각각의 발생 원인이 같지 않으며, 치료 방법 또한 차이가 있어서, 진통제를 먹고 그냥 끝나는 것은 절대 아닙니다.『삼국지연의(三國志演義)』에서 조조가 두통이 있어 화타에게 수술을 받아야 했다는 이야기가 나올 정도로 문제가 매우 심각한 경우도 많았습니다.

각손과 솔곡은 모두 귓바퀴 옆을 지나므로, 소양경 두통을 치료할 수 있습니다. 각손은 수소양삼초경이며, 솔곡은 족소양담경입니다. 한의학에서 같은 이름의 경락은 같은 기운으로 상통한다고 설명해서, 담경의 탁기(濁氣)가 거칠 것 없이 운행하게 되면, 삼초경에 영향을 주어서 머리 통증이 발생하는 것입니다. 이때 두 경락의 경혈을 배합하여 지압하면 일반적으로 한 가지 경혈을 이용하는 것보다 뛰어납니다. 두 손으로 머리를 감싸고서 엄지를 귀 뒤쪽에 놓고 지압하여 두피에 열감이 나고 팽창감이 나타나도록 하면 됩니다.

두통이 나타난 후에 경혈을 지압하는 것 외 휴식을 취해서 마음을 이완시키고 평소 스스로 마음을 조절하도록 염두에 두는 것이 중요합니다. 그렇지 않으면 근본을 치료하는 방법이 될 수 없습니다.

■비조(鼻祖), 이손(耳孫)

과거 비(鼻)는 시작이라는 의미를 가졌습니다. 옛날에는 짐승의 몸 중에서 형상화된 것이 코라고 보았고, 어미의 뱃속에 있는 동안에, 코가 가장 먼저 형성된다고 보았기 때문에, 비조(鼻祖)라는 말로 불리게 되었습니다. 이손(耳孫)은 바로 몇 대를 건너 뛰어넘은 자손을 의미하는 말로, 자손은 뒤에 증손, 현손, 내손, 혼손이 되는데, 갈수록 매우 멀리 떨어진 자손입니다. 가장 멀리 있기 때문에 (소식을) 들을 수밖에 없는 까닭에 오관 중 듣는 기능을 하는 귀를 빗대어 이손(耳孫)이라고 부른 것입니다.

■동명경(同名經)

인체에는 모두 12개의 정경(正經)이 있고, 손과 발로 각각 6개씩 있어서, 손의 여섯 개와 발의 여섯 개 경락은 서로 상응합니다. 족양명위경과 수양명대장경; 수태음폐경과 족태음비경; 수소음심경과 족소음신경; 수태양소장경과 족태양방광경; 족소양담경과 수소양삼초경; 수궐음심포경과 족궐음간경이 상응합니다.

경혈 취혈법

두 귓바퀴를 두피 쪽에 붙였을 때, 이첨 높이에 해당하는 머리 속에 닿는 부위가 각손혈입니다. 각손혈에서 위로 1.5촌 위가 바로 솔곡혈입니다.

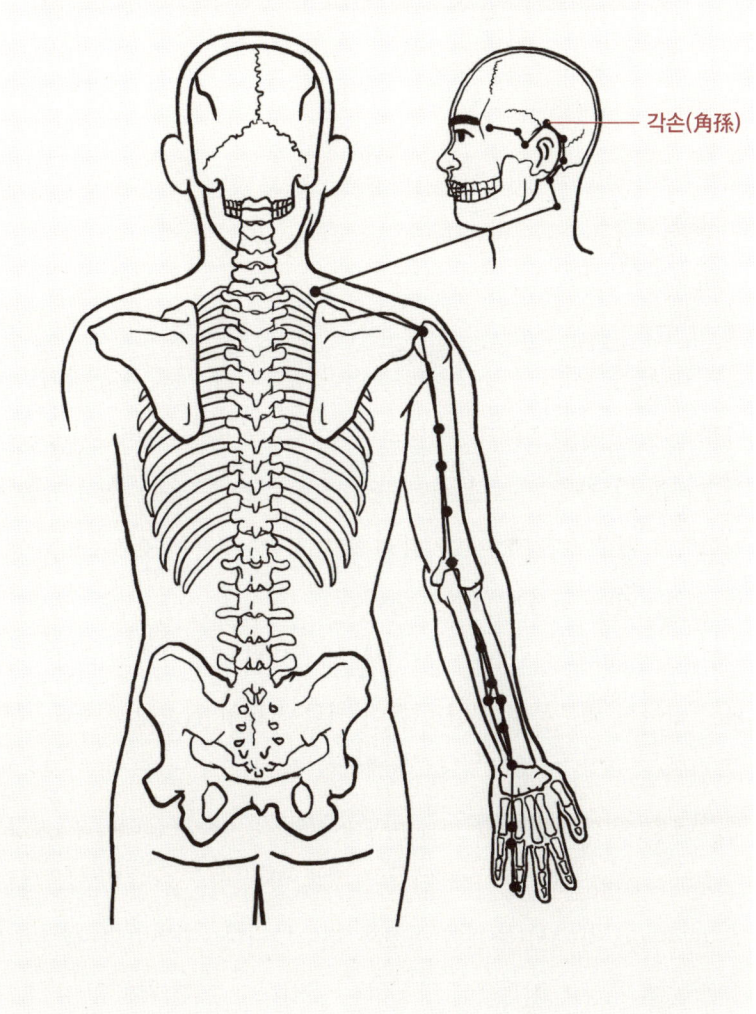

각손(角孫)

89
사죽공(絲竹空)
_눈가 주름을 없애는 경혈

매일매일 "사죽성(絲竹聲, 음악 소리)"을 들으면, 영원히 젊음을 유지할 수 있다.

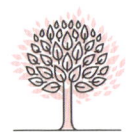

"사죽(絲竹)"이란 말은 음악과 관련이 있습니다. 사죽은 현악기와 대나무 관을 이용한 악기를 통칭하며 넓게는 음악을 가리킵니다. 유우석(劉禹錫)의 가장 유명한 시인 누실명(陋室銘)에 "음악 소리 귀를 어지럽히지 않고, 관청 문서를 읽는 노고도 없으니 [無絲竹之亂耳, 無案牘之勞形]"라는 구절이 있기도 합니다.

수소양삼초경은 머리에 이르러서, 대부분의 경혈이 귀 주변을 둘러싸고 있어서 대부분의 경혈 이름이 귀와 관련이 있는데, 사죽의 소리, 곧 음악 소리는 마땅히 귀를 통해야만 들리게 됩니다. 한 가지 따로 생각해 봐야 할 것이 있는데, 바로 '죽(竹)'입니다. 이 대나무는 그냥 단순히 '사(絲)'라는 글자에 연결된 것이 아닙니다. 대나무 잎은 폭이 좁고 가늘고 작아서 눈썹의 형상과 비슷합니다. 이것이 딱 경혈이 위치한 눈썹 모양과 정확하게 상응하는 것입니다. 그렇다면 '공(空)'은 무엇을 의미하는지 궁금한 사람들도 있겠네요. 공은 틈과 빈 구멍을 의미하며, 사죽공혈은 눈썹 끝 움푹 팬 곳에 있어서 바로 눈썹 끝의 빈 틈에 위치하게 됩니다.

눈 주변 경혈은 모두 눈과 관련된 질환을 치료할 수 있습니다. 특히 여성들이 주목할 만한 작용을 하나 가지고 있는데, 바로 눈가의 주름을 제거하는 효과입니다. 여성들과 이야기를 해보면, 나이가 들수록 가장 명확하게 나이가 드러나는 곳이 두 군데 있는데, 하나가 목이고 다른 하나가 눈 주변 주름입니다. 비록 화장품이 여성들의 피부를 오래도록 희고 젊게 유지해 줄 수 있다고 하지만 눈가 주름은 아무리 노력해도 해결되지 않아, 많은 여성들이 줄곧 안타깝게 생각하고 있습니다.

눈썹 끝에 위치하는 사죽공혈은 이러한 문제를 해결하는데 매우 좋습니다. 엄지로 미간부터 눈썹을 따라서 눈썹 끝 쪽으로 쓸어 갈 수 있는데, 그 후 가볍게 힘을 주어 태양혈이 있는 머리카락 경계선 부위를 누르면 됩니다. 눈 주변을 따라 한 바퀴를 돌아가며 지압하면, 눈주름을 제거할 수 있을 뿐 아니라 눈이 맑아지고, 긴장이 풀리며, 자율신경을 조절하는 데에 도움이 됩니다. 눈 주변의 피부는 연약하기 때문에 지압을 할 때에는 동작을 가볍게 하고 아이크림을 조금 바르고 자극하면 더욱 좋은 효과를 볼 수 있습니다.

■ 누실명(陋室銘)

산은 높아서가 아니라 신선이 살면 이름을 얻는다.

물은 깊어서가 아니라 용이 살면 영험한 것이다.

이 누추한 방에는 오직 나의 향기로운 덕이 있을 뿐이다.

이끼는 섬돌을 따라 푸르고 풀빛은 주렴에 푸르게 비친다.

훌륭한 선비들과 담소를 나누고, 비천한 자들은 왕래하지 않으니, 거문고 연주하고 금경을 읽기 좋다.

음악 소리 귀를 어지럽히지 않고, 관청의 문서를 읽는 노고도 없으니,

남양 땅 제갈량의 초려요, 서촉 땅 양웅의 정자로다.

공자도 말하였지, '군자가 살고 있으니 무슨 누추함이 있으리오'라고.

경혈 취혈법

사죽공은 눈썹 끝 움푹 팬 곳에 있습니다.

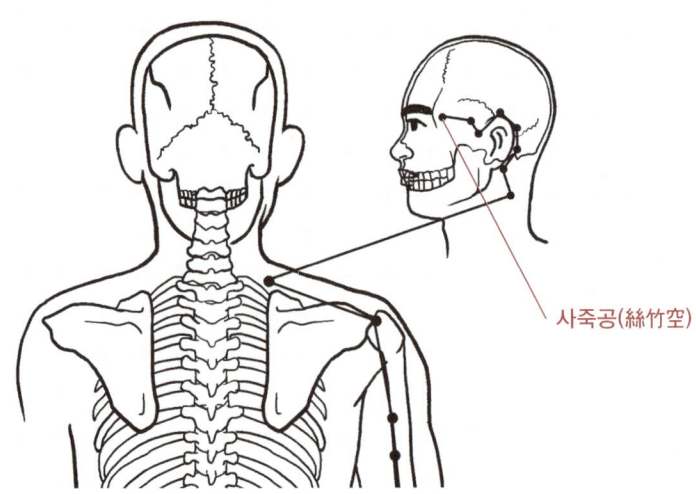

사죽공(絲竹空)

13

족소양담경

기혈을 수송하여 신체를 튼튼하게 하는 경맥

담경과 삼초경은 모두 소양경에 속하며, 소양경은 신체의 측면을 따라 순행합니다. 족소양담경은 머리에서부터 발쪽으로 가며, 기혈을 순행시키는 능력이 매우 강합니다. 신체의 경락은 비유하자면 일종의 파견 관리[巡撫, 순무]와 비슷한데, 황제가 하사한 보검을 차고, 지방으로 가서 지방의 문제를 모두 관리합니다. 담경은 전신 상하로 관통하는데, 위로는 머리 부위에 이르고 가운데에는 어깨, 가슴, 복부의 측면을 지나가고, 다리의 외측 가운데 선을 따라 내려가서 마지막에는 발에 이르는데, 이 부위 문제를 모두 하나하나 해결할 수 있습니다. 그래서 담경은 많은 사람들이 좋아하는 유명한 경맥입니다.

90
상관(上關)

__가장 아픈 통증 삼차신경통을 치료!

황제가 시찰을 와서 의복과 예를 주도면밀히 하다.

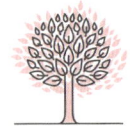

　상관혈은 '객주인(客主人)'이라고도 하는데 무슨 뜻인지 아시나요? 고대 예절에서 기원한 이야기입니다. 옛사람들은 예절을 매우 중요시하여 조금도 소홀히 하지 않으려 노력했습니다. 천자가 수렵을 좋아하면, 여러 제후국을 돌아다니는데요. 옛사람들은 "하늘 아래 천자의 땅이 아닌 것이 없다"고 했습니다. 그런데 어떻게 왕을 손님 취급할 수 있었겠습니까? 그래서 각 제후국의 군주는 모두 주인을 맞이하는 예로서 천자를 대했습니다.

　봉건군주시대에는 천자의 이름을 매우 어렵게 생각하여 직접 부르지 못하게 하여 마음대로 사용할 수 없었습니다. 그래서 은어 개념으로 천자를 가리켜 "객주인"이라고 부르게 된 것입니다. 또한 제후국은 어쨌든 천자가 항상 머무는 곳이 아니고, 이는 사실상 일단 주인이라고는 하지만, 다른 측면에서는 다시 손님이 되는 것이기 때문에 이러한 이름이 부합되어 사용되었습니다.

위와 아래가 서로 대응하는데, '관(關)'은 관건이 되는 곳을 가리킵니다. 이 경혈의 바로 아래에는 족양명위경의 하관혈이 있는데, 이로써 상하가 대응합니다. 상관혈은 귀 앞에 있고 하관혈 바로 위에 있어서, 광대뼈 위쪽 가장자리의 움푹 팬 곳에 위치하여, 태양혈에 근접해 있습니다. 이 경혈은 금침혈로도 알려져 있어, 단지 가볍게 지압하는 정도로 사용할 수 있습니다.

뒤에 설명하게 될 하관혈을 상관혈과 배합해서 질병 치료에 응용합니다. 이 둘을 배합하면 두면부 통증에 효과가 뛰어난데, 얼굴에 발생하는 삼차신경통이 바로 두 경혈의 주요 치료 효과입니다. 주기적으로 두 경혈을 함께 지압하면 통증을 줄여주고, 예방하는 효과가 있습니다. 상관, 하관 두 경혈 부위에 피부크림을 조금 바르고 2, 3, 4번째 손가락을 모아서 눈꼬리 바깥에서부터 바로 아래를 향해 지압하는데, 30~50차례 문질러서 피부에 열감이 나고 팽창감이 느껴지도록 하면 됩니다. 그리고 나서 상관과 하관 두 경혈을 엄지손가락을 이용하여 20번 지압합니다. 지속적으로 이 방법을 계속하면 삼차신경통의 예방을 하는데 매우 뛰어난 효과를 보입니다.

치통은 매우 심한 통증 중 하나입니다. 그렇게 치통은 단순한 병이 아닙니다. 삼차신경통은 이러한 치통에 비해 훨씬 심한 통증입니다. 백방이 무효하다고도 전해질 정도입니다. 이 두 경혈에 지압을 하면 일단 통증을 가라앉힐 수 있습니다. 하지만, 통증이 너무 심할 때는 전문가와의 상담이 꼭 필요합니다.

■ 삼차신경통

두통과 안면통 중 "세상에서 가장 아픈 통증"으로 알려져 있고, 세계적으로도 난치 질병으로 알려져 있습니다. 따라서 이러한 고질병들은 일상생활에서 예방을 위한 주의가 필요한데, 밥을 먹거나, 입을 헹구거나, 대화를 하거나, 양치질을 하거나, 세수를 할 때에 동작을 부드럽게 하고 물이 너무 차갑거나 뜨거워서는 안 됩니다. 따라서 특별히 얼굴 부위를 부드럽게 유지하고 근육을 너무 강하게 잡아당기지 않도록 하여 통증을 유발하지 않도록 해야 합니다.

경혈 취혈법

광대뼈 최고점과 귀가 연결되는 평행선이 관골궁인데, 관골궁 위쪽 경계선의 움푹 팬 곳을 상관혈이라고 하고 아래쪽 움푹 팬 곳을 하관이라고 합니다.

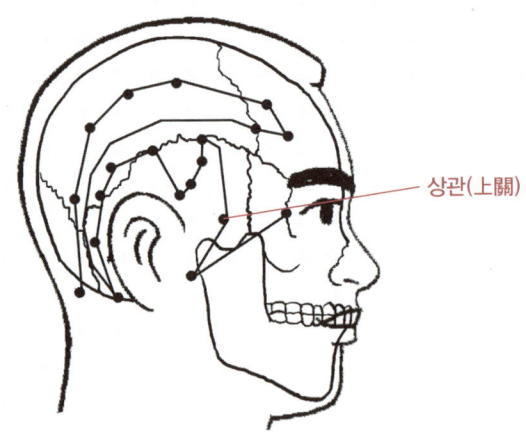

91
솔곡(率谷)

_술을 깨게 해주는 숙취 해소 경혈

높은 곳에 있어서 솔선수범이 되는 작용을 한다.

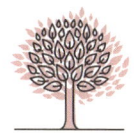

고대에 솔연(率然)이라 불린 뱀이 하나 있었는데, 매우 교활하였습니다. 보통 방법으로는 그 뱀을 공격할 수 없었는데, 만약 그 뱀의 머리를 공격하면 꼬리가 나타나서 반격을 하고, 꼬리를 공격하면 머리가 나타나서 물고, 몸 가운데를 치려고 하면, 머리와 꼬리 부위가 나타나 매우 민첩했습니다. 그래서 『손자병법(孫子兵法)』에서는 정황에 근거하여 정세를 잘 살피고 전략을 매번 잘 수정하는 상황을 이 뱀에 빗대어 설명했습니다.

솔곡혈은 머리에 있으며, 이첨 높이 머리카락 있는 부위에서 바로 1.5촌 올라간 위치이며, 각손혈 바로 위에 있습니다. 측두골과 두정골이 만나는 부위로, 그 틈은 매우 작은데, 족소양담경이 이러한 틈 사이를 통과하며 구부러져 지나가는 모습이 마치 뱀을 보는 것 같기도 합니다. 앞서 '곡(谷)'이 쓰인 경혈들에 대해 설명했는데, 솔곡혈에도

'곡'자가 있습니다. 이 경혈은 우리 인체에서 매우 높은 곳에 위치합니다. 그래서 지금까지 설명했던 '곡(谷)'혈들의 본보기, 으뜸이 된다는 의미에서 솔곡이라고 이름 지었습니다.

  앞서 설명한 것처럼 솔곡혈과 각손혈은 소양경 두통을 치료하는 효과가 뛰어납니다. 이 외에도 솔곡혈이 다른 뛰어난 효능으로 솔선수범하는 것이 있는데, 바로 음주 후의 구토를 치료하는 것입니다. 숙취로 구토할 때, 이 경혈을 바로 사용하면 구토를 멈추게 할 수 있습니다. 이런 솔곡혈의 효능을 종합하여 "(각손혈과) 함께 치료하면 통증을 그치게 하고, (솔곡혈) 홀로 쓰이면 구토를 그치게 한다. [群可止痛, 獨可止嘔]"라고 하며, 이렇듯 솔곡혈은 뛰어난 효능을 2가지나 가지고 있는 경혈입니다. 음주는 일종의 문화인데, 사회생활을 하는데 있어 동서양을 막론하고 필수적이기 때문에, 누구도 피할 수 없습니다. 사실상, 또한 완전히 피해야 할 이유도 없으며, 술은 사회생활에서 흥을 돋울 뿐만 아니라 사람들의 양생과 병을 치료하는데 있어 좋은 방법이 되기도 합니다. 술이 사람을 취하게 하는 것이 아니라, 사람 스스로가 취하는 것인데, 중요한 것은 어느 정도 법도를 지켜 마시는 것이 좋으며, 소량의 음주는 경락을 소통시키는 양생방법이 된다는 것입니다. 단지 음주 문화가 최근에 사람들이 서로 술을 가지고 시합을 하는 문화로 변질되어서, 한 번의 술자리에서 눈앞이 어두워지고 머리가 혼란스러워질 정도로 마시지 않으면 멈추지 않으려고 합니다. 술에 거하게 취하면 위장은 아주 심한 손상을 받는데 오심, 구토 증상과 가슴이 답답하고 어지럽고 몸을 가누는 것이 어려워지고 정말 죽고 싶어지곤 하죠.

  사람들에게는 '요행의 심리'가 있는데, 술을 많이 마시고 나서 술을 깨는 약을 먹으면 어떻게든 술이 깰 것이라 생각하며 두려워하지 않는 것입니다. 그런데 이것은 완전 잘못된 상식이라는 것도 전혀 모르고들 있습니다. 사실 약물이 인체 내의 술을 대신 소화시켜 줄 수 없고, 술의 소화는 전적으로 자신의 몸에 의지할 수밖에 없습니다. 또한 술 깨는 약은 술이 간과 위장 등의 장기에 해를 미치는 것을 막지도 못합니다. 몇 가지 술 깨는 약들은 이뇨와 해주 작용이 있어서 취한 사람이 취한 후에 복용하면 술을 마신 후에 발생하는 복부 불편감이나 구역감 같은 증상을 완화해 주지만 알코올 분해 대사 속도를 빠르게 해주는 작용은 없습니다. 건강을 생각한다면, 가장 좋은 방법은 술을 조금씩 마시는 것뿐이며, 해주하고 간을 보호하는 약물에 기대는 것은 건강을 위해서는 좋지 않습니다.

  그래도 어쩔 수 없이 술을 마셔야 했다면, 솔곡혈을 한 번 자극해 보세요. 앞서 설명한 것처럼, 두 손으로 머리를 감싸고 엄지로 솔곡혈 위에서 지압해 나가는데, 한 번에 3~5분 정도씩 지압을 하면, 술을 깨는데 도움을 주고 음주 후 구토 증상을 감소시켜 주는 효과가 있을 것입니다.

■ 솔연사(率然蛇)

『신이경(神異經), 사황경(西荒經)』에 다음과 같이 쓰여 있습니다. "서쪽 산에 뱀이 사는데, 머리와 꼬리가 크고, 오색으로 덮여 있다. 그 뱀을 만지려고 머리를 향하면 꼬리가 닿고, 꼬리를 향하면 머리에 닿고 허리를 향하면 머리와 꼬리가 모두 닿아서 솔연(率然)이라고 이름 지었다."

경혈 취혈법

귀를 반으로 접은 후, 이첨에서 1.5촌 위가 바로 솔곡입니다.

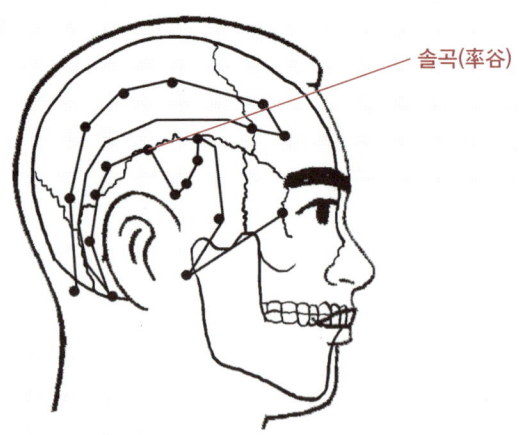

솔곡(率谷)

92
풍지(風池)

__안구가 건조하고 뻑뻑해서 불편한 느낌이 있는 것을 완화시켜 주는 눈을 건강하게 보호하는 경혈

부드럽게 문질러 주면, 풍(風)을 흩어주고 열(熱)을 소산시켜 눈을 맑고 마음을 밝게 지켜준다.

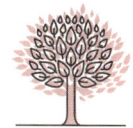

 바람이 갑자기 불면 연못의 물에 파도가 일어납니다. 얼핏 듣기에도 참 아름답지 않나요? 바람은 물살을 도와 이렇듯 매우 아름다운 장면을 연출할 수 있지만, 인체에 미치는 영향은 꼭 이와 같지는 않습니다. 바람은 인체에 가장 해를 끼치는 사기(邪氣) 중 하나인데, 우리가 도저히 막아보려 해도 막을 수가 없기 때문입니다. 인체에 풍과 관련된 경혈[風穴, 풍혈]이 많은 이유는 바로 이 경혈들이 풍(風)이 쉽게 침투할 수 있는 곳이기 때문이며, 또한 풍사를 피하는데도 사용할 수 있기 때문입니다. 풍지혈이라는 이름에서 '지(池)'는 연못을 의미합니다. 연못은 보통 많이 깊지는 않기 때문에 경혈이 그다지 깊지 않음을 비유하며, 경락의 기가 얕게 지나가는 부위를 지칭합니다. 다만 그래도 연못이다 보니, 풍사가 필연적으로 이곳에 쌓일 수 있습니다.
 눈 건강 체조를 해보신 적 있으시죠? 눈 주변에서 한번 지압을 한

후에 바로 후두부를 지압하는 동작을 하곤 합니다. 많은 사람들이 그냥 원래 이렇게 하는 것으로 알고 있지만 왜 그렇게 하는지는 모르는데, 후두부를 지압하는 동작은 바로 머리 뒤에 있는 풍지혈을 자극하는 것입니다. 풍지는 비록 후두부에 있지만 족소양담경의 경혈입니다. 간과 담은 서로 표리(表裏)관계이며, 간은 또한 눈에 개규합니다. 따라서 풍지혈은 비록 후두부에 있지만 도리어 눈이 뻑뻑하고 건조하여 불편한 증상을 완화시켜 주는 데에 뛰어난 경혈입니다. 사실 완벽히 한의학 이론에서 나온 지압법이지만, 다들 그건 모르고 널리 사용하고 있죠. 풍지혈을 지압하는 것은 시신경의 위축, 근시, 안구 돌출증, 어지러움과 눈앞이 어찔한 것과 같은 눈의 다양한 문제에 대해서 매우 뛰어난 효과를 가지고 있습니다. 풍지혈이 풍(風)을 흩어주고 열(熱)을 해소할 수 있기 때문에 간담에 열이 쌓인 것을 제거할 수 있기 때문이죠. 간담이 맑아지면 비로소 눈이 맑아지고 마음이 밝아져 맑고 투명하게 생활할 수 있습니다.

경혈 취혈법

귓불 높이에서 바로 뒤쪽으로 따라 가면 오목하게 패인 지점을 잡을 수 있는데 (승모근 경계선), 이곳이 바로 풍지혈입니다.

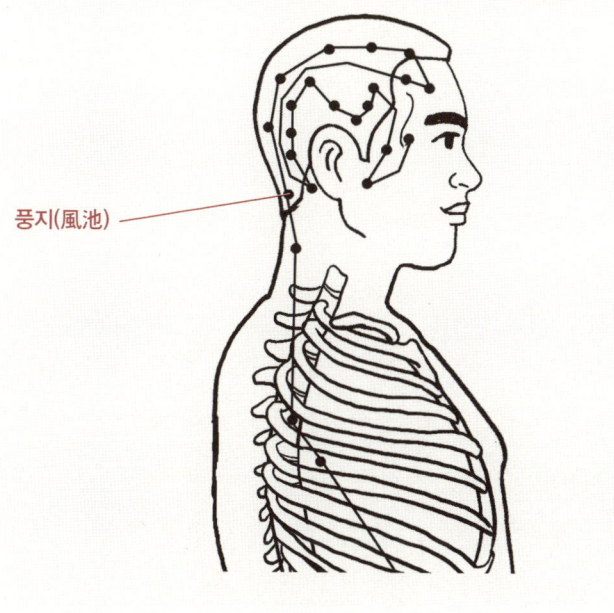

풍지(風池)

93
견정(肩井)

__견정과 견우가 함께라면 어깨 질환은 도저히 숨을 곳이 없다

양기(陽氣)가 사방팔방에서 이곳으로 모인 뒤, 분산되어 흩어진다.

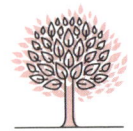

 "시정잡배"라는 말을 한 번쯤 들어보셨죠? 교육 받지 못하고 타고난 자질이 매우 낮은 사람들을 이르는 말입니다. 사실 과거 시정잡배는 장사하는 사람들이었습니다. 시정은 바로 시장이며, '정(井)'은 사방으로 길이 나있고 팔방으로 집이 나눠진 형상을 표현한 것으로, 고대에는 시장(팔가, 八家)을 하나의 정(井)으로 삼았으며, 이 시장을 기준으로 사람들이 많이 모여 살곤 했습니다.

 견정혈은 어깨 위에 있는데, 전면부 유두에서 수직으로 그은 선상에 있고, 대추(大椎)와 견봉 끝의 연결선 중점 위에 있습니다. 어깨를 지나 모든 양경(陽經)이 모이는 곳이다 보니 사람들이 모이는 시장과 같은 모습을 하고 있습니다. 또한 경혈이 목 밑 움푹 팬 곳에 있다 보니 우물이라는 이름으로 불리기도 합니다. 일반적으로, 경혈은 주로 그 경혈이 위치한 부위의 다양한 질병을 치료할 수 있는데, 견정혈은

어깨 통증을 치료하는 데에 매우 뛰어난 효과를 가지고 있습니다. 더구나 안마할 때, 견우혈과 함께 사용하면 어깨 질환을 치료하는데 무적의 무기가 될 수 있습니다.

■ **어깨 질환**

견관절은 인체에서 활동 범위가 가장 크고 운동이 가장 민첩한 관절인데, 오랫동안 가해지는 마모 손상으로 관절이 노화되고 차가운 자극과 외상이 더해지면 매우 쉽게 어깨 통증이 발생합니다. 어깨 통증은 어깨 주변의 염증 외에도 다양한 질병들, 예를 들어 이두근건 장두의 건초염, 극상근건염, 견봉하 점액낭염 등이 있으며, 모두 다 어깨 통증을 유발할 수 있습니다.

경혈 취혈법

어깨 위 가장 높은 곳(견봉)을 먼저 찾습니다. 이 견봉 부위와 대추혈 사이에 선을 그었을 때, 이 선의 가운데에 견정혈이 있습니다.

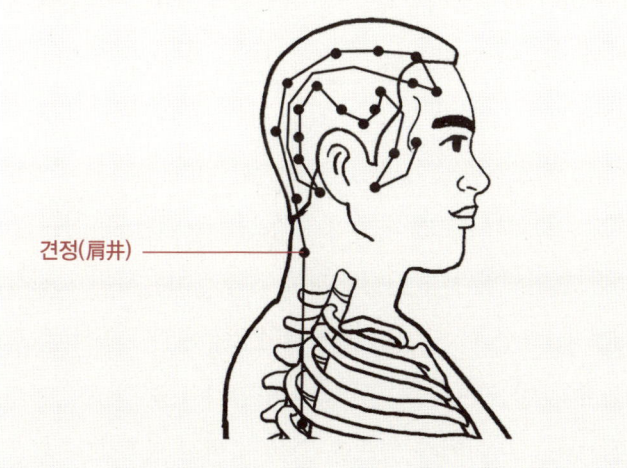

견정(肩井)

94
일월(日月)

__담낭염을 없애주는 장담혈(壯膽穴)

햇빛과 달빛이 머리를 비추어, 간담을 건강하게 보호한다.

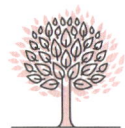

  일월(日月)은 곧, 하늘 위의 태양과 달로, 우리는 하늘 위 세 가지 보물을 해, 달, 별이라고 합니다. 일월은 하늘에 높이 떠올라 대지를 밝게 비추는 근원이 됩니다. 그렇다면 일월이라는 경혈명은 어떤 의미일까요? 사극에서 이런 장면을 본 적 있을 것입니다. 재판관이 판결을 내리는데, 관아의 대문이 열리며 맞은편에 거울이 높이 달려 있어서, "판결이 공정하다"라는 글자가 올라와 있는 장면입니다. 이때 나오는 밝은 거울은 사실 진경(秦鏡)을 잘못 사용한 것입니다. 진경은 무엇일까요? 내려오는 이야기에 따르면 사람의 오장육부를 비출 수 있는 진시황의 거울이라고 전해집니다. 진시황과 조조는 둘 다 주변 사람들을 두려워하였는데, 항상 다른 사람에게 살해당할까 두려워하여, 항상 주변 사람들에게 이 거울을 비춰보았다고 합니다. 만약 누군가의 담력이 특별히 크다는 이야기가 있으면, 그를 죽여서 이후의 후환을 없앴습니다. 후대 사람들은 이를 다르게 활용하여 거울에 "판결이 엄격하고 공정하다. [秦鏡高懸]"는 글자를 새겨 스스로가 아주 작은 터럭도 볼 수 있게 하였고, 판결을 내린 마음이 밝다는 것을 드러내었던 것입니다.

일월혈은 복부에 있는데, 유두 바로 아래 일곱 번째 갈비뼈 사이에 있으며, 정중선에서 4촌 바깥쪽에 위치합니다. 한의학에서 담은 중정지관(中正之官)이라고 하는데, 바로 결단을 내림을 주관함을 의미하며, 이것은 청렴한 관리가 판결을 내릴 때 우유부단하지 않는 모습을 비유한 것입니다. 또한 눈은 간담이 주관하며, 옛사람들은 두 눈을 해와 달에 비유하여서 왼쪽 눈은 간으로, 오른쪽 눈은 담으로 인식하기도 하였습니다. 곧 두 눈은 간담이 주관하는 것이기 때문에, 눈을 통해서 간담의 상태를 추론할 수 있는 것입니다. 또한 일월혈은 족소양담경의 복모혈(腹募穴)이며 족소양담경 위쪽에 위치하여 담 위에 밝은 거울이 있는 모습과 비슷하기도 하여 일월이라고 이름 붙여졌습니다.

일월혈은 담낭염을 예방 치료하는 작용이 가장 뛰어납니다. 담낭염은 대부분 만성적이며, 급성 담낭염은 대부분 만성 담낭염의 급성 발작입니다. 만성 담낭염 환자는 항상 식사 후 상복부가 더부룩하거나 은은한 통증을 느끼고 기름진 음식이나 차가운 음식을 먹고 난 후 항상 오른쪽 견갑하부와 우측 옆구리나 허리 쪽에 은은한 통증이 있고 우측 상복부 갈비뼈 아래쪽 경계에 가벼운 압통이나 결리는 느낌이 있습니다. 만성 담낭염에는 단지 소염제와 이담제로 증상을 억제하는 것만이 가능한데, 그렇다고 소염제와 이담약을 사용하더라도 증상 개선이 반드시 만족스러운 것은 아니고 급성 발작을 피할 수 있는 것도 아닙니다.

  한의학에서 치료의 최고 경지로 삼는 것이 바로 양생인데, 이것은 병이 발생하기 전에 예방하는 것으로 미병(未病)을 치료하는 것입니다. 따라서 질병이 아직 발현되지 않은 시점에 먼저 그것에 주의하여 예방하고, 질병의 초기일 때 먼저 그것을 없애는 것이 질병이 심해진 뒤에 없애는 것보다 쉽습니다. 일월혈은 바로 담낭염의 수호신으로 담낭의 문제가 있을 때 일월혈을 자극해 주면 바로 "지부대인(장관)"이 바로 몸속의 난을 바로잡아 증상이 증폭되길 기다리는 것이 아니라, 그 전에 문제를 해결하여 조금의 증상 발작 실마리도 남기지 않을 수 있게 됩니다. 주변에 이런 문제로 힘들어 하는 친구가 있다면, 매일 이 경혈을 3~5차례 지압해 주세요. 그렇게 하면 담낭이 건강하게 보호되어 급히 병원에 실려 갈 일을 막을 수 있을 것입니다.

■담낭염

담즙은 담도를 통과하여 십이지장으로 흘러들어가야 지방의 소화와 흡수를 촉진할 수 있습니다. 만약 여기에 문제가 발생하여, 담즙이 쉽게 담낭에서 나올 수 없고 담낭 안에 정체된다면 어떻게 될까요? 담즙 안의 수분은 흡수된 후에, 담낭의 농도가 올라가서 담낭 점막을 자극하게 되어 염증이 발생합니다. 40세 즈음이 되면 사람들은 다양한 원인으로 대사장애가 발생하며 담낭의 수축과 이완에 영향을 미쳐서 담즙의 배설이 원활치 않을 수 있습니다. 따라서 이 정도의 연령대의 사람들은 자신의 감정과 몸 상태를 조절하는데 더욱 주의해야 합니다.

경혈 취혈법

유두를 따라서 아래로 수직선을 하나 그어서 내려가고, 이 선과 7번째 갈비뼈 사이의 수평선이 만나는 점이 바로 일월혈입니다.

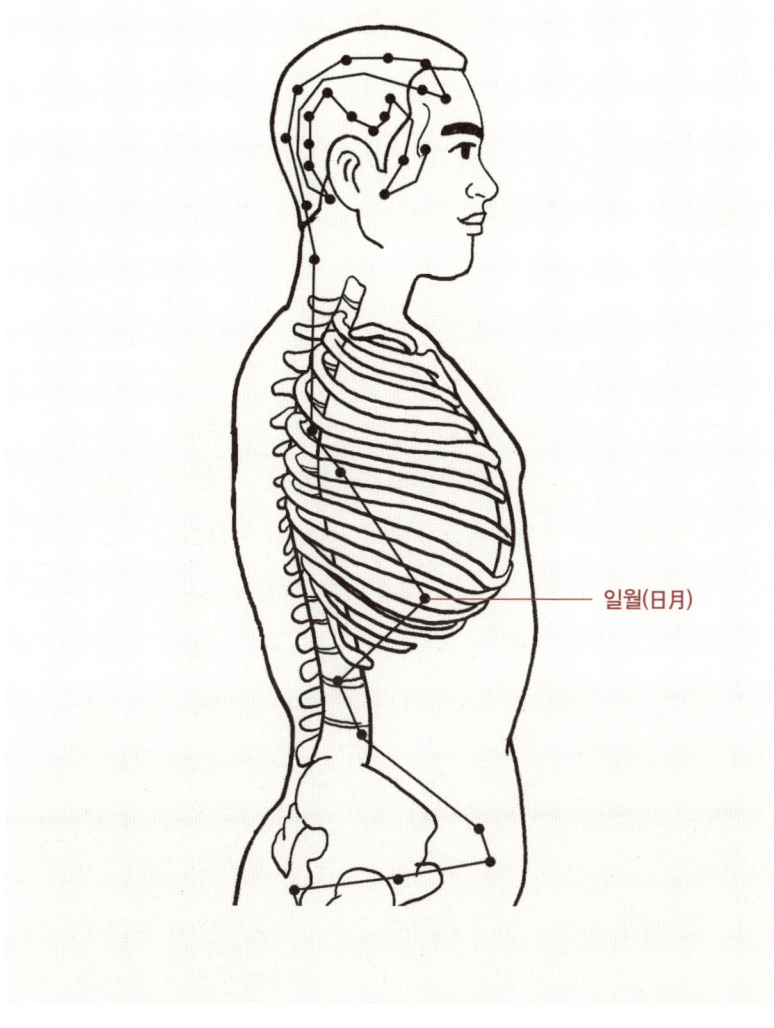

일월(日月)

95
대맥(帶脈)

__허리를 날씬하게 해주는 허리 살 빼는 경혈

허리 살을 빼고 싶다면, "대맥"을 조여보자.

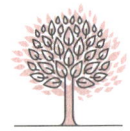

　대맥혈은 경맥의 이름과 동일한데, 바로 기경팔맥(奇經八脈) 중 하나인 대맥(帶脈)입니다. 대맥은 인체의 허리 부위를 둘러싸 유일하게 수평 방향으로 주행하는 경락입니다. 인체의 다른 경락은 모두 위-아래 수직 방향으로 흐르는데, 이 대맥이 한 개의 끈으로 다른 경락들을 한데 묶는 모양을 하고 있어 대맥이라는 이름이 붙었다고 합니다.

　대맥혈은 복부 측면에 있고 장문혈에서 1.8촌 아래에 있습니다. 이 위를 기경팔맥 대맥이 지나가며 족소양담경과 대맥이 서로 만나는 경혈이다 보니 편하게 그 형상을 따 대맥이라고 불리게 된 것입니다.

　간단히 말하면, 대맥은 우리가 매일 두르는 허리띠와 비슷합니다. 밤에 잠을 잘 때는 꼭 허리띠를 풀고 헐렁한 옷을 입습니다. 바로 경락을 편안하게 해주는 양생 생활법입니다. 평상시 옷을 입을 때는 바지가 흘러내리지 않게 하려고 허리띠를 팽팽하게 매곤 합니다. 인체

대맥혈 역시 이런 작용을 합니다. 나이가 들수록 부지불식간에 허리 부위 군살이 늘어갑니다. 술을 좋아하는 남성들은 언제부터인지도 모르게 사장님 배처럼 배가 불쑥 나오기도 합니다. 마치 허리띠가 고장나서 바지의 허리를 동여맬 방법이 없게 된 것처럼 배에 군살이 쑥쑥 붙게 되는 것이죠.

허리에 군살이 많아져 걱정이라면, 대맥과 그 핵심 경혈인 대맥혈에 주목하길 바랍니다. 대맥혈은 허리 양쪽 옆에 있습니다. 매일 잠자리에서 일어나기 전에 대맥을 따라서 30~50 차례 두드려주고, 대맥혈 근방을 위주로 50~100번 더 두드려주면, 대맥의 팽팽하게 묶어주는 작용이 회복되어 허리와 배의 지방을 줄여주는데 좋습니다.

■ **대맥(帶脈)**
기경팔맥(奇經八脈) 중 하나로 옆구리에서 시작되어, 비스듬히 아래를 향해서 대맥혈로 순행하고, 우리 몸을 한 바퀴 돌아서, 경맥을 가로질러 묶어주며, 다리의 삼음, 삼양경 및 음교맥, 양교맥 모두 대맥에게 묶여지며, 이를 통해 각각의 경락 간 관계가 더욱 강화됩니다. 대맥은 태아를 튼튼하게 보호하고 부녀자의 대하를 주관하는 작용을 하기도 합니다.

경혈 취혈법

배꼽을 중심으로 평행선을 하나 긋고, 겨드랑이 아래에서 수직선을 하나 그어 두 선이 만나는 점이 대맥혈입니다.

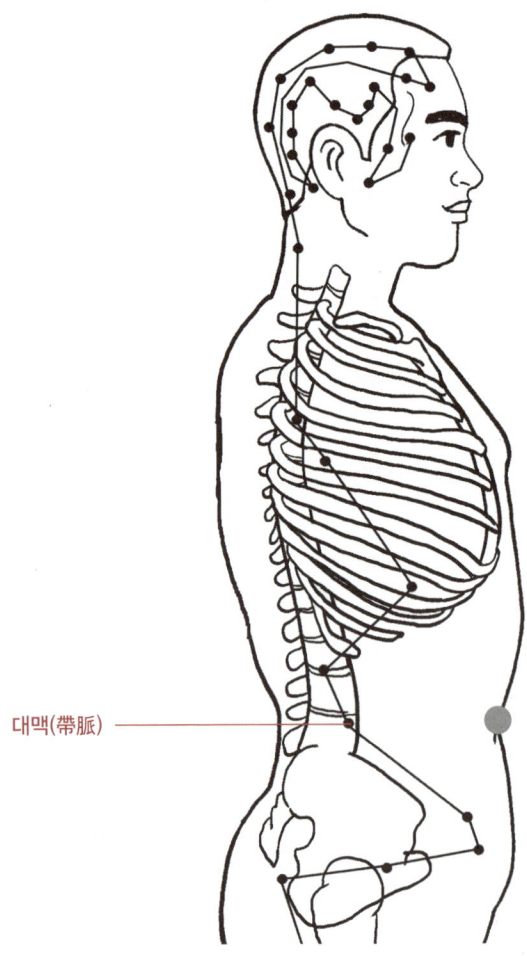

대맥(帶脈)

96
환도(環跳)
__좌골신경통에는 환도혈을 찾자

환도를 자극하였을 때, 벌떡 뛰어오르면 더욱 효과가 뛰어나다.

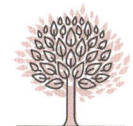

   올림픽 체조가 왜 인기가 있을까요? 이 종목이 주로 점프를 위주로 뻗는 동작이 더해져서 매우 아름다운 자세가 나오기 때문일 것 같습니다. 뛰는 것은 인류의 가장 기본적인 동작이며, 사람들이 뛸 준비를 할 때에 가장 먼저 하는 동작이 바로 허리와 무릎을 굽히는 것입니다. 이때, 고관절 바깥 부위에서 대퇴골의 대전자의 가장 튀어나온 부분과 천골 열공을 연결한 선에서 바깥쪽 1/3지점이 마치 하나의 오목한 고리 모양이 되기 때문에 이 부위를 환도혈이라고 부릅니다.

   앞서 이미 설명하였는데, 환도혈과 질변혈을 함께 사용하면 좌골신경통을 치료하는데 매우 뛰어납니다. 이것은 한의학의 "경락은 그 경락이 지나는 곳을 치료한다. [經絡所過, 主治所及]"는 원리를 이용한 효과입니다. 환도와 질변은 모두 허리 위아래에 위치하여 활동 시 중요한 구역이 됩니다. 더욱이 환도는 운동을 할 때 항상 활성화되는 부위입니다. 사실 이 경혈은 움직임에 따라 활성화에 차이가 있는데, 일어나서 걸을 때 가장 활성화되며, 앉아 있을 때는 가장 활동이 감소됩니다. 이 경혈은 좌골신경통을 완화시킬 수 있을 뿐 아니라, 움직임이 줄어 발생할 수 있는 질병 발생을 예방하는 데도 매우 효과가 좋습니다.

경혈 취혈법

대퇴 외측을 따라서 위로 문지르면, 대퇴 위쪽 바깥쪽에 뼈가 가장 돌출된 곳이 있는데, 이곳이 바로 대퇴골 대전자입니다. 이 대퇴골 대전자와 꼬리뼈 끝을 연결한 선을 3등분하였을 때, 바깥쪽 3분의 1 지점이 바로 환도혈입니다.

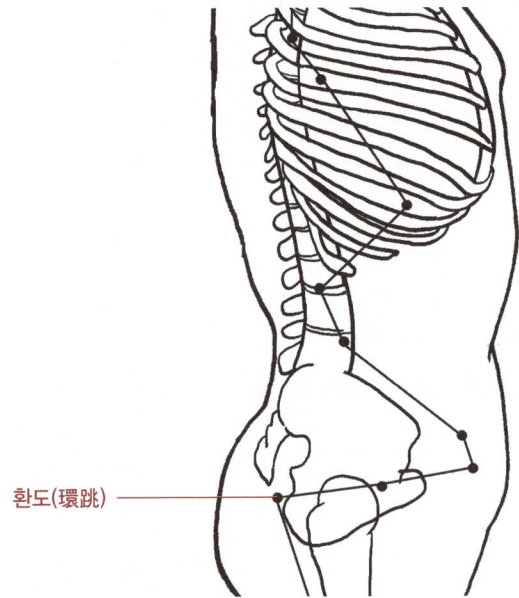

97
양릉천(陽陵泉)
__음양의 두 샘이 만나 담결석을 없앤다

섭취한 음식이 기혈로 더욱 잘 변하게 하여, 손쉽게 우리 신체에서 사용되게 한다.

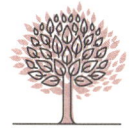

    양릉천은 매우 중요한 경혈로, 종아리 외측에 있는데, 바로 비골소두의 전하방의 오목하게 패인 곳에 있습니다. 양릉천에서 '양(陽)'은 바깥쪽에 있음을 가리키며, '릉(陵)'은 비골소두가 마치 언덕(구릉, 丘陵)같이 생겼기 때문에 붙은 글자이고, '천(泉)'은 곧 언덕 아래에 있는 오목한 곳으로 기혈이 마치 물이 잘 흘러들어오는 샘의 형상과 비슷하기 때문에 붙어, 이 글자들을 모아 양릉천이라 불리고 있습니다. 이 경혈은 종아리 내측에 있는 음릉천에 대비되는데, 두 경혈은 서로 대응되는 경혈입니다.

    왜 이 경혈이 중요할까요? 우선, 족소양담경의 합혈(合穴)이기 때문입니다. 합혈은 바로 경락의 기운이 모여드는 곳으로, 기혈이 매우 풍족하고, 이곳을 자극하면 몸을 튼튼하게 하는 효과가 매우 뛰어납니다. 다음으로, 양릉천은 팔회혈(八會穴) 중 근회(筋會)로서, 모든 근육의 기운이 모이는 곳입니다. 따라서 근육을 풀어주어야 하는 질병일 경우, 우선 양릉천을 자극 하는 것이 좋습니다. 예를 들자면, 종아리에 쥐가 났을 때, 양릉천을 자극하는 것이 좋겠죠.

　양릉천의 작용은 이 정도에 국한되지 않습니다. 또 다른 작용이 있는데, 바로 담석을 치료하는 것입니다. 비만은 담석 발생의 주요 위험 요인이 되며, 비만인의 발병률은 정상 체중인 발병률의 3배가 됩니다. 또한 식습관 역시 담석의 형성에 주요 요인이 되므로 섬유질이 적고, 칼로리가 높은 식사를 하게 되면 담석의 발생률이 명확하게 높아집니다.

　담석은 비록 담의 질병이지만, 간과 담은 서로 표리관계이며, 담즙의 분비는 간이 혈을 저장하는 [肝藏血, 간장혈] 작용에 기대어 이루어집니다. 따라서 만약 간(肝)기능에 이상이 있으면, 담즙 분비 장애가 나타나고 결국 담석이 되는 것입니다. 동시에 음식은 비장과 밀접한 관계가 있는데, 비(脾)의 소화기능의 강약이 또한 담즙 분비에 영향을 미치게 됩니다. 따라서 치료를 할 때에는, 담경과 비경 두 경락을 동시에 선택하여 치료하는 것이 필요합니다.

　해부학적으로, 간장은 우측에 있고, 비장은 좌측에 있어, 하나는 왼쪽에 하나는 오른쪽에 있습니다. 경혈로 보면, 양릉천은 바깥쪽에 음릉천은 안쪽에 있습니다. 따라서 두 경혈을 함께 자극하면 인체의 평형을 촉진하는 매우 뛰어난 한 방법이 됩니다. 장기가 왼쪽에 하나, 오른쪽에 하나가 있어서 평형을 조절하고 있으며, 경락 역시 하나는 안쪽, 하나는 바깥쪽에 있어서 조화를 맞추고 있습니다. 둘 모두가 배합되어서, 우리가 건강한 신체를 갖도록 도와주고 있는 것입니다.

■ 근회(筋會)

양릉천은 족소양담경의 경혈이며, 무릎뼈 근처에 위치하며 무릎뼈는 종근(宗筋)이 모이는 곳으로 간과 담이 서로 표리를 이루며, 간은 근(筋)을 주관하기 때문에 근회가 됩니다.

경혈 취혈법

무릎뼈 바깥쪽 아래 방향에 돌출된 곳이 하나 있는데, 이곳이 비골소두이며, 비골소두의 전하방 오목하게 들어간 곳이 양릉천혈입니다.

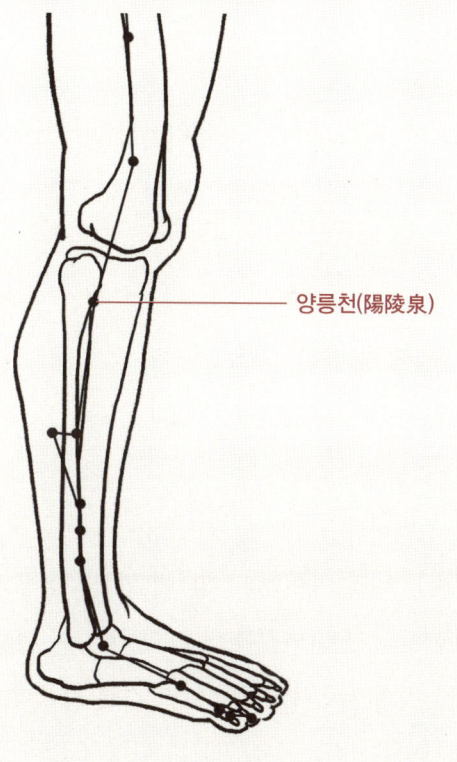

양릉천(陽陵泉)

98
현종(懸鍾)

__자고나서 생기는 목 결림에 좋다!

방울이 달려 있어, 아이들이 멀리 갔는지 알 수 있다.

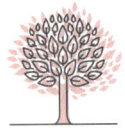

　현종과 관련된 재미있는 옛이야기가 하나 있습니다. 사극을 보면 옛 사람들이 몸에 때로 다양한 은이나 옥으로 만든 물건들을 달고 있어서, 일어나 걸으면 고리들이 듣기 좋은 소리를 내는 것을 볼 수 있습니다. 그리고 아이들에게도 다리에 매우 작은 방울을 달아 놓곤 했습니다. 왜 방울을 달았던 것일까요? 두 가지 이유가 있는데, 첫째는 아이들의 운동을 하도록 재촉하기 위해서입니다. 방울소리가 듣기 좋다보니, 이 소리를 듣기 위해 아이들이 자연스럽게 이리저리 왔다 갔다 하게 되는 것입니다.

　두 번째는 바로 아이들이 어디에 있는지를 알기 위해서입니다. 예전에는 사람들의 주거 면적이 크고, 방의 앞과 뒤로 많은 공간이 있어서 어른들이 바빠 어린아이들이 멀리 가는 것을 알아차리지 못하다보니, 방울을 달아 아이들 몸에 일종의 원격 "GPS"를 달고 있게끔 하여, 그

때그때 아이들의 위치를 확인하였던 것입니다. 아주 현명하죠?

현종혈은 족소양담경 경로 상 아이들의 종아리 위에 방울을 달았던 위치여서 현종이라고 불렀습니다. 한 가지 중요한 작용이 있는데, 앞서 후계혈을 설명하였을 때, 낙침, 곧 잠자고 일어났을 때 느껴지는 목 결림을 치료하는데 효과적이라고 했습니다. 낙침이 발생하는 원인은 매우 다양하지만, 어깨 부위의 찬 기운 침입이 가장 중요합니다. 손 위의 후계혈과 다리에 있는 현종혈을 동시에 자극하면 경추가 힘을 갖고 지탱할 수 있도록 도와 목 결림을 해소할 수 있습니다.

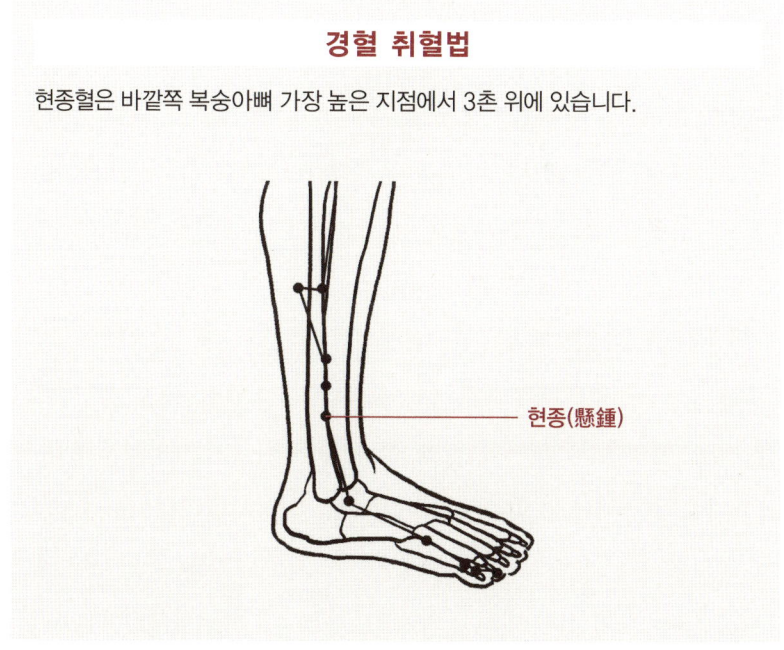

경혈 취혈법

현종혈은 바깥쪽 복숭아뼈 가장 높은 지점에서 3촌 위에 있습니다.

현종(懸鍾)

99
족임읍(足臨泣)

__간담을 소통시켜 젖이 나오게 해주는 기묘한 경혈

두 발을 모아 보면, 얼굴 크기와 비슷하다.

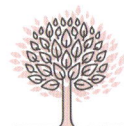

　인체의 작은 비밀을 먼저 하나 이야기하고자 합니다. 매우 흥미로우니, 한번 시험해 보세요. 두 발을 모으고 일어서서 보면 두 발 주변의 둘레의 크기는 각 사람의 얼굴 둘레와 비슷합니다. 이 윤곽에서 입, 귀, 코, 눈 등을 찾아보면, 바깥쪽 눈꼬리가 있는 곳이 바로 담경이 시작되는 곳이며, 공교롭게도 바로 족임읍혈이 위치하는 곳입니다. 족임읍이라고 부르는 이유는, 바로 바깥쪽 눈꼬리가 눈물이 흘러나오는 곳이기 때문입니다.

　족임읍혈은 발등 바깥쪽에 있는데, 사람들이 머리를 숙이고 서 울 때, 눈물이 뚝뚝 떨어지는 곳, 곧 눈물이 떨어지는 곳이므로 족임읍이라고 부릅니다. 족임읍에서 '족(足)'은 경혈이 다리에 위치함을 가리키고, '임(臨)'은 가까이에 있다는 것이며, 그리고 '읍(泣)'은 고어에서는 삽(澁)과 통하는데, 바로 정체되어 소통하지 않는다는 의미입니다.

따라서 이 경혈의 가장 큰 작용은 기혈을 소통시켜 정체되는 것을 막는 것입니다.

머리에도 '임읍'이라 불리는 경혈이 있는데, 바로 두임읍이며, 두 경혈 중 하나는 위에, 하나는 아래에 있어서, 머리와 꼬리로 호응됩니다. 두임읍은 머리 위에서, 동공의 바로 위쪽으로 올라가 앞쪽 머리카락이 시작되는 경계에서 0.5촌 위쪽으로 들어간 곳에 위치합니다. 두 경혈의 기혈은 서로 "교류"하고 있어 치료에도 함께 적용되곤 합니다.

특히 이 두 경혈을 함께 사용하면, 모유 수유를 하는 산모에게 매우 좋은데, 젖 분비를 도와 수유를 원활하게 합니다. 많은 여성들이 모유 수유를 마치는 시점에, 갑자기 젖이 나오지 않고, 유방이 매우 아파지는 현상을 겪는데, 병원에 가서 검사를 하더라도 이유를 발견하지 못하는 경우를 보게 됩니다. 이때 두임읍과 족임읍을 눌러주면 효과가 매우 뛰어납니다. 젖과 간담은 매우 밀접한 관계가 있어서, 젖이 나오지 않는 것은 기본적으로 간담의 경락이 소통되지 않아서 발생한 것입니다. 이 두 경혈을 안마하여 위-아래로 동시에 족소양담경을 소통시켜주면, 젖이 다시 돌도록 하는데 도움이 될 것입니다.

■ 유즙(乳汁)과 간담

한의학에서는 기혈이 위에서는 유즙, 아래에서는 월경이 된다고 인식합니다. 젖이 나오지 않는 것은 두 가지 원인이 있는데, 첫째는 비위의 기화(氣化)가 부족하여서이고, 두 번째는 간화(肝火)가 과도하여서 간기(肝氣)가 응체되었기 때문입니다. 따라서 유즙에 문제가 있는 경우 비위와 간담을 따라서 치료하는 것이 필요합니다.

경혈 취혈법

족임읍은 네 번째 발가락과 다섯 번째 발가락 사이에 있는데, 발가락 사이를 따라서 손가락 두 개의 폭만큼 올라간 곳에 위치합니다.

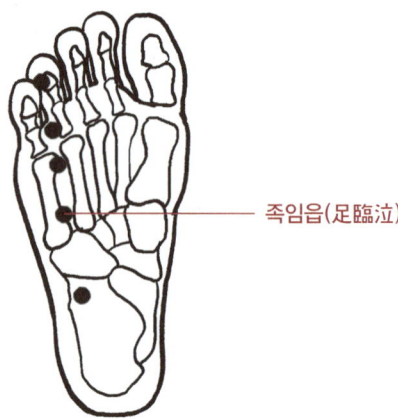

족궐음간경

14

마음을 조절하여 몸을 수양시키는 경맥

간경에는 경혈이 많지 않은데, 엄지발가락에서 시작하여 신경과 비경 사이에서, 다리 안쪽을 따라서 흉복부로 올라갑니다. 비록 경로가 길지 않고, 경혈이 많지 않지만, 간경은 우리 몸의 많은 부위, 특히 머리, 폐, 담, 위 등과 연관관계가 있습니다. 여러 작용이 있지만, 가장 중요한 것은 간과 사람의 마음이 긴밀하게 연결되어 있는 것입니다. 간경의 기운이 억압되거나, 다른 문제가 발생하면 사람의 마음은 매우 안절부절못하게 되거나, 기분이 매우 가라앉아 관계된 다른 장기들의 기능이 모두 제대로 발휘될 수 없게 되고, 이것이 진행하여 전신의 건강에 영향을 주게 됩니다. 따라서 간경의 경혈 모두 하나하나가 매우 중요하므로 반드시 세심히 알아두어야 합니다.

100
대돈(大敦)

_원망과 분노를 풀어 간을 편하게 해주는 경혈 [養肝穴, 양간혈]

형제, 자매간의 화목을 만들어 내는 너그러운 큰 형

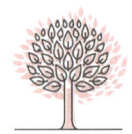

'돈(敦)'이란 글자는 중요한 일이 있을 때 많은 사람들이 든든하고 너그럽게 생각하여 믿는 것을 지칭하여, 집안의 인자한 큰 형 같은 모습을 표현한 글자입니다. 비록 뱃속 여러 장기들에는 많은 재주가 있는데, 그중에서 간은 사방의 직책을 도와 협조하는 역할을 하며, 노고를 마다하지 않고, 원망을 두려워하지 않는 역할을 하고 있습니다. 대돈혈은 엄지발가락 끝 바깥쪽(두 번째 발가락 쪽)에 위치하며, 이곳의 피부와 살이 비교적 두터워, 특별히 이에 따라 "대돈" 즉, 다부지고 두텁다고 한 것입니다.

대돈혈은 족궐음간경의 첫 번째 경혈로, 한의학에서는 간은 분노[怒]를 주관하며, 혈(血)을 저장해서 정서와 밀접한 관계가 있는 장부입니다. 대돈혈은 '큰 형' 역할을 하고, 수양이 뛰어난 경혈이다 보니, 갑자기 일을 맡아도 놀라지 않고 아무 이유 없이 화내지 않을 수 있도록 도와줍니다. 대돈혈의 이름과 비슷하게, 성정을 돈독하게 하고 두텁게 하기 때문에, 주변사람들과 화목을 유지하게 하는 책임을 담당합니다.

'돈(敦)'은 고대에는 양식을 담는 그릇을 가리켰는데, 엄지발가락의 피부와 살은 두터워서, 마치 흙무더기 안에 수많은 재화가 묻혀있는 형태와 유사합니다. 대돈혈은 간경의 정혈(井穴)인데, 정혈은 경락의 기운이 모이는 곳입니다. 엄지발가락 발등 쪽은 살집이 두텁고, 솜털이 모여 있다 보니, 우물과 그 밖에 수풀이 무성한 형태와 비슷합니다. 이 모습은 마치 우물 속의 물이 풍족하며 끊임이 없어서 주변의 화초들이 윤택함을 유지하는 것과 비슷합니다. 곧 대돈혈 주위의 기운이 풍족함을 대변하는 것이죠. 따라서 이 경혈을 "대돈"이라고 부르는 것입니다.

『수호지(水滸誌)』에는 너그럽고 인자하며 재산이 많으며, 의로운 일을 위해 재물을 기꺼이 내놓아 혼자만의 힘으로 최선을 다해 주변 사람을 돌봐서, 사방팔방 모두가 의탁하여 모이고 귀감이 되는 시진(柴進)이라는 인물이 있는데, 대돈혈은 바로 이 인물이 떠오르게 합니다.

■ **오정(五情)과 오장(五臟)**
한의학에서는 오정과 오장이 상응하여서 각각의 감정에 반응하여 각각의 장부에 손상을 미친다고 봅니다. 노(怒)는 간을 상하게 하고, 희(喜)는 심을 상하게 하고, 우(憂)는 폐를 상하게 하고, 사(思)는 비를 상하게 하고 공(恐)은 신을 상하게 한다고 합니다.

간이 노(怒)를 주관하여서, 갑자기 화를 내면 간의 기가 흥분하며 간의 혈이 소모되어서, 부족하게 되어 양이 항진되고 음이 부족한 병태가 나타나며, "노(怒)하면 기가 위로 올라"기가 위로 과도하게 오르면, 기의 오르고 내리는 기능의 균형이 깨져, 간과 다른 장부의 기능에 문제가 생길 수 있다고 설명하기도 합니다.

경혈 취혈법

대돈혈은 엄지발가락 위에 있는데, 우리는 엄지발톱의 바깥쪽(두 번째 발가락 쪽)의 경계를 따라 수평선을 하나 긋고, 수직한 선을 다시 하나 더 그어서, 두 선이 만나는 교차점에 위치합니다.

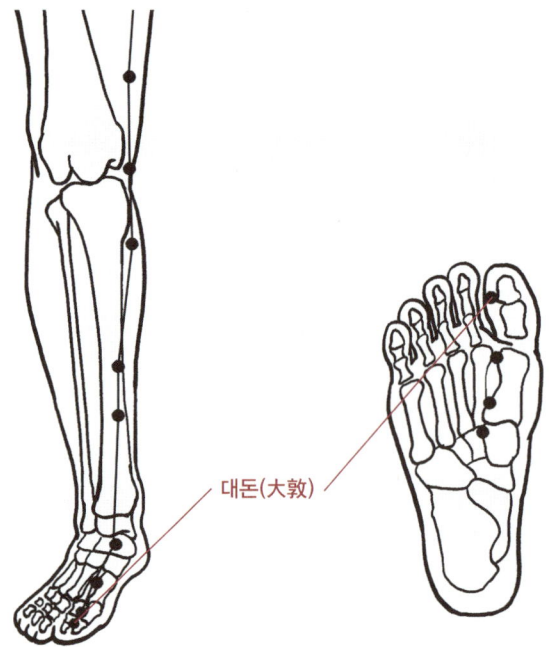

대돈(大敦)

101
태충(太衝)

__태충혈을 눌러주면 비기(脾氣)를 좋게 할 수 있다

일반적인 봄 날씨처럼 마음과 기운이 평화롭고, 생기발랄하다.

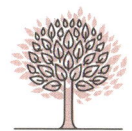

　태충혈은 간경에서 가장 많이 사용하는 경혈로 족궐음간경의 경혈 중 스타 경혈로 꼽힙니다. 더욱이 현대인들은 스트레스를 크게 받아 가슴이 답답하고 마음이 어지럽고, 화가 나는 사람들이 많은데, 태충혈은 이럴 때 간을 맑게 하고 화를 삭혀주는 약 한제 같은 역할을 하곤 합니다. 태충혈에서 '태(太)'는 크다는 의미이며, 가장 크고 가장 높은 것을 "태(太)"라고 합니다. '충(衝)'은 앞에서도 매우 중요한 요충지를 의미한다고 설명하였는데, 여기서도 그 의미에 해당합니다.

　태충혈은 발등 쪽 첫 번째 중족골 사이의 틈 뒤쪽의 오목한 곳에 위치합니다. 그 옆에는 기경팔맥(奇經八脈) 중 충맥이 있고, 발바닥에 있는 신경(腎經)의 용천혈과 앞뒤로 서로 마주하고 있습니다. 충맥은 십이경맥의 바다이며, 십이경맥의 기혈을 조절할 수 있습니다. 그리고 신경은 기혈의 근원으로 알려져 있다 보니, 이 두 가지 경맥이 서로 만나는 부위는 필연적으로 음혈(陰血)이 매우 왕성할 것이라 생각할 수 있습니다. 따라서 이 경혈을 태충혈이라고 부르는 것입니다.

  그럼 어떻게 이 경혈이 마음을 조절하여 사람들이 화를 내지 않도록 하는 것일까요? 옛말에 "태충막승(太衝莫勝, 태충은 태허(太虛), 곧 음양의 두 기운이 혼동된 상태이며 막승(莫勝)은 잡을 수 없음을 의미하여 음양이 혼동해서 잡을 수 없는 상태)"이라는 유명한 구절이 있는데, 이것은 무슨 의미일까요? 승(勝)이라는 것은 징후[朕]를 의미하는데, 조짐을 보인다는 뜻을 말하는 것으로, 바로 양측 극단의 생명 기상이 균형과 조화를 이루었다는 의미입니다. 태충혈은 극도로 청정하고 고요한 경혈이며, 음양을 조절하는 기능을 가지고 있습니다. 간은 목(木)이고, 시간으로는 생기가 발랄하여 겨울의 추운 날씨나 여름의 매우 더운 날씨, 가을의 숙살(肅殺)한 기운이 없이 생명의 활력이 매우 충만한 봄에 해당합니다. 태충은 간경의 원혈(原穴)이며, 동시에 간경이 소통하는 길이 되고, 원기(元氣)가 머무르는 곳이므로 마땅히 간을 소통시키고 기를 원활하게 하는 작용이 매우 강합니다. 따라서 태충혈을 자극하면 우리의 신체는 봄과 같이, 혈맥이 조화로워지고, 온화하고 윤택해져서 생기를 충만하게 할 수 있습니다.

  태충혈과 대돈혈을 함께 사용하면, 고혈압을 겪고 있는 사람들에게 하나의 희소식이 될 수 있습니다. 얼마 전까지만 해도 고혈압을 노년의 병으로만 생각했지만, 지금은 30대 고혈압 환자를 적지 않게 볼 수 있습니다. 한의학에서는 고혈압을 간의 문제로 봅니다. 간양(肝陽)이 위로 항진되어 혈압이 올라가는데, 간의 양기가 과도하게 강하면, 수

(水)가 목(木)을 포용할 수 없어져 혈액이 머리 위로 올라와 어지러움 같은 증상을 일으키게 됩니다. 태충혈과 대돈혈은 바로 이러한 위로 달려간 양기(陽氣)를 아래로 내려줄 수 있어서, 매우 중요한 치료 수단이 됩니다.

사실 이것은 한의학에 사용되는 위의 병을 아래에서 치료하는 '상병하치'의 원리를 구현한 것으로, 화가 날 때 태충혈을 안마하면 화의 기운이 사라집니다. 혈압이 어느 정도 올랐을 때에도 태충혈을 눌러주면 혈압이 내려갑니다.

사실, 고혈압에 대하여 설명할 때에, 간과 신이 모두 관계가 됩니다. 간의 문제는 우선 신을 찾아야 해결할 수 있는데, 수(水)가 목(木)을 생(生)하기 때문에, 수(水)가 목(木)을 포용하지 못하는 것이 바로 간에 문제가 나타나는 근본 원인인 것입니다. 따라서 태충혈과 대돈혈은 반드시 모두 빼먹어서는 안 되는 경혈들입니다. 발 위에 있기 때문에, 쉽게 지압할 수 있고, 특히 저녁에 발을 씻은 후 3~5분 정도 가볍게 눌러주면 효과가 매우 좋습니다.

지금까지 많은 경혈들을 안마를 하거나 뜸을 뜰 수 있다고 소개하였습니다. 선택할 수 있는 경혈은 매우 많음에도, 사람들이 제대로 손을 써보지도 못하고 고통을 겪게 됩니다. 사실, 하나의 경락, 하나의 경혈마다 모두 자신만의 특색이 있어서, 각자의 부족함에 따라 경혈을 선택하면 됩니다. 화를 자주 내면 이곳 태충을 많이 누르면 되고, 비위가 좋지 않으면 상완, 중완, 하완 그리고 건리혈을 많이 누르며, 마음이 평소에 우울하면 독맥과 심경 위의 경혈을 선택하는 방식입니다. 이런 내용들을 우리가 평소에 마음에 담아두고, 자기의 몸에 대해서 대략적인 이해를 해둔 후, 이것을 기초로 선택을 하면 어렵지 않을 것입니다. 백화점에 가서 옷을 사는 것과 비슷합니다. 사전에 계획을 잘하여 상의가 필요할지 하의가 필요할지, 반팔 옷이 필요할지 긴팔 옷이 필요할지, 목적을 가지고 고른다면, 목표를 쉽게 달성할 수 있는 것과 같은 것입니다.

■ 충맥(衝脈)

기경팔맥(奇經八脈)의 중 하나로, 임맥과 독맥 두 경맥과 같이 포중(胞中)에서 나옵니다. 충맥의 순행은 소음경, 양명경, 궐음경, 태양경과 모두 관계가 있으며, 양유맥, 음유맥, 양교맥, 음교맥과 함께 그 경맥들을 보호합니다. 따라서 충맥은 모든 경맥과 상관관계가 있습니다.

충맥은 홀로 기혈을 두루 퍼트릴 수 있는 능력이 있고, 그 맥의 기운은 두루 위아래 좌우 그리고 앞뒤와 내외로 미치지 않는 곳이 없어, 모든 경맥의 생리 작용을 조화롭게 해서 "모든 맥의 요충"이 됩니다. 그래서 "십이경맥의 바다"라고 불리는 것입니다.

경혈 취혈법

첫 번째, 두 번째 발가락 중족골 사이에서 위로 1촌 정도 올라간 곳이 태충혈입니다.

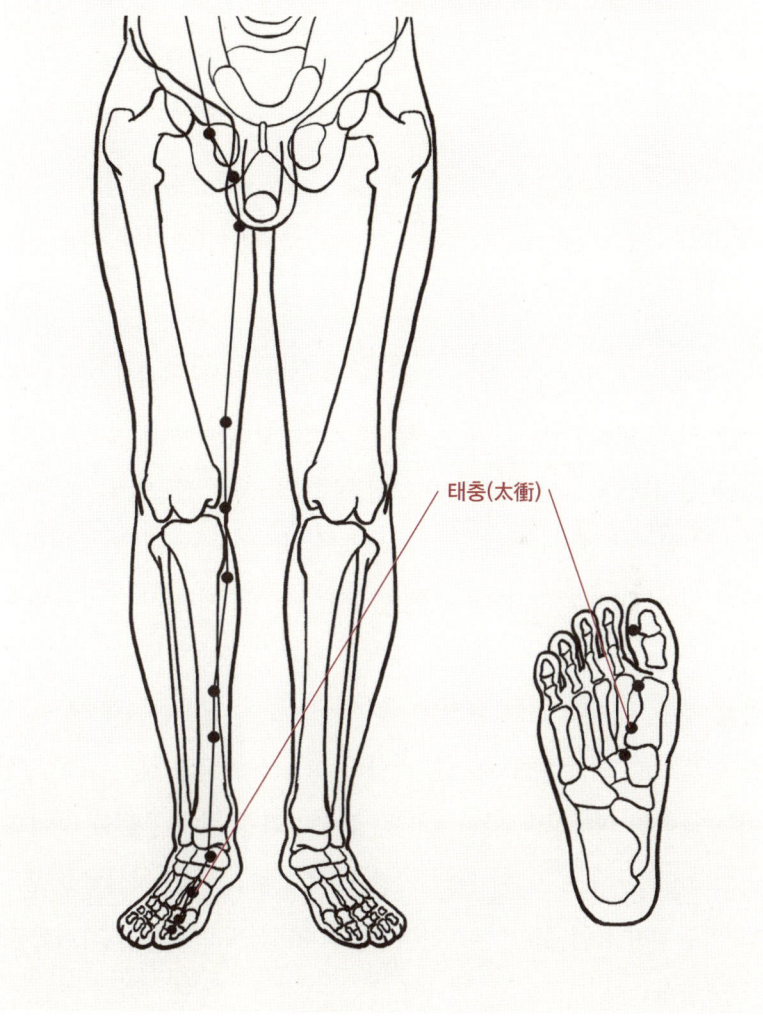

태충(太衝)

102
장문(章門)

__황달, 간염을 치료하는 퇴황혈

휘장이 장식된 옷처럼 인체를 지킨다.

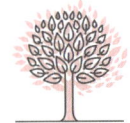

　장문혈을 소개하기에 앞서, 우선 "화하(華夏)"가 무엇인지 이해할 필요가 있습니다. 중국 사람들은 평소 스스로를 화하의 딸이라고 말들 하곤 합니다. 여기서 화하란 어디서 온 말일까요? 옛사람들이 "중국은 예의범절이 커서, 하(夏)라고 하였으며, 휘장이 장식된 옷의 아름다움이 있어 화(華)라고 한다"라고 하였고, 중국은 예전부터 "의관과 예의를 갖춘 나라"임을 자처하여 복식을 매우 중요하게 여겼습니다. 휘장을 갖춘 옷[장복, 章服]은 많은 옷 중에서도 특별히 매우 격식을 차린 의복으로, 의복 위에 해, 달, 별자리 또는 용이나 다양한 짐승 그림이 수놓아진 의복인데, 관리들의 등급에 따라 복식에 구분을 두어 혼란이 없게 한 것으로, 이 격식을 잘 지키지 않는 것은 윗사람을 능멸한 죄를 의미하곤 했습니다. 여기서 '화(華)'는 바로 이처럼 화려한 의복을 말합니다.

이 이야기를 경혈명 해설에 적용해 볼까요? 옛사람들은 휘장이 있는 옷을 입고 벗는 부위를 장문이라고 불렀는데, 바로 요즘 옷의 단추가 있는 위치와 같습니다. 옛사람들은 옷고름을 배의 옆쪽 12번째 갈비뼈가 끝나는 곳 바로 아래에 맸습니다. 장문에서 '장(章)'이란 '장(障)'과 같으며, '문(門)'은 바로 나가고 들어가는 것을 지키는 장소를 말합니다.

이 경혈은 간경의 대혈(大穴)로 여겨지며, 장문혈은 간(肝)질환에 특히 효과가 있습니다. 그중 가장 큰 작용은 바로 황달을 물리치고 간(肝)기능을 강하게 하는 것입니다. 황달의 발병 원인은 매우 다양한데, 나타나는 증상은 매우 비슷해서, 눈과 얼굴이 황색이 되고, 소변도 노랗게 되며 전신이 전반적으로 황색이 되는 현상이 나타납니다. 치료 시에는 황달이 발생한 발병 기전에 따라 치료 방법도 다르지만, 경혈로 치료할 때는 이런 기전을 그다지 생각할 필요가 없습니다. 단지 스스로 간기능이 좋지 않음이 드러난 것이니, 황달과 유사한 증상이 발생하거나 평소 항상 스트레스를 받든지, 음주를 자주하는 사람들처럼 간을 보호할 필요가 있는 경우에는 모두 자주 장문혈을 자극하면 됩니다. 매일 이곳에 쑥뜸을 떠도 좋은데, 가볍게 10분 정도 뜸을 뜨면 되고, 손을 이용하여서 안마를 해도 효과가 매우 좋습니다.

■ 장복(章服)

휘장을 수놓은 의복입니다. 중국 고대의 제왕 및 고급 관리들은 12가지 무늬가 그려진 복식을 입었는데 해, 달, 별자리, 산, 용, 화충(華蟲), 제기(宗彝), 조류[藻], 불, 쌀가루 그리고 예복의 다양한 무늬[黼, 黻]들이 수놓아졌는데, 통칭해서 "십이장(十二章)"이라고 하며, 이것은 왕조시대의 의복 등급의 표지가 되어 왔습니다. 제왕은 열두 휘장을 사용하고, 공작은 아홉 휘장을, 후작, 백작은 일곱, 다섯 휘장을 사용해서 이로서 구분을 하였습니다.

경혈 취혈법

두 팔을 자연스럽게 내리면, 팔꿈치가 닿는 부분이 바로 장문혈입니다.

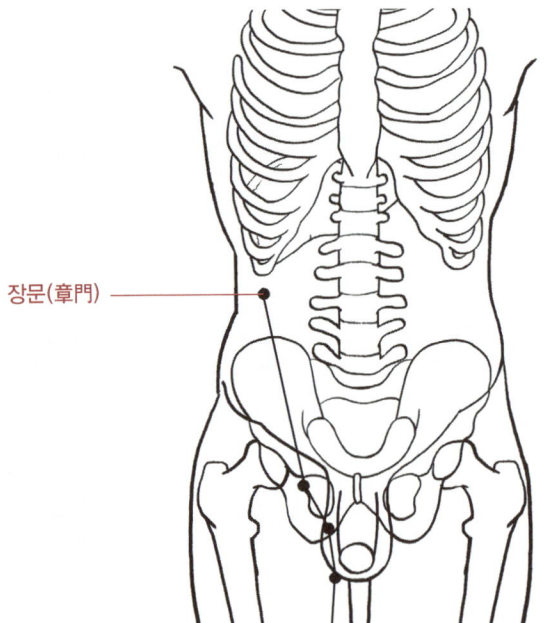

장문(章門)

103
기문(期門)

_옆구리가 당기며 통증이 있는 것을 예방하고 치료하는 순기혈

간경을 살펴 사기(邪氣)가 들어오는 것을 막는다.

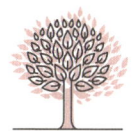

　기문은 한나라 시대 방위를 맡았던 무관을 지칭하는 용어입니다. 한무제는 여행 다니는 것을 매우 좋아해서 농서, 천수, 안정, 북지, 상군, 서하 총 여섯 지방에서 좋은 집안의 자제들 중 싸움을 잘하는 인재를 뽑았다고 합니다. 매번 여행 가기 전에 이곳의 병사들은 궁궐 앞에서 무기를 손에 들고 기다렸는데, 이들에게 옛말의 "기제전문(期諸殿門, 궁궐의 문에서 기다린다.)"을 줄여서 기문이라고 이름 붙였습니다. 간은 장군지관(將軍之官)으로, 장군은 모략을 주관하는데, 기문은 이 역할과 비슷한 기능을 가지고 있습니다. 동시에 '기(期)'는 주기의 의미가 있고, '문(門)'은 나오고 들어가는 문입니다. 인체에서 기혈이 운행하는 주기가 있는데, 폐경의 운문혈에서 시작하여 폐경, 대장경… 그리고 간경을 지나서 기문혈에 이르는 것이 한 주기가 됩니다.
　족궐음간경은 흉복의 양옆 부위를 지나기 때문에 흉복 양옆 부위

를 치료합니다. 간경의 태충혈은 기를 소모시키는 경혈인데, 기가 위로 거꾸로 솟으면, 어떤 질병이 발생할까요? 가장 흔한 두통을 제외하면, 옆구리에 결리는 통증이 많이 발생합니다.『홍루몽(紅樓夢)』을 보면, 설부인이 아부인 하금계 때문에 화가 나 양쪽 옆구리 통증이 생겨서, 설보차가 이 때문에 사람을 보내 조구등 두 냥을 사서 물에 끓여 먹이고 그 후에 잠을 자고 나서 많이 좋아졌다는 내용이 나옵니다. 만약 설보차(薛寶釵)가 경락의 원리를 이해했다면, 바로 모친의 기문혈을 눌러주고, 한약을 병용하여 보다 좋은 효과를 볼 수 있었을 것이고, 약을 사와 달이는 동안 기다리면서 통증으로 힘들 일이 없지 않았을까요?

소 잃고 외양간 고치는 일은 없어야겠죠. 통증이 생기고 나서야 안마를 한다면, 안하는 것 보다는 낫겠지만 미리미리 안마해 두는 것이 좋지 않을까요? 특히 여성들은 남성들에 비해 평소 늘 화가 많이 나있거나, 울적해 하는 경향이 있습니다. 이런 사람들은 흉복부에 있는 간경을 매일 눌러주면 좋습니다. 손을 겨드랑이 아래에 놓고, 겨드랑이 아래에서부터 아랫방향으로 밀어주는데, 매번 30~50차례 밀면, 양쪽 옆구리의 결림도 풀리게 됩니다. 또한 간기(肝氣)가 울체되어 증상이 나타났다면, 치료 효과가 더욱 좋습니다. 평소 화를 잘 낸다면 매일 수시로 기문혈을 눌러 노여움을 완화시켜 주세요. 스스로 기분을 조절할 수 있을 것입니다.

경혈 취혈법

유두에서 수직선을 하나 그어서 내리고, 6번째 갈비뼈 사이에서 평행선을 하나 그어, 두 선이 만나는 곳이 바로 기문혈입니다.

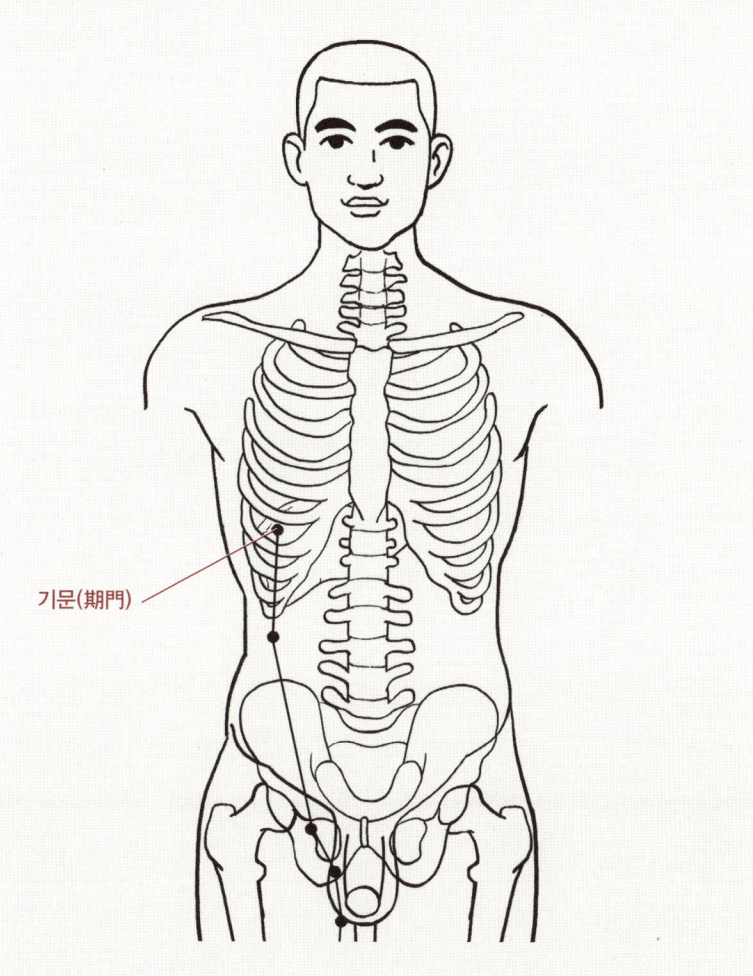

기문(期門)

부록

생김새와 작용을 본 따
경혈명을 붙인[取象比類, 취상비류] 사례 이야기

경혈의 발전은 장기간에 걸쳐 이루어졌습니다. 처음에는 자신의 질병과 관련된 하나하나의 부위에 근거해서 각 자리에 이름을 붙이기 시작했고, 그것이 천천히 모여 현재의 경락경혈 체계를 형성하게 되었습니다. 처음에는 명확한 부위에 대한 규정도 없었고, 각 경혈에 대한 이름도 없었습니다. 후대에 의학 경험의 누적에 따라 각 경혈별 특수한 치료 작용에 대해 정리하게 되었고, 이와 함께 정확한 위치 선정과 명명이 이루어져 임상에 널리 응용되었습니다.

손사막은 『천금익방(千金翼方)』에서 "모든 경혈의 이름은 그냥 붙은 것이 아니며 모두 깊은 의미를 가지고 있다"고 했습니다. 일반적으로 해(海), 연(淵), 천(泉), 구(溝), 독(瀆), 지(池), 저(渚) 등은 기혈이 왕성히 모이는 부위를 가리키며, 저수량의 다소에 따라 기혈량의 다소를 표현하고 있습니다. 리(里), 도(道), 실(室), 사(舍), 문(門), 호(戶) 등은 대개 기혈이 머물러 모여 있거나, 들고 나는 곳을 의미합니다. 그리고 량

(梁), 구(丘), 릉(陵)은 주로 뼈나 살집이 높이 솟은 부위를 가리켰습니다. 각각의 경혈의 대표적 기능이나, 위치를 대표할만한 특징을 본 따 경혈명을 붙인 것이지 우연히 붙은 이름이 아닌 것입니다.

참고로 그 예시는 다음과 같습니다.

천문지리
일월성신: 일월, 상성, 선기, 화개, 태을, 태백, 천추
산릉구허: 승산, 대릉, 양구, 상구, 구허
계곡구독: 후계, 양계, 합곡, 함곡, 수구, 지구, 사독, 중독
해택지천: 소해(小海), 소해(少海), 척택, 곡택, 양지, 곡천, 용천, 경거, 태연, 청냉연 등

자연만물
동물명칭: 어제, 구미, 복토, 학정, 독비
식물명칭: 찬죽, 화료
가도충처: 기가, 수도, 관충, 오처, 풍시
건축명칭: 천정, 옥당, 거궐, 내관, 곡원, 고방, 부사, 천창, 지창, 양문, 자궁, 내정, 기호
생활용구: 대저, 지기, 협거, 양보, 결분, 천정, 현종 등

경락경혈 103 치료혈穴을 말하다

지은이 리즈(李智)
옮긴이 권승원 김지혜 정재영 한가진
펴낸이 최봉규

1판 2쇄 발행_ 2020년 04월 15일
1판 1쇄 발행_ 2017년 12월 28일

책임편집 주항아
편집&교정교열 밥숟갈(최수영)
본문디자인 디엔에이디자인
표지디자인 박정호
마케팅 김낙현

발행처 청홍(지상사)
등록번호 제2017-000074호.
등록일자 1999. 1. 27.

주소 서울특별시 용산구 효창원로64길 6(효창동) 일진빌딩 2층
우편번호 04317
전화번호 02)3453-6111 **팩시밀리** 02)3452-1440
홈페이지 www.cheonghong.com
이메일 jhj-9020@hanmail.net

한국어판 출판권 ⓒ 청홍(지상사), 2017
978-89-90116-79-6 (93510)

이 도서의 국립중앙도서관 출판시도서목록(CIP)은 e-CIP홈페이지(http://www.nl.go.kr/ecip)와
국가자료공동목록시스템(http://www.nl.go.kr/kolisnet)에서 이용하실 수 있습니다.
(CIP제어번호: CIP2017030307)

보도나 서평, 연구논문에서 일부 인용, 요약하는 경우를 제외하고는
도서출판 청홍(지상사)의 사전 승낙 없이 무단 전재 및 복제를 금합니다.

*잘못 만들어진 책은 구입처에서 교환해 드리며, 책값은 뒤표지에 있습니다.